W0393452

NOUVEAUX CAHIERS DE L'INFIRMIÈRE

13

Soins infirmiers aux adolescents et aux adultes atteints de troubles psychiatriques

I. *Syndromes et maladies*

CHEZ LE MÊME ÉDITEUR

Du même auteur :

PSYCHOPATHOLOGIE DE L'ADULTE, par Q. DEBRAY, B. GRANGER, F. AZAIS. *Collection Abrégés de médecine*. 2001, 2e édition, 392 pages.

LES PERSONNALITÉS PATHOLOGIQUES. Approche cognitive et thérapeutique, par Q. DEBRAY, D. NOLLET. 2001, 3e édition, 192 pages.

Autres ouvrages :

SANTÉ MENTALE. Démarche de soins et diagnostics infirmiers, par G.K. MCFARLAND, E.L. WASLI, E.K. GERETY. Traduit de l'américain par S. IVANOV-MAZZUCCONI. *Collection Démarche soignante*. 1999, 2e édition, 440 pages.

ENTRETIEN ET RELATION D'AIDE DANS LES SITUATIONS PSYCHIATRIQUES ET PSYCHOLOGIQUES DIFFICILES. S'entraîner : 40 cas cliniques, 12 tiroirs théoriques, par A. MERCUEL, J.-C. MONFORT, B. LAUTH, B. GARNIER, C. PARADAS, H. PACAUD, J. LEVEAU, J. GRÉMION, M. RECA, S. TRIBOLET. 1999, 112 pages.

MANUEL DE PSYCHOLOGIE À L'USAGE DES SOIGNANTS. Élèves des Instituts de formation en soins infirmiers, par H. HAREL-BIRAUD. 1994, 2e édition, 184 pages.

PSYCHOLOGIE PATHOLOGIQUE. Théorique et clinique, sous la direction de J. BERGERET. Préface de D. WIDLOCHER. *Collection Abrégés de Médecine*. 2000, 8e édition, 384 pages.

PSYCHIATRIE DE L'ADULTE, par T. LEMPERIÈRE, A. FÉLINE, avec la collaboration de A. GUTMANN, J. ADÈS, C. PILATE. *Collection Abrégés de Médecine*. 1996, 15e tirage, 432 pages.

ADOLESCENCE ET PSYCHOPATHOLOGIE, par D. MARCELLI. *Collection Abrégés de Médecine*. 1999, 5e édition, 584 pages.

ENFANCE ET PSYCHOPATHOLOGIE, par D. MARCELLI. *Collection Abrégés de Médecine*. 1999, 6e édition, 640 pages.

DSM-IV. MANUEL DIAGNOSTIQUE ET STATISTIQUE DES TROUBLES MENTAUX, par l'AMERICAN PSYCHIATRIC ASSOCIATION. 4e édition (version internationale, Washington DC, 1995). Traduction française par J.-D. GUELFI et coll. 1997, 1 056 pages.

DSM-IV. CAS CLINIQUES, par A. FRANCES, R. ROSS. Traduit de l'anglais par CROQ. 1997, 416 pages.

MINI-DSM-IV. CRITÈRES DIAGNOSTIQUES, par l'AMERICAN PSYCHIATRIC ASSOCIATION. Traduction de l'anglais coordonnée par J.-D. GUELFI et coll. 1996, 4e tirage, 384 pages.

DSM-III-R. MANUEL DIAGNOSTIQUE ET STATISTIQUE DES TROUBLES MENTAUX, par l'AMERICAN PSYCHIATRIC ASSOCIATION. Traduction de l'anglais coordonnée par J.-D. GUELFI, P. PICHOT et coll. 1992, 2e tirage, 656 pages.

CIM-10 : CLASSIFICATION INTERNATIONALE DES TROUBLES MENTAUX ET DES TROUBLES DU COMPORTEMENT. Critères diagnostiques pour la recherche. Organisation mondiale de la santé. Traduction de l'anglais par C.-B. PULL. 1992, 328 pages

DICTIONNAIRE MÉDICAL DE L'INFIRMIÈRE, par J. QUEVAUVILLIERS, L. PERLEMUTER et collaborateurs. 2001, 6e édition revue et corrigée, 1 120 pages.

DICTIONNAIRE MÉDICAL, par L. MANUILA, A. MANUILA, M. NICOULIN. *Collection Abrégés de Médecine*. 2001, 9e édition, 712 pages.

NOUVEAUX CAHIERS DE L'INFIRMIÈRE

sous la direction de

L. PERLEMUTER
Professeur des universités

J. QUEVAUVILLIERS
Professeur émérite

G. PERLEMUTER
Chef de clinique-assistant

B. AMAR
Cadre infirmier-formateur

L. AUBERT
Consultant international-formateur

13

avec à l' intérieur un « cahier d'entraînement »

Soins infirmiers aux adolescents et aux adultes atteints de troubles psychiatriques

I. Syndromes et maladies

Quentin DEBRAY

Chef du service de psychiatrie adulte et psychologie médicale, hôpital Necker et hôpital Corentin-Celton

Avec la collaboration de :

G. AMAR, F. AZAÏS, B. DUTRAY, D. FACHE, D. GESBERT, B. GRANGER, E. GUILLIBERT, O. KAUFFMANN, S. LÉVY, P. LOUVILLE

Le module 4 « Soins infirmiers aux personnes âgées atteintes de troubles neuropsychiatriques » est traité dans le Nouveau Cahier de l'Infirmière n° 20 *Soins infirmiers aux personnes âgées et gérontopsychiatrie*, de M.-P. Hervy, M.-B. Molitor, V. Béguin, L. Chahbenderian, S. Farah.

3e édition

MASSON

DANGER

LE PHOTOCOPILLAGE TUE LE LIVRE

Ce logo a pour objet d'alerter le lecteur sur la menace que représente pour l'avenir de l'écrit, tout particulièrement dans le domaine universitaire, le développement massif du « photocopillage ».

Cette pratique, qui s'est généralisée, notamment dans les établissements d'enseignement, provoque une baisse brutale des achats de livres, au point que la possibilité même pour les auteurs de créer des œuvres nouvelles et de les faire éditer correctement est aujourd'hui menacée.

Nous rappelons que la reproduction et la vente sans autorisation, ainsi que le recel, sont passibles de poursuites. Les demandes d'autorisations de photocopier doivent être adressées à l'éditeur ou au Centre français d'exploitation du droit de copie : 20, rue des Grands-Augustins, 75006 Paris. Tél. : 01 44 07 47 70.

Tous droits de traduction, d'adaptation et de reproduction par tous procédés réservés pour tous pays.

Toute reproduction ou représentation intégrale ou partielle par quelque procédé que ce soit des pages publiées dans le présent ouvrage, faite sans l'autorisation de l'éditeur est illicite et constitue une contrefaçon. Seules sont autorisées, d'une part, les reproductions strictement réservées à l'usage privé du copiste et non destinées à une utilisation collective, et d'autre part, les courtes citations justifiées par le caractère scientifique ou d'information de l'œuvre dans laquelle elles sont incorporées (art. L. 122-4, L. 122-5 et L. 335-2 du Code de la propriété intellectuelle).

© *Masson, Paris, 1997, 2000, 2002*

ISBN : 2-294-01078-7

MASSON S.A. 120, bd Saint-Germain, 75280 Paris Cedex 06

Avant-propos de la collection

Le programme de formation en soins infirmiers articule les activités de soins avec la pathologie médicale et chirurgicale. L'ensemble de l'enseignement des Instituts de formation en soins infirmiers (IFSI) est donc harmonisé avec celui des autres pays de la Communauté européenne.

L'objectif de la collection des *Nouveaux Cahiers de l'Infirmière* est de répondre aux critères de formation et d'exercice de la profession d'infirmier. Nous avons donc respecté le découpage et le contenu des enseignements en modules, respectant ainsi la grande liberté pédagogique des IFSI.

Comment cette collection des Nouveaux Cahiers de l'Infirmière a-t-elle été réalisée ?

Elle a été confiée à des équipes d'enseignants, médecins, cadres infirmiers, connus pour leur compétence pédagogique et pour la qualité de leur travail en commun. Le but est de répondre aux besoins réels des IFSI. Les directeurs de cette collection se sont montrés particulièrement vigilants à cet égard.

Que contiennent ces Nouveaux Cahiers de l'Infirmière ?

On trouvera dans chaque fascicule l'exposé concernant *les connaissances* — le savoir — mais aussi, dans les modules de soins, des fiches concernant le savoir-faire (*protocoles de soins, protocoles d'examen*) et le savoir-être (*démarches infirmières*). Les cas concrets permettent au lecteur de se situer par rapport à des situations réelles.

L'utilisation quotidienne des médicaments par les infirmières et leur responsabilité de plus en plus grande dans la surveillance des traitements nous ont incités à inclure, pour chaque pathologie, des rubriques de *pharmacologie pratique* où sont indiqués non seulement les noms commerciaux des médicaments mais aussi leurs principales propriétés, contre-indications, effets indésirables et la surveillance.

La démarche infirmière fait l'objet d'un développement entièrement nouveau au début des cahiers de pathologies. Sont ainsi développés : l'accueil du patient, les soins infirmiers spécifiques, le plan de soins infirmiers, les diagnostics prévalents, les transmissions, la sécurité sanitaire, les modalités de sortie du patient. La démarche de soins est illustrée par des cas cliniques.

La forme des Nouveaux Cahiers de l'Infirmière est entièrement nouvelle

Nous avons voulu que la lecture en soit agréable, et surtout que la mémorisation soit largement facilitée. L'impression en deux couleurs et en deux colonnes, la clarté de la mise en page et la disposition des schémas et des illustrations ont fait l'objet de tous les efforts du comité de rédaction et des éditeurs.

Nous désirons que cette collection soit *votre* collection. Nous serons donc attentifs aux remarques et aux suggestions que vous voudrez bien nous faire. Auteurs, directeurs et éditeurs de la collection des *Nouveaux Cahiers de l'Infirmière* ont travaillé avec enthousiasme pour que les lecteurs et lectrices disposent d'ouvrages qui leur permettent de réussir dans les meilleures conditions leur diplôme d'État. Il en vaut la peine !

Léon PERLEMUTER, Jacques QUEVAUVILLIERS,
Gabriel PERLEMUTER, Béatrice AMAR, Lucien AUBERT

Table des matières

Première partie
NÉVROSES, TROUBLES DÉPRESSIFS

Deuxième partie

PSYCHOSES, ÉTATS LIMITES, PERVERSIONS, ÉTATS PSYCHOPATHIQUES

Sommaire des fiches

ÉTUDE DE CAS

PHARMACOLOGIE

PROTOCOLE DE SOINS

Introduction

1

La pratique infirmière s'organise à partir du nouveau décret n° 2002-194 du 11 février 2002 relatif aux actes professionnels et à l'exercice de la profession d'infirmier(e).

▶ AU SEIN DE L'ÉQUIPE PLURIDISCIPLINAIRE et sous la responsabilité du médecin, chef du service, l'infirmière dispense des soins qui relèvent de son rôle propre ou qui découlent de la prescription médicale.

Le décret du 11 février 2002 relatif aux actes professionnels et à l'exercice de la profession s'applique à la pratique infirmière dans tous les lieux d'exercice, y compris dans les services de psychiatrie.

Cette volonté d'harmonisation se traduit par la mise en œuvre d'un programme de formation (arrêté du 23 mars 1992) permettant la fusion de deux familles professionnelles : l'infirmier(e) diplômé(e) d'État en soins généraux et l'infirmier(e) de secteur psychiatrique.

Le soin infirmier en psychiatrie ne peut dénier au « malade mental » le droit aux troubles physiques. Ce serait aussi aberrant que de prétendre que la personne hospitalisée en soins généraux ne puisse souffrir que dans son corps.

▶ L'ÊTRE HUMAIN EST UNE ENTITÉ. Il est unique. Les soins infirmiers qui lui sont proposés doivent être individualisés. Ils doivent prendre en compte ses différentes composantes : biologique, psychologique, sociale et culturelle.

La demande de l'être en souffrance est universelle : le besoin d'aide s'exprime aussi par le corps lorsque le « verbe » ne peut exister. C'est par cette approche que l'infirmier(e) va effectuer la « cueillette des données » ; ces informations sont indispensables à toute analyse de situation. La mobilisation puis la fusion de deux savoirs, les connaissances à propos de la personne soignée et les connaissances professionnelles vont permettre à l'infirmier(e) de poser le diagnostic infirmier. C'est-à-dire, après l'analyse de situation, l'énoncé des problèmes réels et/ou potentiels de cet être humain-là à ce moment-là.

▶ LA RELATION SOIGNANT-SOIGNÉ EN PSYCHIATRIE fait appel à des savoirs spécifiques, comme dans chaque discipline médicale spécialisée. L'infirmie(e) doit connaître, non seulement les pathologies mais aussi les traitements et techniques divers qu'il/elle sera amené(e) à mettre en œuvre sur prescription médicale.

Le savoir-faire, cette aptitude au questionnement perpétuel, s'appuie sur des valeurs professionnelles et des capacités dont la mise en pratique au quotidien est complexe.

Des lignes de conduite peuvent se dégager et seront, bien sûr, adaptées en fonction de chaque cas particulier, en cohérence avec le projet et les objectifs définis par l'équipe soignante.

Chaque pathologie demande une conduite personnalisée, cependant quelques règles communes sont propices à favoriser la communication interne soignant-soigné.

Attitudes prévalentes

- Faire preuve de tolérance, de respect et de discrétion (le patient abordera ses problèmes personnels s'il en a envie).
- Adopter une attitude de bienveillance.
- Développer un climat de confiance et de compréhension.
- Développer une attitude d'écoute et de reconnaissance de la souffrance en pratiquant, par exemple, la relation d'aide.
- Être conscient d'une réelle souffrance psychique dans tous les cas.
- Faire preuve de souplesse lorsque la sécurité du patient n'est pas mise en jeu, privilégier le dialogue et la négociation.
- Être patient, valoriser les moindres efforts.
- Ne porter ni jugement ni critique.
- L'infirmier(e) doit être particulièrement vigilant(e) et agir avec discernement, c'est-à-dire :

– être objectif(ve), accorder les entretiens à toute personne demandeuse d'aide, sans omettre les personnes en repli sur soi, se sentant inutiles et passant inaperçues ;

– être attentif(ve) au patient confus, au patient fugueur ;

© MASSON. La photocopie non autorisée est un délit

– déceler tout risque suicidaire et le prévenir;

– préserver la dignité du patient; le soustraire du regard d'autrui lors de manifestations émotionnelles en public;

– privilégier une attitude calme, ne jamais faire preuve d'agressivité, ne pas avoir peur ou maîtriser ses peurs éventuelles.

La pratique infirmière, dans tout service de psychiatrie, ne peut se concevoir en « solo ». Il serait vain de croire que l'exposition du soignant à la souffrance du soigné s'effectue sans heurts, sans difficultés ou répercussions sur le soignant. L'infirmier(e) bénéficie d'un contrôle et d'une écoute pluridisciplinaire. Toute pratique doit être partagée, exposée à l'équipe et réfléchie en équipe lors des réunions de travail. L'équipe de soins comporte un ensemble de professionnels, de qualifications, de formations et de responsabilités différentes mais complémentaires. L'équipe ne se choisit pas, elle se crée à partir d'objectifs communs.

Le travail en équipe est défini par l'interdisciplinarité; il regroupe des professionnels de catégories différentes, obligés de dépendre les uns des autres, de s'articuler, de se compléter.

Pour réaliser une prise en charge de qualité dans un service de psychiatrie, de nombreuses professions interviennent auprès du malade, médecins psychiatres, infirmier(e), aides-soignant(e)s, ergothérapeutes, psychologues, psychomotricien(ne)s assistant(e)s socio-éducatives et diététicien(ne)s. Chacun apporte son savoir, sa compétence, ses techniques, sa personne. Les approches sont particulières, les actions sont différentes mais concourent à la complémentarité. Les différents acteurs permettent tous par l'apport de données différentes, d'affiner l'analyse de situation. Celle-ci est fondamentale car elle est le seul vecteur d'une prise en charge pluridisciplinaire et consensuelle. La cohérence est primordiale face au malade mental en recherche d'unicité. De plus, le malade est souvent en rupture socioprofessionnelle et d'autres intervenants, extérieurs au service, contribuent à sa prise en charge, d'où l'importance d'une véritable collaboration, d'un partenariat dans la mise en place du projet thérapeutique.

▶ La qualité des soins implique que tous les acteurs définissent ensemble un projet de soin qui engage leur responsabilité. Elle nécessite donc un système d'information efficace et efficient qui permet d'assurer une coordination des actions, de vérifier que les résultats attendus sont atteints et d'envisager toujours une évaluation.

▶ Le service infirmier assure la continuité des soins vingt-quatre heures sur vingt-quatre; ce qui lui confère une responsabilité importante. Par là même, il est central dans la circulation de toutes les informations concernant la personne soignée. L'infirmier(e) procède en collaboration avec les autres acteurs à l'analyse de la situation, à la démarche de soins. Il/elle élabore des diagnostics infirmiers, participe au projet thérapeutique et permet, par l'observation et la transmission des informations au médecin, d'affiner son diagnostic et donc les thérapeutiques qui en découlent. Il/elle est donc bien l'interface du système d'information dont l'outil clé est le dossier de soins.

Le futur professionnel, à la lecture de ces lignes peut se poser la question de la spécificité de la pratique infirmière en service de psychiatrie.

Les compétences exposées ci-dessus nécessaires à la pratique du soin infirmier en psychiatrie nous semblent être l'essence de toute pratique infirmière, quel qu'en soit le lieu d'exercice.

Démarche infirmière auprès des personnes atteintes de troubles psychiatriques

2

Accueil et prise en charge du patient et de son entourage

Admission

Deux cas de figures possibles :
– la personne est consentante ;
– la personne n'est pas consentante.

Personne consentante

C'est le cas le plus fréquent. La personne sera hospitalisée en secteur ouvert ou dit secteur libre.

L'admission fait suite à une consultation chez le psychiatre ou chez le médecin traitant.

Le psychiatre cherchera à obtenir l'adhésion de la personne à l'hospitalisation si les troubles observés ne peuvent correctement être pris en charge en ambulatoire.

Buts de l'hospitalisation

- soutenir et aider la personne trop souffrante pour rester seule à son domicile ;
- soutenir la personne à surmonter une étape déstabilisante et difficilement gérable ;
- permettre de faire une évaluation plus poussée des troubles psychiques pour adapter la thérapeutique ;
- instaurer une thérapeutique nécessitant une surveillance hospitalière ;
- protéger la personne d'agissements qui peuvent lui être nuisibles ;
- réadapter le traitement lors de rechute ou de recrudescence de la pathologie initiale.

L'admission programmée se fait sur entente préalable avec le médecin traitant ou le psychiatre et le service d'accueil concerné.

Elle fait suite à une consultation :
– par le biais des urgences psychiatriques ;
– par transfert d'un autre établissement hospitalier ;
– par passage interne d'un autre service.

Dans ces deux derniers cas, il est bon d'apprécier le degré de soins à prodiguer au patient et le degré de surveillance à exercer, en s'informant auprès de la structure de soins pour adapter l'installation du patient à ses besoins.

Si le patient est connu du service d'accueil, le dossier médical sera sorti des archives.

La personne qui est en attente d'hospitalisation sera convoquée à une date et à une heure précises ; les conditions d'hospitalisation seront définies lors de l'entretien téléphonique. Une visite du service d'accueil, préalable à l'hospitalisation, peut être envisagée pour répondre à une demande du patient.

L'admission non programmée est proposée d'emblée à toute personne la nécessitant.

Personne non consentante

La personne sera hospitalisée en secteur fermé. Elle peut être adressée par un service d'accueil et d'urgence.

Deux cas de figure :
– l'hospitalisation à la demande d'un tiers (HDT). Le patient est accompagné par ses proches. Si le patient est trop délirant ou s'il refuse l'hospitalisation, il sera demandé aux proches d'établir une demande d'hospitalisation à la demande d'un tiers (HDT) ;
– l'hospitalisation d'office (HO). Le patient est pris en charge directement au service d'accueil de psychiatrie, amené par les agents de police, sur demande notifiée du maire de la commune concernée.

L'infirmier(e) apportera aide et soutien au demandeur en faisant accepter l'hospitalisation sous contrainte à la famille. Il/elle déculpabilisera celle-ci en expliquant la nécessité de protéger le malade de ses agissements envers lui et autrui et

© MASSON. La photocopie non autorisée est un délit

expliquera la nécessité et l'urgence des premières thérapeutiques.

Il/elle vérifiera les certificats et l'exactitude des termes utilisés.

Il/elle proposera un entretien avec le médecin dans les quarante-huit heures.

Il sera rappelé à la famille leur droit de lever à tout moment l'HDT.

Le patient sera hospitalisé d'emblée dans le secteur correspondant aux soins, c'est-à-dire en secteur fermé.

Le malade peut refuser ou contester l'hospitalisation sous contrainte en rédigeant un courrier.

Il n'y a jamais opposition au courrier rédigé et envoyé (DASS, préfecture ou avocat...). Le courrier n'est jamais arrêté par l'hôpital.

Un inventaire strict sera pratiqué systématiquement dès l'entrée. Il est rappelé que la fouille au corps est totalement interdite.

L'infirmier(e) procédera à l'accueil selon la procédure ci-dessous.

Procédure d'accueil pour chaque nouvel entrant

Accueil de la personne en demande de soins

Sauf urgence, le patient est convoqué et attendu à un horaire préalablement convenu avec lui. L'infirmier(e) s'organisera pour être disponible.

Le bon accueil est primordial car très souvent le seul nom de service de psychiatrie fait peur.

Serrer la main, dire bonjour, adresser un sourire de bienvenue, se présenter et nommer sa fonction dans le service. En cas d'indisponibilité momentanée, l'aide-soignant ou le cadre de service suppléera l'infirmier(e).

Admission administrative

Remettre le papillon d'entrée rempli avec l'identité du patient et le tampon du service. L'accompagnant peut éventuellement faire cette démarche administrative. En cas d'impossibilité le personnel soignant s'en chargera.

Les papiers nécessaires sont la carte d'identité, la carte Vitale, et la mutuelle, l'adresse et le numéro de téléphone de la personne à prévenir.

Il sera demandé à la personne si elle souhaite se faire hospitaliser sous le secret ou non pour éviter les appels téléphoniques non souhaités et les visites intempestives non désirées.

Le dossier administratif sera établi par le service des admissions et comprend :

– un billet de salle sur lequel sont indiquées l'identité du patient, son adresse, sa situation familiale, sa couverture sociale et les personnes à prévenir s'il y a lieu. L'infirmier(e) vérifiera avec le patient qu'il n'y a pas d'erreur notamment dans les numéros de téléphone ;

– un bulletin de situation servant d'attestation d'arrêt de travail lui sera remis pour l'adresser à l'employeur ;

– une fiche de dépôt pour l'argent et objets de valeur ;

– une fiche d'autorisation de permission et de sortie définitive ;

– une page d'étiquettes autocollantes d'identification du patient servant pour tous les examens pratiqués ;

– une fiche d'inventaire.

Un double de la fiche d'identification sera conservé dans le dossier soin du patient.

L'enregistrement sur le système informatique de la gestion des patients est couramment pratiqué.

Réceptionner les affaires de la personne en vue de l'inventaire

Procéder avec diplomatie, par exemple dire « je vais déposer vos affaires et les mettre en sécurité en attendant l'entretien avec le psychiatre ».

Éviter de dire : « on vous garde vos affaires pour faire l'inventaire ». Une explication précise sera donnée en temps voulu.

Présenter le service et donner des explications de son fonctionnement

Donner les informations nécessaires concernant les heures de repas, les permissions, les visites, le coin fumeur, le petit jardin, la salle à manger, le poste de soins, le téléphone public. Présentation à l'équipe soignante.

Rassurer, mettre en confiance

La personne doit être mise en confiance ; il faut lui préciser que l'équipe est toujours présente. En cas de besoin, le patient ne doit pas hésiter à solliciter l'équipe même la nuit.

La recherche d'une relation de confiance doit se travailler dès l'arrivée et se poursuivre.

L'authenticité des rapports, la compréhension, l'écoute et la disponibilité témoignent de la volonté d'apporter aide et soutien pendant l'hospitalisation.

Faire patienter confortablement en salle d'attente

Prévenir le médecin de l'arrivée de l'entrant. Proposer la lecture des recommandations du service. Il est important de recueillir l'adhésion du patient aux conditions d'hospitalisation.

L'attente ne devra pas excéder dix minutes afin de ne pas majorer son anxiété.

En cas d'attente prolongée, expliquer les motifs du retard, l'informer qu'il n'est pas oublié.

L'entretien médical – bilan d'entrée

Le médecin mène cet entretien en présence de l'infirmier(e).

L'infirmier(e) prend note de toutes les informations utiles au dossier soins du patient sur la fiche de bilan initial (bibliographie, événements particulièrement marquants de son existence, antécédents médicaux, chirurgicaux, motif de l'hospitalisation avec description de ses troubles et difficultés actuelles : travail, relations sociales...).

L'infirmier(e), en fin d'entretien, informera le patient du déroulement de l'hospitalisation et de la nécessité de procéder à un inventaire d'arrivée comme prévu par le règlement du service.

Le patient est prévenu qu'un prélèvement sanguin sera fait le lendemain matin, à jeun, ainsi qu'un électrocardiogramme, une radio pulmonaire dans le cadre du bilan d'entrée systématique.

Installation et présentation de la chambre

L'infirmier(e) accompagne la personne, la rassure, lui rappelle qu'on est toujours présent pour répondre à ses besoins ceci même la nuit. Un livret d'accueil est à sa disposition dans lequel est inséré un questionnaire de sortie ainsi que la charte des droits du malade.

Une armoire fermant à clé assure la protection de ses affaires personnelles.

L'inventaire courant

Cet inventaire est à différencier de l'inventaire strict.

L'inventaire a pour but d'assurer la sécurité des biens et des personnes. Ôter tout objet électrique, fils et cordons électriques, objet coupant, objet en verre ainsi que médicaments et produits à risque (lessive, dissolvant...). Ces objets seront déposés dans le poste de soins et à la disposition du patient pour la toilette.

Il se fait toujours en présence d'un autre soignant et avec le patient pour éviter tout malentendu.

Il nécessite délicatesse et prévenance. Ce moment est rarement bien vécu car l'infirmier(e) vérifie avec la personne tout le contenu des bagages et lui demande de vider ses poches.

L'inventaire strict

Systématique dans les services fermés, occasionnel ou ponctuel dans les services libres.

En fonction de la présence et de l'intensité d'idées suicidaires, le médecin peut prescrire un inventaire plus complet et plus rigoureux appelé inventaire strict.

– ôter ceinture, lacets, fils, cordons, sacs plastiques ;

– laisser le strict minimum d'affaires dans la chambre (gobelets, boissons, livres...) ;

– ranger les autres affaires dans le placard qui sera fermé à clé ;

– fermer le cabinet de toilette et les fenêtres à clé.

Protection des valeurs

L'infirmier(e) demandera à la personne de donner ses valeurs afin de les déposer au coffre de l'hôpital moyennant un reçu. Si celle-ci s'oppose elle devra signer une décharge. Cependant si une altération des facultés du patient est observée, le personnel procédera au retrait systématique des valeurs (carte bancaire, argent, portefeuille, clés, bijoux...).

Sur accord du patient, les valeurs peuvent être remises aux proches.

© MASSON. La photocopie non autorisée est un délit

Les soins infirmiers spécifiques

La séparation en soins techniques, relationnels et éducatifs est adoptée pour faciliter l'enseignement. Mais il va de soi que toutes ces pratiques sont indissociables.

Dossier soins

À côté du dossier médical, le dossier de soins du patient tient une place centrale dans le suivi de l'hospitalisation des patients psychiatriques. Il est destiné à recueillir les principaux éléments qui vont marquer l'évolution du patient au cours de l'hospitalisation et constitue un complément indispensable au dossier médical.

À la disposition de l'ensemble de l'équipe soignante, le dossier de soins du patient est d'une grande utilité lors des réunions de synthèse consacrées à chaque patient et pour la rédaction du compte rendu d'hospitalisation.

La bonne tenue quotidienne du dossier soins, son organisation méthodique permet d'accéder facilement aux renseignements nécessaires à la prise en charge pluridisciplinaire du patient durant son hospitalisation. L'infirmier(e) gère ce dossier qui se compose de la manière suivante :

- la fiche d'identification ;
- le recueil de données ;
- la fiche de surveillance (des constantes, qualité du sommeil, poids, diurèse, selles, évaluation douleurs) ;
- la fiche de prescription médicale ou l'ordonnance ;
- le plan d'administration journalier des médicaments ;
- la fiche de prescription d'examens complémentaires ;
- la fiche de transmission ;
- le plan de soins ;
- le diagramme de soins ;
- la fiche sociale ;
- la fiche diététique et alimentaire si besoin.

Soins techniques

L'infirmier(e) est habilité(e), compte tenu de son diplôme, à dispenser tous les soins décrits dans le décret professionnel. Cependant, en psychiatrie, les soins techniques les plus fréquemment rencontrés, hormis les surveillances habituelles des paramètres, sont :

- **des soins courants :**
  - ponction veineuse ;
  - injection (IM, IV, SC) ;
  - perfusion ;
  - glycémie capillaire ;
  - bandelettes urinaires ;
  - examen cytobactériologique des urines ;
  - électrocardiogramme ;
  - oxygénothérapie ;
  - pose de sondes d'alimentation entérale et surveillance ;
  - hémoculture ;
  - sondage urinaire (rétention aiguë) ;
  - préparation à certains examens comme dans tous les autres services de soins.
- **des soins spécifiques :**
  - bilan d'entrée ;
  - bilan prélithium ;
  - pose de perfusion d'antidépresseur ou de tranquillisant ;
  - préparation et surveillance de sismothérapie.
- **des examens spécifiques :**
  - EEG ;
  - scanner cérébral ;
  - fond d'œil.

▶ Les soins techniques reposent sur la définition de PROTOCOLES DE SOINS.

Chaque service a ses particularités de fonctionnement. Quelques protocoles seront donnés à titre indicatif.

L'usage de protocoles définis en équipe et validé par le chef de service présente de nombreux avantages :

- participation et adhésion de l'équipe ;
- facilite l'accès rapide aux informations toujours disponibles au poste de soins ;
- facilite l'encadrement des étudiants infirmiers ;
- outil de référence pour tout(e) nouveau(lle) infirmier(e) débutant dans la spécialité ainsi que pour les nouveaux internes ;
- meilleure lisibilité ;
- pas d'omission ;

– gain de temps ;
– rigueur dans le suivi ;
– cohérence dans l'organisation du travail en équipe.

Protocole de bilan d'entrée

Un bilan d'entrée est systématiquement fait le lendemain de l'arrivée. Il comporte les examens et analyses ci-contre.

Des examens complémentaires peuvent être ajoutés en fonction de l'état clinique du patient et/ou pour adapter les doses thérapeutiques efficaces (tableau 2.1).

● **Sérodiagnostic du Sida** si prescription : la loi oblige de demander l'accord du patient. L'infirmier(e) l'informera avant de pratiquer le prélèvement sanguin.

● **Alcoolémie :** ne pas utiliser d'alcool ou éther qui faussent les résultats.

Protocole de surveillance des paramètres

Une surveillance plus rapprochée sera prescrite au cas par cas.

Ces informations seront recensées sur la fiche de surveillance (tableau 2.2).

Si besoin : volume de la diurèse, observations des manifestations de l'état de conscience, évaluation de la douleur, rythme respiratoire, réflexes pupillaires.

▶ ÉVALUATION CLINIQUE INFIRMIÈRE. La personne souffrante sera aidée et soutenue dans ses besoins fondamentaux. L'évaluation infirmière permettra d'identifier ces besoins partiellement satisfaits ou non satisfaits comme dans toute autre spécialité et selon les quatorze besoins fondamentaux définis par Virginia Henderson et bien connus de tous les étudiants et des professionnels.

BF1 – Respirer
BF2 – Boire et manger
BF3 – Éliminer
BF4 – Se mouvoir
BF5 – Dormir et se reposer
BF6 – Se vêtir et se dévêtir
BF7 – Maintenir la température du corps
BF8 – Être propre, soigné et protéger ses téguments
BF9 – Éviter les dangers
BF10 – Communiquer avec ses semblables
BF11 – Agir selon ses croyances et ses valeurs
BF12 – S'occuper en vue de se réaliser
BF13 – Se recréer
BF14 – Apprendre

Tableau 2.1. Protocole de bilan d'entrée.

Nature des examens	*Objectifs*
• NFS	Vérifier si pas d'anémie ou perturbation de la formule sanguine
• Groupe Rhésus	En cas d'urgence vitale durant l'hospitalisation
• VS	Vérifier si pas d'infection
• BES, urée, créatinémie, glycémie	Vérifier si déséquilibre ionique
• BHC sauf électrophorèse des protéines	Vérification de la fonction hépatique avant introduction d'un psychotrope
• TSH, T4 libre	Vérifier si pas d'hypo- ou hyperthyroïdie
• Préalbumine et albumine (à la demande du CLAN)	Dépistage de malnutrition
• Fer sérique (non systématique)	Recherche de malnutrition et d'anémie
• ECG	Dépister troubles du rythme et avant introduction d'*Anafranil* ou neuroleptique
• Radio pulmonaire	Dépistage d'images suspectes et infection
• Bandelette urinaire	Dépistage d'infection urinaire ; ECBU si positif (indicateur des infections nosocomiales) ainsi que les anomalies protéinuries

Tableau 2.2. Protocole de surveillance des paramètres.

Éléments de surveillance infirmiers	*Objectifs*
Température, pouls, tension artérielle (TA) pendant 5 jours puis 2 fois par semaine (lundi, jeudi)	Concourir à la connaissance de l'état de santé de la personne et appréciation des principaux paramètres servant à sa surveillance
Pesée une fois par semaine (vendredi)	Contrôle du poids, corriger les surcharges pondérales ou les déficits nutritionnels
Transit intestinal pendant 5 jours puis 3 fois par semaine (lundi, mercredi, vendredi)	Éviter la constipation Favoriser la bonne élimination
Sommeil (qualité, quantité)	Confronter les observations aux déclarations du patient Adapter les thérapeutiques
Douleurs (échelle visuelle analogique et observation clinique)	Soulager les douleurs somatiques et différencier, si possible, celles-ci des douleurs psychosomatiques

© MASSON. La photocopie non autorisée est un délit

L'attention de l'infirmier(e) en psychiatrie sera plus particulièrement centrée sur les réactions et les comportements. Ses observations fourniront une aide précieuse et complémentaire. Elles concourent au diagnostic médical et à l'adaptation du traitement.

- **Évaluation de la qualité du contact.** Opposant, agressif, réticent, indifférent, familier, séducteur, froid, méfiant, agréable, désagréable, bizarre.
- **Évaluation de la présentation, de l'aspect extérieur vestimentaire.** Soigné, provocant, débraillé, adapté ou non à l'âge.
- **Évaluation de la propreté.** Soigné, douteux, incurie.
- **Évaluation de l'adaptation sociale dans le service.** Solitaire, agoraphobique, peur du jugement des autres.
- **Évaluation de l'activité.** Passif, inhibé, hyperactif.
- **Évaluation des relations avec ses proches.** Dépendance, relation conflictuelle, relation fusionnelle.
- **Évaluation des réactions face aux situations.** Adapté, inadapté.
- **Évaluation des troubles du comportement**

Symptômes psychomoteurs :
- état d'agitation ;
- inhibition, tics, bégaiement, compulsions ;
- bizarreries ;
- phobies diverses : identifier toute pratique de rituel et peurs invalidant la personne dans son quotidien (temps exagérément long de la toilette, lavage répétitif des mains, refus de boire dans un verre, stockage d'aliments ou de déchets, vérifications diverses...). Explorer les préoccupations qui s'y rapportent ;
- attitudes suicidaires.

Actes antisociaux :
- fugue ;
- conflit, non-respect du règlement ;
- kleptomanie.

- **Évaluation des troubles affectifs**

Émotivité :
- anxiété ;
- plainte somatique ;
- pleurs.

Humeur :
- dépressive ;
- hypomane ;
- maniaque.

- **Évaluation des troubles cognitifs**

Vigilance/Somnolence.

La conscience :
- confusion ;
- état démentiel ;
- psychose aiguë.

L'orientation temporo-spatiale.

La mémoire :
- des faits récents ;
- des faits anciens.

Les troubles délirants des perceptions :
- illusion ;
- hallucination.

Les capacités intellectuelles :
- trouble de l'attention ;
- trouble de la concentration ;
- trouble du cours de la pensée.

▶ **APPLICATION DES PRESCRIPTIONS ET DES THÉRAPEUTIQUES.** Surveiller la prise effective des médicaments.

Les comprimés seront pris devant l'infirmier(e) pour éviter les risques de rétention en vue d'un geste suicidaire ou d'une méfiance vis-à-vis du traitement.

Évaluer la tolérance et la réponse thérapeutique et dépister les effets secondaires liés au traitement.

Protocole bilan prélithium

Le lithium est un régulateur de l'humeur.

Objectif : dépister les contre-indications avant de mettre sous traitement (tableau 2.3).

Tableau 2.3. Protocole bilan prélithium.

Nature des examens prescrits	*Objectifs*
• Bilan de sang d'entrée habituel (ionogramme, BH, TSH)	*Idem* au bilan d'entrée
• ECG (déjà fait à l'entrée)	Rechercher les troubles du rythme cardiaque et insuffisance cardiaque
• EEG en fonction de la prescription médicale	Recherche de troubles neurologiques discrets (peuvent être majorés)
• Diurèse des 24 heures avec ionogramme urinaire	Éliminer une insuffisance rénale ou une hyponatrémie
• Clairance à la créatinine en fonction de la prescription médicale	

Protocole perfusion d'*Anafranil*

L'*Anafranil* est un antidépresseur majeur (tricyclique) ayant à la fois une action sédative et stimulante. Ce produit n'est actif qu'au bout de 8 jours à 15 jours voire plus.

Le traitement d'attaque par voie parentérale est initié en hospitalisation.

- **Effets secondaires indésirables** : constipation, sécheresse de la bouche, hypotension orthostatique, prise de poids, voire rétention urinaire. L'insomnie ou la nervosité en début de traitement peuvent justifier une diminution de la posologie ou un traitement symptomatique transitoire.

Un risque de virage maniaque franc nécessitera l'arrêt du traitement.

- **Présentation** : solution injectable à 25 mg par ampoule de 2 mL.
- **Administration** : en perfusion intraveineuse lente en 2 h 30 à 3 h dilué dans 250 mL de solution isotonique ou G5. La perfusion est posée de préférence le matin (risque d'insomnie).

Le traitement est initié à dose progressive.

- **Mise en garde** : le risque suicidaire chez les patients déprimés persiste en début de traitement comme dans tout traitement antidépresseur. La levée de l'inhibition psychomotrice pouvant précéder l'action antidépressive.

Une surveillance accrue des effets indésirables est recommandée chez le sujet âgé. Il présente une plus grande sensibilité à l'hypotension orthostatique, la sédation, la constipation chronique (risque d'iléus paralytique) ainsi qu'un risque de chute et de confusion.

- **Information du patient** : tout en se montrant rassurant(e) sur l'efficacité de ce traitement, l'infirmier(e) informe le patient des modalités pratiques, des éventuels effets secondaires. Il/elle recueille son consentement et s'assure qu'il n'est pas allergique au produit antiseptique : la *Bétadine*.
- **Pratique** :

– Se laver les mains.

– Préparer la perfusion et le matériel annexe : pieds à sérum, sérum physiologique, solutions antiseptiques (*Bétadine*, *Stérilium*), cathlons de petit diamètre, garrot, compresses stériles, sparadrap, opsite gants stériles.

– Demander au patient d'aller aux toilettes avant la pose de perfusion, puis de s'installer confortablement au lit.

– Prendre la tension artérielle et le pouls pour connaître les paramètres de base avant la mise en place du traitement.

– Repérer et nettoyer la zone du bras la plus distale avec une solution moussante antiseptique (*Bétadine*) et sécher avec des compresses stériles.

– Se frictionner les mains avec une solution hydroalcoolique (*Stérilium*).

– Appliquer l'antiseptique (*Bétadine*) selon la méthode de l'escargot et laisser sécher.

– S'informer de ses éventuelles craintes et répondre à ses questions.

– Enfiler la paire de gants et poser le cathlon avec asepsie, connecter la perfusion et recouvrir d'un opsite.

– Régler le débit de la perfusion (250 mL en 3 heures) = 27 gouttes par minute.

– Surveiller le point d'injection et le bon retour veineux.

– Rappeler la nécessité de rester allongé durant la perfusion et une heure après celle ci.

– Vérifier les réactions (conscience, vigilance, humeur).

– Dépister les effets secondaires et les réactions allergiques. Effectuer une diurèse fractionnée sur 3 jours à 12 h-20 h-8 h pour repérer une éventuelle rétention urinaire.

– Noter toutes les informations nécessaires au suivi sur le dossier.

– Mettre un obturateur; le cathlon doit être renouvelé tous les 4 jours et plus si nécessaire, notamment si rougeur au point de ponction.

- **Contrôle du dosage plasmatique par l'anafranilémie** : il faut attendre environ 10 jours pour obtenir un taux stable.

Les normes efficaces sont de 0,3 à 1 mmole.

Relais *per os* : Les doses sont équivalentes.

Protocole sismothérapie

S'assurer que la famille a été informée des modalités et des effets secondaires du traitement. Donner à lire, au patient, la fiche d'information concernant la sismothérapie pour l'aider à réfléchir aux questions éventuelles.

Noter dans le dossier du patient que l'information a bien été donnée.

Il est souhaitable de faire participer les proches à la prise de décision si le patient en accepte le principe.

© MASSON. La photocopie non autorisée est un délit

Si le patient donne son accord pour bénéficier de séances de sismothérapies :

- **S'assurer que celui-ci a bien donné par écrit son autorisation** sur une feuille vierge qui sera gardée précieusement dans son dossier.
- **S'assurer du bon retour des examens prévus dans le bilan présismothérapie** qui comprend :

– un bilan sanguin (groupe rhésus RAI, urée, ionogramme, créatinine, TP, TCA, NFS, VS, bilan hépatique et thyroïdien, T4, TSH) ;
– une radiographie pulmonaire ;
– un électroencéphalogramme ;
– un électrocardiogramme ;
– un fond d'œil ;
– scanner cérébral si prescrit ;
– consultation d'anesthésie.

▶ Préparation du patient la veille

- l'informer sur le déroulement du traitement et le rassurer ;
- appliquer les prescriptions et consignes de l'anesthésiste ;
- installer le matériel pour l'oxygénation et l'aspiration, et pied à perfusion ;
- s'il présente des idées suicidaires, ne mettre les tuyauteries que le temps nécessaire à la séance et les retirer ensuite ;
- laisser à jeun à partir de minuit sauf prescription particulière, lui demander de ne plus fumer ;
- enlever toute nourriture et boisson ;
- fermer le cabinet de toilette à clef ;
- laisser à portée un bassin ou un urinal ;
- la toilette est faite de préférence le soir avant l'examen, pour éviter que le malade n'ait accès au cabinet de toilette.

▶ Le jour de l'examen

- perfuser suivant indication ;
- ôter prothèses (dentier, lentilles...), bijoux, vernis à ongles, maquillage ;
- mettre une chemise ouverte ;
- vérifier que le dossier est complet ;
- rassurer le malade, lui faire vider sa vessie avant le départ pour l'examen ;
- l'infirmier(e) l'accompagne en salle de sismothérapie dans la mesure du possible ;
- joindre le dossier du patient.

▶ Prise en charge postsismothérapie :

- le patient reviendra sur brancard ;
- réinstaller le patient dans sa chambre, mettre la sonnette à sa portée ;
- suivre les consignes écrites de l'anesthésiste pour la surveillance : à titre indicatif il est préconisé de noter le pouls, la tension, la fréquence respiratoire toutes les quinze minutes pendant deux heures, puis toutes les quatre heures ;
- le patient pourra boire deux heures après le retour en salle en l'absence de nausée, vomissement ou incident et s'alimenter deux heures trente à trois heures après ;
- déperfuser après alimentation en l'absence d'incident ;
- lever ensuite possible ;
- tenir hors de portée les objets dangereux ;
- évaluation de la thymie et de la conscience ++ ;
- transmission dossier soins.

Soins relationnels

Le soin en psychiatrie nécessite une **relation authentique**.

Le soignant engage sa personne, ses émotions, ses affects. C'est dans le jeu de ces inter-relations que vont naître une réelle communication, une compréhension de la souffrance de l'autre.

La personne demandeuse de soins, quelle que soit la pathologie, présente des troubles psychoaffectifs. Sa souffrance a aiguisé sa sensibilité et par là même, ses capacités à saisir avec acuité les faux-semblants, les recettes, l'utilisation de techniques mal maîtrisées. L'infirmier(e) en service de psychiatrie ne peut prétendre soigner, si il/elle ne s'est déjà appliqué avec rigueur le principe « connais-toi toi-même avant de prétendre connaître les autres ». Ce constat d'humanité : « je suis imparfaite, je connais mes forces et mes faiblesses, je travaille sur moi vers une amélioration et j'accepte mon imperfection originelle et mes limites » est une piste qui conduit à l'acceptation de l'Autre et de ses différences.

Mais si la relation de soins doit être vraie, elle ne doit jamais devenir trop proche voire fusionnelle. En effet **la notion de distance thérapeutique est indispensable** à toute tentative de compréhension de l'humain en souffrance. L'empathie, faculté de s'identifier à quelqu'un et de ressentir ses émotions, ne peut se confondre avec l'amitié, l'intimité, la camaraderie.

L'entretien infirmier

Les soins relationnels et éducatifs sont largement prédominants. Les entretiens infirmiers occupent une place centrale dans le travail quotidien. L'entretien infirmier est répertorié comme un soin dans le décret professionnel régissant la profession et les actes infirmiers. L'établissement de ce travail doit être partagé en équipe comme nous l'avons déjà signalé.

Rôle du soignant

Le soignant exerce dans un cadre institutionnel de soins et répond au projet de cette structure. Il est porteur d'un projet de soins qui donne sens à la rencontre. Il est important de souligner, dès le début de la relation, les obligations professionnelles en matière de confidentialité. Chaque soignant a sa façon toute particulière d'écouter et de recevoir la parole du soigné.

C'est toujours une aventure dans l'inconnu, un engagement personnel.

Le soignant se rend disponible pour écouter et comprendre ce qui se joue et aider la personne à approfondir ses ressentis, ses difficultés à vivre les événements.

Cadre de l'entretien

La chambre du patient est le lieu le plus approprié pour bénéficier du calme et favoriser une meilleure écoute.

L'entretien peut être formel ou informel. À l'occasion d'un accompagnement, d'une promenade ou sur sollicitation dans le poste de soins.

▶ Technique utilisée : la relation d'aide selon Carl R. Rogers :

« Les relations d'aide sont des relations dans lesquelles l'un des protagonistes cherche à favoriser chez l'autre la croissance, le développement, la maturité, un meilleur fonctionnement et une plus grande capacité à affronter la vie. »

Attitudes favorisantes selon Carl R. Rogers : savoir écouter, observer, faire preuve d'empathie, de respect, considérer la personne positivement, être authentique dans ses relations.

L'entretien non directif, l'écoute active, la reformulation et le renforcement positif seront privilégiés.

▶ Objectif : amener le patient à se questionner, à réfléchir, à identifier ses sources de difficultés, ses émotions positives et négatives pour lui permettre de trouver des solutions adaptées et constructives en tenant compte de ses ressources personnelles et environnementales.

Différents types d'entretien

– l'entretien d'accueil qui sert à établir le contact, la mise en confiance et à informer le patient ;
– l'entretien de recueil de données pour identifier les besoins en soins infirmiers et établir un plan de soins ;
– l'entretien d'évaluation et de suivi ;
– l'entretien informatif pour expliquer, informer, conseiller (examens, maladie, traitement…) ;
– l'entretien de soutien et de réassurance pour calmer l'anxiété, l'angoisse, sera fait chaque fois qu'il sera nécessaire pour améliorer l'état psychique du patient ;
– l'entretien d'aide pour accompagner le patient dans sa réflexion.

Soins relationnels

– assurer une présence soutenue et réconfortante ;
– favoriser la négociation, les contrats de soins ; l'adhésion et la participation au projet de soins seront recherchées ;
– expliquer ce qui motive les actions et les points de vue professionnels ;
– veiller à la cohérence des actions, appliquer les conduites décidées en équipe et faire respecter les termes du projet thérapeutique ;
– être clair dans ses explications ; les répéter au besoin ;
– contrôler les retours des permissions, vérifier le contenu des sacs au retour, évaluer le bienfait de celles-ci ;
– proposer de l'aide si cela est nécessaire en respectant la pudeur des malades ;
– favoriser les échanges interpersonnels dans une ambiance conviviale, inciter les patients à sortir de leur chambre pour prendre la boisson chaude à 16 heures, lancer des conversations ;
– renforcer l'estime de la personne, la féliciter sincèrement sur ses qualités, son aspect physique, ses actions ;
– privilégier les activités en groupe, ce qui demande souvent beaucoup de patience et d'énergie, compte tenu de la passivité étonnante de certains patients ;
– savoir faire respecter les règles et modes de fonctionnement du service, recadrer les attitudes

© Masson. La photocopie non autorisée est un délit

contraires à la vie communautaire avec fermeté, si besoin (critique sur autrui, intrusion dans les autres chambres, dégradation...);

– rechercher et développer les centres d'intérêt du patient en vue de son épanouissement personnel;

– favoriser et participer à la reprise de certains loisirs (jeux de société, ping-pong, activités manuelles, vélo d'appartement...).

Relations avec l'extérieur

L'infirmier(e), par sa présence 24 heures sur 24, a aussi pour mission de soutenir les proches et les anciens patients en demande d'aide qui téléphonent. L'écoute attentive et bienveillante suffit bien souvent à calmer l'anxiété. Il sera cependant proposé dans tous les cas une aide médicale.

Relations avec le groupe de patients

Il est couramment observé chez les patients un isolement social. Le fonctionnement du service favorisera les échanges interpersonnels. L'infirmier(e), dans une ambiance conviviale, incitera à ces échanges.

Les repas et goûters seront pris en communauté, une salle commune est à disposition des patients pour favoriser les activités de groupe divertissantes.

Le soignant veillera au bon fonctionnement du groupe et interviendra avec fermeté si des attitudes contraires à la vie communautaire nuisent au bien-être de chacun.

Le soignant face à l'agressivité

Il arrive parfois que les patients manifestent et libèrent leur émotion négative en prenant à partie un bouc émissaire. Celui-ci peut être un patient ou le soignant.

L'infirmier(e) débutant(e) dans la spécialité est souvent insuffisamment préparé(e) à maîtriser ce type de situation.

Chaque situation est unique, il n'est pas question, ici, de recette miracle. Quelques conseils peuvent cependant être utiles.

▶ **RESTER CALME, PAS D'ATTITUDES HOSTILES ET DIRECTIVES.** Le soignant doit se confronter directement à la situation, si celle-ci n'est pas jugée dangereuse, pour ne pas laisser le conflit dégénérer. Il doit rapidement analyser la situation. C'est-à-dire identifier le meneur ou l'agresseur et l'agressé. Il faut tenter de soustraire le meneur du groupe, l'inviter à s'asseoir, à s'exprimer et exposer les faits ou les griefs calmement. L'écouter, éviter d'intervenir pendant le récit et montrer une réelle attention à ses propos. Lui faire exprimer ses ressentis, ses angoisses. Ne pas prendre parti, rester neutre. Rassurer le patient sans porter de jugement sur ses conduites.

Lui parler, dédramatiser cette agitation et surtout les événements qui entourent cette agitation. Faire intervenir le médecin.

▶ **EN CAS D'AGRESSIVITÉ MENAÇANTE,** se tenir à distance et demander de l'aide par le biais du système d'alarme.

Dans tous les cas il faut particulièrement veiller sur l'agressé et s'entretenir avec lui de la même façon qu'avec l'agresseur. Il sera nécessaire de l'aider à prendre du recul face à l'événement, de le déculpabiliser et lui redonner confiance.

Une surveillance attentive et une présence soutenue sont préconisées.

Rôle du soignant auprès des personnes délirantes

L'objectif est de faciliter l'acceptation des soins et la mise en confiance du patient :

– rester vigilant;

– respecter une certaine distance pour ne pas induire une sensation de menace;

– tenter d'établir une relation;

– parler clairement et calmement et reconnaître sa souffrance;

– solliciter son autorisation pour proposer de l'aide;

– veiller à ne pas toucher aux affaires personnelles et à son environnement;

– connaître son délire, l'écouter, savoir prévenir les conduites agressives;

– négocier, ne jamais contraindre sauf cas particulier. Quand les soins sont nécessaires, il faut les faire en les imposant; une aide médicale, en ce cas, est justifiée;

– expliquer toutes les actions et l'importance de la prise des médicaments pour diminuer les troubles;

– attendre des effets bénéfiques de la thérapeutique mise en place avant de l'inciter à la propreté;

– resituer dans la réalité, rappeler le motif de l'hospitalisation et le rôle des soignants;

– structurer les activités, les loisirs dès que l'état le permet.

Rôle du soignant auprès des personnes suicidaires

L'objectif est d'assurer la sécurité du patient et lui procurer un réconfort :

– le protéger contre ses impulsions autodestructrices ;

– lui donner une chambre proche du poste des infirmier(e)s ;

– limiter les déplacements du sujet aux seuls endroits où il peut être observé ;

– l'accompagner partout (salle de bains, examens...) ;

– tenir régulièrement compagnie, bâtir une relation de confiance ;

– surveiller les modifications de l'affect ;

– tenter d'obtenir un contrat de prévention du suicide. Faire réfléchir sur les conséquences néfastes et les risques encourus ;

– demander au sujet d'avertir le personnel lorsqu'il a des idées suicidaires ;

– encourager le sujet en lui affirmant que les idées sont liées à sa maladie et qu'elles disparaîtront avec le traitement ;

– être particulièrement vigilant lors des changements d'équipe, à l'heure des repas des soignants et en fin de semaine ;

– informer les personnes proches qui rendent visite d'accepter certaines restrictions et de ne pas apporter d'objet pouvant lui nuire ;

– évaluer l'intensité du désir de mourir et la détermination du sujet.

Le sujet suicidaire a énormément besoin d'accorder sa confiance, d'être accepté et d'améliorer son estime de soi. Le respect et la sollicitude de l'autre ont une importance vitale.

Soins éducatifs

Ces soins ne peuvent s'envisager que lorsque les effets bénéfiques des médicaments se font sentir et qu'un réel climat s'est instauré. Ceux-ci seront toujours adaptés aux capacités individuelles de chacun et en fonction de l'état psychologique à l'instant.

L'objectif est de privilégier l'autonomie de la personne en apportant les connaissances pour son mieux-être :

– conseiller aux patients d'être attentifs à leur hygiène corporelle, buccale et vestimentaire ;

– encourager les gestes de la vie quotidienne d'abord à l'intérieur de l'établissement, c'est-à-dire effectuer le rangement de la chambre, la réfection du lit, la participation à l'activité du service, mettre la table, débarrasser le plateau, nettoyer sa place. Ensuite privilégier l'ouverture sur l'extérieur, c'est-à-dire : gérer son linge, nettoyer en laverie...

– encourager la formulation des émotions, des sentiments et aider à identifier les situations anxiogènes ;

– réapprendre à retrouver des bonnes habitudes de sommeil (coucher et lever à heures régulières...) (voir pages 15 et 16) ;

– favoriser les bonnes habitudes alimentaires et donner les informations sur les régimes prescrits ;

– informer et éduquer le patient sur les risques de constipation et les conséquences qui en découlent (voir page 15) ;

– informer, éduquer le patient sur sa maladie, les thérapeutiques adaptées, les effets indésirables qui peuvent être corrigés. Insister sur l'importance de ne pas arrêter les traitements pour éviter les rechutes ;

– enseigner des méthodes simples de relaxation ;

– expliquer à la famille les comportements qui sont liés à la maladie.

Rôle et action infirmiers dans l'application des neuroleptiques

Neuroleptiques couramment utilisés : *Nozinan*, *Largactil*, *Haldol*, *Tercian*, *Piportil*.

Surveillance infirmière des effets thérapeutiques : sédatifs, antipsychotiques (antidélirants) antidéficitaires, désinhibiteurs.

L'infirmier(e) signalera au médecin les effets secondaires observés.

Il/elle conseillera, informera et éduquera la personne dans les limites de ses compétences et en fonction de l'état de réceptivité du patient, de ses possibilités (tableau 2.4).

Effets secondaires des antidépresseurs

– excitabilité ;

– insomnie ;

– anxiété ;

© MASSON. La photocopie non autorisée est un délit

Tableau 2.4. Rôle et action infirmiers dans l'application des neuroleptiques.

Recherche des effets neurologiques extrapyramidaux	*Action et rôle éducatif de l'infirmier(e)*
Ils apparaissent le plus souvent avec des neuroleptiques incisifs (*Haldol, Risperdal, Dogmatil, Orap, Piportil…*) – Dyskinésies aiguës qui surviennent en début de traitement. – Dyskinésies tardives.	En fonction de l'importance des troubles le médecin prescrira des traitements correcteurs ou modifiera le traitement s'il y a lieu.
Recherche des effets cardio-vasculaires : Surtout rencontrés avec des neuroleptiques sédatifs (*Nozinan, Tercian, Théralène, Largactil, Neuleptil…*) – Hypotension orthostatique. – Troubles du rythme.	**En cas d'hypotension orthostatique** : vérification du pouls, de la tension debout/couché tous les jours et selon prescription. Apprendre à la personne à passer de la position couchée à la position debout en deux temps en restant quelques minutes assise sur le bord du lit. Préconiser de ne pas se pencher brutalement en avant, s'accroupir doucement si nécessaire pour ramasser quelque chose.
Recherche des effets anticholinergiques : – Sécheresse cutanéo-muqueuse. – Constipation. – Troubles urinaires. – Troubles visuels par défaut d'accommodation.	**En cas de sécheresse buccale,** conseiller de boire un litre et demi d'eau par jour et plus en cas de forte chaleur. Insister sur la nécessité de maintenir une bonne hygiène buccale. Demander la date de la dernière visite chez le dentiste. Conseiller de mâcher du chewing-gum pour faire saliver. Troubles urinaires à type de fuite : conseiller la vidange de la vessie à heures régulières, identifier l'origine, la fréquence, l'importance. En cas de constipation (voir modalités pratiques, page 15).
Recherche des effets endocriniens : – Prise de poids. – Impuissance. – Aménorrhée. – Hyperprolactinémie.	**En cas de prise de poids**, préconiser la diminution d'apport de matière grasse, privilégier la consommation de légumes. Aider au choix des aliments peu caloriques. Éviter les grignotages. Faire intervenir la diététicienne. Surveiller le poids une fois par semaine. **En cas de fringale**, conseiller la prise d'un yaourt, éviter les sucreries, pâtisseries et boissons sucrées.
Recherche des effets psychiques : – États confusionnels, passivité, indifférence.	Évaluation quotidienne et plus si besoin.
Recherche des effets secondaires : – Allergie cutanée. – Photosensibilisation. – Ictère par hépatite cholestatique.	Repérer toute rougeur anormale. **Photosensibilisation**, avertir le patient sur les méfaits des expositions au soleil majorés par le traitement médical.
Recherche d'un syndrome malin : – Hyperthermie. – Troubles cardio-respiratoires. – Troubles de la conscience/coma. – Douleurs musculaires, crampes (risque de rhabdomyolyse).	**Syndrome malin** : c'est une urgence vitale, suspendre le traitement, alerter d'urgence le médecin, assurer la sécurité du malade et sa surveillance (conscience, pouls, pression artérielle, température… mettre chariot d'urgence à proximité). Si besoin effectuer les premiers gestes d'urgence. **Hyperthermie** : découvrir le patient et appliquer des vessies de glace. **Hypothermie** liée à un surdosage, suspendre le traitement neuroleptique, attendre l'avis du médecin, habiller la personne chaudement (pull-over, chaussettes, quelle que soit la température de la pièce) surveiller l'état de conscience et les constantes.

– virage maniaque;
hypersudation;
– troubles digestifs (nausées, vomissements);
– troubles du transit intestinal;
– réactions allergiques;
– lever d'inhibition.

Remarque : risque de rétention urinaire sous *Anafranil* : il y a absence de mictions et présence de douleurs dans le bas ventre; prévenir le médecin pour connaître sa décision sur un éventuel sondage.

Rôle et action infirmière pour prévenir le risque de constipation lié au traitement antidépresseur et neuroleptique

L'objectif est de faire comprendre au patient les causes de la constipation, les interventions nécessaires et la nécessité de changements dans son mode de vie.

Identifier habitudes d'élimination et facteurs de risques

S'enquérir auprès du malade s'il va correctement et régulièrement à la selle; connaître le rythme habituel du transit intestinal observé par le malade, celui-ci servira de base pour aider à définir le risque avéré de constipation (noter l'information sur la fiche de recueil de données).

S'informer sur les habitudes alimentaires, l'apport hydrique habituel, l'activité.

Éducation, information

L'informer d'un risque de constipation lié au traitement dès le début de l'hospitalisation.

Observer les éventuelles modifications du rythme du transit intestinal quotidiennement pendant 5 jours (en même temps que la surveillance des autres paramètres).

Durant cette période d'observation :

– conseiller de boire suffisamment : un apport hydrique de 1,5 à 2 litres par jour est souhaitable sauf contre-indication;

– privilégier un apport alimentaire riche en fibres (pruneaux, son, légumes; jus de fruit, si possible 800 g de fruits ou de légumes par jour);

– inciter à une activité physique telle que la marche;

– inciter le malade à dépister un ralentissement du transit intestinal et à le signaler à l'infirmier(e) lors de la visite matinale.

Évaluation régulière

Systématique pour tous les hospitalisés les LUNDI – MERCREDI – SAMEDI et plus si nécessaire.

Si début de constipation diagnostiqué

(1 jour après le rythme préalablement constaté)

– Identifier avec le malade si difficulté à respecter les conseils et/ou si inefficacité des actions mises en place.

– Prescrire 1 litre d'eau à haute teneur en magnésium par jour sur le plan de soin et en informer l'aide-soignante.

– Demander à la diététicienne d'envisager un régime riche en fibres.

– Suppositoire de glycérine si nécessaire.

Évaluation

– Noter si amélioration du transit intestinal.

– En cas de résistance aux actions mises en place avertir le médecin pour prescription médicamenteuse complémentaire.

Rôle et action de l'infirmier(e) en cas de perturbation des habitudes de sommeil

Les troubles psychiatriques et l'anxiété entraînent fréquemment des perturbations du sommeil.

Dans un premier temps, si le recours aux somnifères s'avère indispensable, il n'est pas souhaitable de maintenir durablement le traitement compte tenu du risque de dépendance observé. Il faut sensibiliser le patient à s'autorééduquer.

▶ L'OBJECTIF est de permettre à la personne de retrouver un cycle de sommeil approprié à ses besoins; pour cela, le patient mettra en œuvre des conduites adaptées sur les conseils de l'équipe soignante afin de retrouver un rythme convenable de sommeil :

– déterminer le type de perturbation du sommeil (insomnie en début de nuit, réveils fréquents en cours de nuit, insomnie en fin de nuit);

– déterminer avec le patient la durée nécessaire de sommeil pour se sentir bien, cela peut varier entre 3 heures et 12 heures d'un individu à l'autre;

© MASSON. La photocopie non autorisée est un délit

– recommander un coucher et un lever à heures régulières quelle que soit la durée de sommeil la nuit ;

– supprimer les excitants (café, thé, coca-cola et bien sûr alcool…) ;

– essayer de supprimer progressivement les siestes, le repos nocturne étant diminué d'autant ; le lit ne doit servir qu'au repos. Si le sommeil n'arrive pas au bout de 20 minutes, il est préférable de se lever, quitter la chambre et se recoucher quand l'envie de sommeil revient ;

– rappeler que le traitement hypnotique ne devrait pas être administré plus de trois semaines pour éviter la dépendance ;

– **règle d'or** : être réveillé et actif le jour, pratiquer régulièrement un sport, maintenir une stimulation intellectuelle et profiter de la luminosité bénéfique du soleil ;

– aérer la pièce le matin et le soir ;

– préconiser une bonne hygiène alimentaire, privilégier les sucres lents et manger suffisamment pour ne pas être réveillé par la faim surtout lorsqu'on dîne tôt ;

– limiter les plats trop riches en graisse qui élèvent la température du corps et empêchent l'endormissement ;

– conseiller lait chaud, banane, tisane sédative, tilleul, camomille, mélisse, verveine qui aident au passage de l'éveil au sommeil ;

– encourager la verbalisation des problèmes associés à l'insomnie ;

– veiller à un environnement calme, confortable et sécurisant ;

– évaluer chaque nuit la qualité du sommeil par une observation régulière du patient.

▶ CONDUITE À TENIR AU DOMICILE

– maintenir la température de la pièce à 18 degrés ;

– retirer de la chambre tous les appareils produisant des ondes électromagnétiques ou possédant un écran (télévision, radio-réveils, ordinateur) qui stimulent le cerveau ;

– maintenir une stimulation intellectuelle diurne par des rencontres, lecture, jeux de cartes ;

– boire de l'eau riche en magnésium et en calcium, sels minéraux indispensables au système nerveux.

Les diagnostics infirmiers prévalents

Voir tableau 2.5, page 17.

La démarche de soins

Rappel de la méthodologie

La démarche de soins désigne la suite ordonnée des opérations. Elle vise à dispenser des soins individuels continus et adaptés aux besoins de la personne soignée (*Dictionnaire des soins infirmiers*, R. MAGNON, G. DÉCHANOZ (dir.), AMIEC, Lyon, 1995, 371 pages)

C'est une démarche de résolution de problème.

Elle comporte plusieurs étapes :

– le recueil des données ;

– le projet de soins ;

– l'évaluation des actions et corrections éventuelles.

▶ LE RECUEIL DE DONNÉES se compose des observations cliniques (ce que l'on voit, ce que l'on entend du patient, ce qu'il nous raconte, ce que nous recueillons au cours de l'entretien dirigé) et des informations transmises dans les documents écrits (dossier, lettre de signalement, fiche de liaison…). Il s'enrichit au fur et à mesure du séjour

▶ LE PROJET DE SOINS concerne la prise en charge globale du patient. Il s'applique à toute personne prise en charge en milieu hospitalier ou extrahospitalier et comporte 2 volets.

● **Les soins relatifs à l'application des prescriptions médicales.** Ce sont à la fois les soins directs, c'est-à-dire les soins proprement dits, et les soins

Tableau 2.5. Diagnostics infirmiers prévalents en psychiatrie

Alcoolisme :
- risque d'accident associé à des complications dues au sevrage ;
- hyperthermie ;
- stratégies d'adaptation individuelle inefficaces associées à la dépendance alcoolique ;
- stratégies d'adaptation familiale inefficaces. Soutien compromis ;
- risque de violence envers soi-même ;
- risque d'automutilation ;
- risque de non-adhésion au programme thérapeutique.

Toxicomanie :
- risque d'accident (traumatisme, empoisonnement) ;
- stratégies d'adaptation individuelle inefficaces ;
- risque de violence ;
- risque d'automutilation ;
- difficulté à se maintenir en santé ;
- altération de la communication verbale associée à des comportements impulsifs, défensifs et colériques.

Anorexie mentale :
- déficit nutritionnel ;
- perturbation de l'image corporelle ;
- stratégies d'adaptation individuelle inefficaces associées aux activités de la vie.

Boulimie :
- déficit nutritionnel ;
- perturbation de l'estime de soi associée à des perturbations modifiées de l'image corporelle ;
- stratégies d'adaptation individuelle inefficaces ;
- risque d'excès nutritionnel.

Confusion :
- altération des opérations de pensée, associée à des troubles métaboliques, un traumatisme ou un dysfonctionnement neurologique ;
- risque d'accident associé à la confusion, à la perte de mémoire et aux fausses perceptions ;
- isolement social associé à la confusion et au repli sur soi.

État dépressif :
- stratégies d'adaptation individuelle inefficaces ;
- perturbation de l'estime de soi ;
- anxiété ;
- risque de violence envers soi ;
- isolement social.

État dépressif sévère :
- troubles du sommeil ;
- fatigue ;
- stratégies d'adaptation individuelle inefficaces ;
- déficit dans les soins personnels (alimentation, hygiène) ;
- risque de violence envers soi ;
- isolement social ;
- perturbation de l'estime de soi ;
- altération des opérations de la pensée.

Schizophrénie :
- perturbation de l'image de soi (identité personnelle, image corporelle) ;
- altération des opérations de la pensée ;
- perturbation des interactions sociales ;
- altération de la communication verbale ;
- stratégies d'adaptation individuelle inefficaces ;
- déficit dans les soins personnels.

Psychose maniaco-dépressive :
- risque d'accident ;
- déficit dans les soins personnels ;
- perturbation des habitudes de sommeil ;
- altération des opérations de la pensée ;
- perturbation de l'estime de soi ;
- risque de violence ;
- perturbation de la sexualité ;
- stratégies d'adaptation familiale inefficaces ;
- stratégies d'adaptation individuelle inefficaces.

Phobies :
- anxiété ;
- déficits des soins personnels ;
- peur associée à un stimulus phobique ;
- stratégies d'adaptation individuelle inefficaces.

Démence sénile :
- déficit des soins personnels ;
- altération des opérations de pensée (désorientation, perte de mémoire) ;
- stratégies d'adaptation individuelle inefficaces.

Personnalité psychopathique :
- risque de violence ;
- risque d'automutilation ;
- stratégies d'adaptation individuelle inefficaces ;
- perturbation de l'estime de soi ;
- risque d'accident.

Personnalité limite :
- altération des opérations de pensée ;
- déficit des soins personnels ;
- stratégies d'adaptation individuelle inefficaces ;
- risque de violence ;
- risque d'automutilation ;
- perturbation de l'identité personnelle ;
- anxiété.

Personnalité obsessionnelle compulsive :
- altération des opérations de pensée ;
- déficit dans les soins personnels associés à la présence de rituels ;
- stratégies d'adaptation individuelle inefficaces.

Personnalité hystérique :
- stratégies d'adaptation individuelle inefficaces.

indirects (exemple : la prise de rendez-vous). Ils comprennent :

– l'application de la prescription médicale (exemple : prise des médicaments ou administration en IV ou IM par l'IDE) ;

– l'appréciation de l'efficacité du traitement ;

– le relevé des effets indésirables des médicaments ou des soins prescrits (également nommés, sur les notices pharmaceutiques, effets non souhaités ou gênants).

● **Les soins relevant du rôle propre infirmier.** Ils sont regroupés sous le vocable plan de soins infirmiers et sont établis à partir des diagnostics infirmiers posés ou des problèmes de santé identifiés.

Ce projet de soins se transcrit dans le dossier et son suivi se fait en particulier par les transmissions ciblées (de préférence).

Le plan de soins infirmier comporte :

– le diagnostic infirmier : titre, étiologie, signes (ou facteurs de risque) s'il s'agit d'un diagnostic infirmier de risque ;

– les objectifs de soins : formulés en termes de capacité pour le patient, ils suggèrent les critères permettant l'évaluation de l'efficacité des soins dispensés ;

– les interventions des infirmier(e)s (anciennement appelées actions infirmières) ;

– le dispositif d'évaluation des soins prévus ou dispensés.

▶ L'ÉVALUATION DES RÉSULTATS permet ensuite de réorganiser la mise en œuvre en fonction de l'évolution de la personne soignée.

La planification permet à l'IDE d'organiser les soins au sein d'une équipe pluridisciplinaire ; elle résulte de la programmation des soins prévus et regroupe :

– les soins sur prescription médicale ;

– les soins relevant du rôle propre de l'infirmier(e) ;

– les soins relevant des autres intervenants (aide-soignant, kinésithérapeute, diététicien(ne)...).

Cas concret à l'arrivée

Recueil de données

Mlle T. a été adressée par son psychiatre pour dépression et trouble obsessionnel compulsif (TOC). Elle est arrivée comme prévu dans le service en hospitalisation libre et a été accueillie selon le protocole décrit ci-dessus (voir *Procédure d'accueil*, page 4).

▶ MOTIF D'HOSPITALISATION. La patiente est suivie depuis un an par le Dr G. psychiatre ; elle est adressée le 3 mai 2001 pour dépression et troubles obsessionnels et compulsifs (TOC).

▶ PRÉSENTATION. Mlle T., dès l'entrée, est inquiète et manifeste son appréhension : c'est sa première hospitalisation en psychiatrie.

Elle est âgée de 30 ans et occupe un poste de secrétaire.

Célibataire, elle vit seule et sans enfant. De présentation très soignée, elle porte des vêtements adaptés à son âge ainsi qu'une minerve pour la soulager de ses douleurs cervicales occasionnées par un léger accident de voiture survenu la veille de son hospitalisation. Les douleurs sont modérées.

Un entretien d'entrée est mené par le psychiatre en présence de l'infirmière. Celle-ci prend note de toutes les données fournies par la patiente pour transmission à l'équipe soignante.

Il ressort de l'entretien les éléments suivants :

● **Antécédents psychiatriques.** Elle commence un suivi psychologique en 1993 en ambulatoire pour symptomatologie dépressive et obsessionnelle. Elle est suivie parallèlement par un autre psychiatre pour ses TOC depuis un an.

● **Antécédents médicaux.** HTA et tachycardie traitées depuis l'âge de 18 ans.

● **Biographie.** Mlle T. a eu une enfance normale jusqu'à l'âge de 11 ans puis s'est isolée socialement.

Ses premiers troubles ont commencé au décès de sa grand-mère maternelle (85 ans) ; elle s'est sentie responsable de sa mort. Elle se culpabilise de ne pas s'en être assez occupée.

Mlle T. dit avoir souffert de la grande différence d'âge entre son père et sa mère (12 ans) car elle ne supportait pas les réflexions de ses camarades de classe. Parallèlement, un sentiment de honte et de culpabilité s'est instauré vis-à-vis de ses parents.

Mlle T. s'est toujours sentie différente des autres et pense être « une erreur de la nature ». À l'adolescence, les difficultés se sont aggravées, l'isolement social s'est majoré ; elle échoua au bac. Très dévalorisée par ses parents pour cet échec, elle décide de partir au pair en Angleterre pendant un an. Elle ressent un manque de communication avec eux.

À son retour d'Angleterre, Mlle T. a de suite trouvé un emploi, dit avoir subi un harcèlement moral au travail et commence une psychothérapie.

À l'âge de 25 ans, elle quitte définitivement le domicile familial et s'installe dans un studio à proximité du domicile de ses parents.

Elle se décrit comme perfectionniste et ultraprévoyante comme sa mère. Elle dit que ça lui « bouffe la vie ».

- **Entourage familial.** Son père est décédé en septembre. Elle préfère prendre des distances avec sa mère qu'elle qualifie de « trop envahissante » et qu'elle décrit comme « très inquiète, trop pesante et trop attentionnée ».

- **Histoire de la maladie.** Apparition de TOC à type de vérification à l'adolescence, ceux-ci la rassuraient mais sont rapidement devenus angoissants. Elle vérifie 50 fois la fermeture du gaz, des portes. Au travail elle va relire 50 fois le même document pour rechercher une erreur, ce qui la gêne beaucoup, et mentionne la présence de pensées automatiques du type : « je suis nulle, je ne vaux rien ».

- **Au plan de l'humeur.** Se dit anxieuse, se sent responsable de tout, imagine des scénarios catastrophes.

Se dit très fatiguée, n'ayant aucun plaisir, ne sortant de chez elle que par obligation.

Mlle T. a toujours eu envie de mourir. Elle voit la mort comme une issue rapide mais attend que sa mère meure pour ne pas lui faire de la peine. N'attend plus rien de la vie, pense qu'elle est « incurable ».

- **Événement déclenchant l'hospitalisation.** Le décès du père d'un triple pontage en août a majoré le symptôme dépressif. Elle se sent coupable et responsable d'avoir précipité la mort de son père, ayant pris un rendez-vous avec un cardiologue pour traiter les symptômes cardiaques dont souffrait celui-ci.

- **Loisirs.** A pratiqué du sport, du yoga et du chant. Ne voit plus ses amies.

- **Sommeil.** Fait part de ses difficultés d'endormissement et d'un mauvais sommeil ponctué de réveils fréquents. Elle fait la sieste l'après-midi. Habituellement la durée du sommeil est de 8 heures.

- **Alimentation.** Mlle T. présente un trouble alimentaire à type de compulsion ou de restriction. Elle nous fait part d'une prise de poids de 20 kg en 1 an. En mars 1999, a suivi un régime à la demande d'un cardiologue. Le poids actuel est de 55 kg pour 1,71 m.

Elle ne souhaite pas « prendre de poids ». Elle poursuit un régime hypolipidémiant et normosodé prescrit par son cardiologue.

- **Traitement au domicile**

Soprol, 1/2 comprimé le matin (bêta-bloquant) qui agit sur les palpitations.

Lysanxia, 5 comprimés en une seule prise le soir pour dormir.

Elle dit avoir arrêté son traitement antidépresseur en mars 2000 et depuis ce temps a refusé tout traitement de ce type. Cependant elle accepte comme convenu avec son psychiatre d'en prendre pendant l'hospitalisation.

Elle redoute les effets indésirables du traitement (notamment par rapport au risque de prise de poids).

Analyse et plan soins infirmiers

Suite à l'entretien de Mlle T., l'infirmière l'installe dans une chambre à proximité du poste de soins pour faciliter la surveillance et la rassurer par sa présence quasi permanente. Un entretien infirmier complète les informations utiles à sa prise en charge.

▶ PROBLÈME DE SANTÉ N° 1 : RISQUE SUICIDAIRE

– Objectif : assurer sa sécurité.

– Actions : l'infirmière procédera à l'inventaire et au retrait des valeurs comme détaillé.

Elle veillera à maintenir un environnement sécurisant et sans danger tout en lui rendant visite régulièrement.

▶ PROBLÈME DE SANTÉ N° 2 : SYNDROME DÉPRESSIF

- **Anxiété**

– Objectif : réduire l'anxiété.

– Actions : l'infirmière proposera son soutien chaque fois que cela sera nécessaire pour aider la patiente à verbaliser ses angoisses. Elle verra régulièrement la patiente et s'informera de son état psychologique et physique.

© MASSON. La photocopie non autorisée est un délit

– Évaluation : Mlle T. est anxieuse et exprime ses craintes. Elle ne tient pas à ce que son employeur sache qu'elle est hospitalisée en psychiatrie. L'infirmière la rassure sur ce sujet et lui propose d'établir une demande d'hospitalisation sous secret qui sera adressée au service des admissions.

Mlle T. est rapidement soulagée par cette mesure, mais demande à plusieurs reprises d'être rassurée sur le même sujet. Elle exprime son besoin de nous faire répéter plusieurs fois nos réponses pour calmer son anxiété.

- **Surveillance liée aux thérapeutiques**

Objectif. Assurer de façon optimale la prise en charge médicamenteuse, appliquer les prescriptions et surveillances qui en découlent.

Information et éducation. L'infirmière réexplique clairement l'objectif du nouveau traitement et recherchera l'adhésion au traitement en insistant sur la nécessité de le poursuivre pendant quelques mois. Elle lui demande de faire confiance aux médecins pour trouver les remèdes les plus efficaces.

Une nouvelle prescription est instaurée :

– *Soprol 10 mg*, est maintenu à raison de 1/2 comprimé le matin. C'est un bêta-bloquant qui agit sur les palpitations. On surveillera la tension artérielle (risque d'hypotension) et le pouls (risque de bradycardie).

– *Efferalgan codéiné* effervescent à visée antalgique (douleurs cervicales) à raison de 3 comprimés/jour si besoin, en respectant un délai de 4 heures entre 2 prises. Mlle T. est réticente et ne souhaite pas prendre ce traitement régulièrement malgré les douleurs peu intenses qu'elle supporte.

– *Stablon cp à 12,5 mg*, 1 comprimé matin, midi, soir pendant les repas : c'est un antidépresseur apprécié pour ses rares effets secondaires. Ce médicament n'engendre pas de prise de poids. Mlle T. accepte donc ce traitement.

Évaluation et suivi du transit. Du fait du risque lié notamment au traitement antidépresseur, Mlle T. sera éduquée selon le protocole défini en équipe en insistant sur la nécessité de s'hydrater suffisamment. Actuellement, elle ne boit que 500 mL/jour.

Selon le recueil de données la fréquence de Mlle T. est régulière et quotidienne.

Le transit intestinal sera contrôlé pendant 5 jours puis tous les deux jours.

Évaluation et suivi des troubles du sommeil. Une tisane sera proposée en même temps que la distribution des somnifères pour favoriser la venue du sommeil.

L'infirmière de nuit apportera aide et soutien si le besoin se fait sentir. Mlle T. est rassurée et n'hésite pas à faire part de ses cauchemars. L'infirmière notera la qualité et le nombre d'heures de sommeil observé et le contenu du cauchemar sera porté à la connaissance de l'équipe dans le dossier du patient.

Évaluer l'action de l'entretien après cauchemar sur la diminution de l'anxiété.

– *Xanax cp 0,5 mg*, 1 comprimé matin, midi et 2 le soir pendant les repas. C'est un anxiolytique. Il peut engendrer une somnolence.

– *Imovane cp 7,5 mg*, 1 comprimé au coucher. C'est un hypnotique à durée d'action brève.

– *Théralène cp 5 mg*, 2 comprimés au coucher si besoin à visée sédative (risque de somnolence).

Surveillance des paramètres. Les constantes au réveil de Mlle T. sont : TA 13/8, pouls : 88, température : 36,8 °C, poids : 55 kg.

Mlle T. est informée des examens prévus et de leur planification ; elle est consentante.

Surveillance biologique : le bilan d'entrée est prélevé le matin.

Radio pulmonaire programmée à 10 h dans le cadre du bilan d'entrée.

Un ECG de contrôle est prévu en fin de matinée.

- **Évaluation du trouble alimentaire**

Objectif : évaluation les conduites alimentaires et correction des attitudes en fonction de celles-ci.

Une surveillance alimentaire quotidienne est d'emblée instaurée et notée sur une fiche appropriée.

La patiente est aidée à choisir ses repas. La diététicienne est sollicitée pour mettre en application le régime alimentaire prescrit hypolipidémiant et normosodé (HTA sévère) et quantifier les apports caloriques.

La patiente s'engage à respecter le contrat alimentaire qu'elle devait maintenir avant l'hospitalisation. C'est-à-dire manger au moins un quart de son plateau repas.

- **Évaluation et suivi de l'hygiène** et dépistage d'éventuels troubles obsessionnels compulsifs du type : peur de la contamination.

Il est classiquement observé des rituels de lavage chez les patients présentant ces troubles.

Aucun comportement inadapté n'est observé chez la patiente et le temps de la toilette est respecté tel qu'il est prévu dans son contrat avant l'hospitalisation. Elle ne refait pas sa toilette plusieurs fois dans la journée.

- **Évaluation de ses capacités à agir.** Mlle T. est autonome dans ses soins ; cependant on observe une incapacité à faire des démarches simples. Elle n'arrive pas à adresser son courrier à son employeur et demande de l'aide. Sa capacité à faire des choix est aussi perturbée.

Une réunion de synthèse est programmée à J 8.

Le suivi et l'observation de la patiente s'effectueront sur le même principe pendant une semaine. Ces évaluations vont permettre d'établir plus précisément les diagnostics infirmiers et d'organiser les priorités des actions infirmières qui en découlent.

Cas concret de Mlle T. de J 2 à J 15

Recueil de données

Les idées morbides de Mlle T. sont toujours prévalentes et très liées au décès de son père. Au cours des entretiens infirmiers non directifs, Mlle T. arrive à exprimer ses émotions assez facilement. Son sentiment de culpabilité est très présent, de jour comme de nuit. L'après-midi elle se réfugie dans son lit et rumine les mêmes idées obsédantes. Toutes les nuits, elle se réveille régulièrement vers 2 heures du matin avec des cauchemars morbides dont elle fait état. Mlle T. est tantôt demandeuse d'entretien et vient dans le poste de soins rechercher une aide auprès des soignants. Tantôt elle se culpabilise et pense nous faire perdre notre temps et se tient en retrait. Nous la rassurons sur le fait que cela fait partie de notre travail de soignant, et qu'il est très important pour elle qu'elle libère ses émotions, son mal-être et ses difficultés à vivre les événements.

Une anxiété sévère prédomine ainsi qu'une perte d'estime de soi majeure. Elle émet des propos toujours très négatifs sur elle.

Quelques éléments interprétatifs sont identifiés. Elle pense que les autres malades complotent contre elle et que les soignants plaisantent sur son cas.

D'autres thèmes la préoccupent :

– le travail. Elle se culpabilise de ne pas y être tout en étant très ambivalente sur ce sujet. Elle émet des doutes sur la qualité de son travail, pense qu'elle n'est pas appréciée et qu'on la critique ;

– les relations à sa mère. Elle tient sa mère à distance. Dit que celle-ci est trop fragile et qu'elle ne peut la prendre en charge. Elle supporte difficilement que sa mère lui manifeste des attentions, refuse ses visites et dit qu'elle est trop envahissante ;

– elle s'accuse d'être une mauvaise fille et d'avoir toujours causé des soucis à ses parents. On observe une discordance entre le contenu morbide de ses discours et son comportement, son sourire affiché. Elle rit parfois, ce qui laisse perplexe ;

– elle pense qu'elle ne devrait pas être hospitalisée, et qu'elle occupe une place qui serait plus utile pour d'autres.

Troubles obsessionnels compulsifs : ces deux premières semaines d'évaluation ne permettent pas de relever des comportements inadaptés. Une crainte de la contamination est identifiée mais Mlle T. arrive à effectuer sa toilette dans un temps normal. Aucun rituel de lavage. Cependant on observe une certaine réticence à utiliser la lavette commune pour nettoyer la table après ses repas.

Le poids et la tension sont stables. Le transit intestinal est régulier.

Diagnostics infirmiers et actions

Stratégie d'adaptation individuelle inefficace et risque de suicide

Le sous-diagnostic met en évidence 4 données :

– anxiété ;

– déficit nutritionnel ;

– perturbation chronique de l'estime de soi ;

– isolement social.

Risque de chagrin dysfonctionnel

La prédominance des émotions et sentiments négatifs vis-à-vis d'elle-même liés au décès du père orientent la prise en charge vers le diagnostic de risque.

© MASSON. La photocopie non autorisée est un délit

Stratégie d'adaptation individuelle inefficace et risque de suicide

Ils sont liés :
- à la maladie dépressive ;
- à la perturbation des liens affectifs ;
- aux réseaux de soutien insuffisants ;
- à une insuffisance de ressources psychologiques ;
  - manque d'estime de soi,
  - absence de motivation à agir,
  - sentiment d'impuissance ;
- au traitement : apparence modifiée par le traitement (peur de grossir) ;
- au stress professionnel ;
- au conflit avec la mère.

Ils se manifestent par :
- une incapacité à faire face à la situation (en demande d'aide) ;
- une incapacité à remplir ses obligations inhérentes à son rôle (difficulté à accomplir son travail) ;
- un emploi inapproprié des mécanismes de défense ;
- une anxiété sévère ;
- une incapacité à résoudre ses problèmes ;
- une dégradation de la vie sociale ;
- un comportement autodestructeur ;
- une incapacité à répondre à ses besoins fondamentaux.

Face à l'ampleur et à la complexité des troubles que présente Mlle T., il va de soi qu'un travail en profondeur s'avère indispensable et cela sur le long terme. Un premier travail d'évaluation en hospitalisation sera mené par les psychiatres et la psychologue. Mlle T. effectuera de nombreux tests d'évaluation psychologique qui permettront d'affiner les projets de soins. En complément des soins infirmiers, l'intervention quotidienne du psychiatre et régulière de la psychologue est nécessaire.

▶ OBJECTIF : Mlle T. sera capable d'envisager des réponses plus adaptées aux situations et modifiera ses comportements en conséquence.

▶ ACTION INFIRMIÈRE
- prévenir le risque d'autodestruction ;
- l'inciter à exprimer son anxiété et ses émotions ;
- l'aider à identifier cette difficulté et ses comportements qui nuisent à l'état de santé et de bien-être ;
- quand elle se dévalorise, lui donner une appréciation plus positive tout en demeurant réaliste ;
- enseigner les techniques simples de relaxation selon les compétences individuelles du personnel soignant ;
- l'inciter à augmenter graduellement son activité ;
- chercher des exutoires permettant de se revaloriser et de se réaliser ;
- l'aider à rechercher des plaisirs et à noter les moments agréables de la journée.

Anxiété

▶ OBJECTIF : Mlle T., dans un premier temps, reconnaîtra son état d'anxiété et fera appel au soignant pour l'aider à faire face à la situation anxiogène. Dans un deuxième temps, elle sera capable de mettre en place des mécanismes appropriés pour faire face à la situation.

▶ ACTION INFIRMIÈRE
- évaluer le degré d'anxiété (légère, modérée ou sévère) ;
- mener des entretiens à chaque fois qu'il sera nécessaire ou à sa demande ;
- rassurer et réconforter ;
- déterminer avec elle la cause de son anxiété ;
- favoriser l'expression de ses émotions ;
- demander de repérer ses pensées (cognition) associées à ses émotions anxieuses ;
- inciter à les noter sur un cahier et à trouver des pensées alternatives destinées à relativiser les pensées anxieuses ;
- ne pas contredire ou conseiller mais l'aider à remettre en question ses croyances par une série de questions ;
- remettre en question ses pensées anxieuses en l'aidant à réévaluer la gravité et la probabilité des dangers qu'elle surestime ;
- l'aider à réaliser qu'elle ne peut pas tout contrôler, notamment le comportement des autres ;
- lui faire comprendre la nécessité de travailler sur ses difficultés relationnelles avec sa mère et d'accepter de se faire aider par une thérapie familiale ;
- l'inviter à faire des minirelaxations dans la journée pour faire baisser la tension ou l'entraîner à faire une dizaine de simples respirations diaphragmatiques pour l'amener à la détente (respirer si besoin en même temps qu'elle pour la soutenir et l'accompagner) ;
- l'inciter à participer aux activités proposées en ergothérapie ;

– évaluer les actions entreprises et la nécessité de recourir à un tranquillisant prescrit si besoin.

Perturbation chronique de l'estime de soi

Elle est liée :
– aux troubles psychiatriques ;
– à l'altération des opérations de la pensée ;
– à une relation parentale perturbée ;
– à un échec scolaire ;
– à des relations difficiles avec ses collègues ;
– au stress professionnel.

Elle se manifeste par :
– des propos autodévalorisants ;
– des sentiments de culpabilité ;
– des sentiments d'impuissance face aux événements ;
– le rejet des commentaires positifs ;
– l'amplification des commentaires négatifs sur sa personne ;
– l'indécision ;
– l'incapacité à se fixer des objectifs.

▶ OBJECTIF : Mlle T. prendra conscience de ses sentiments. Elle reconnaîtra davantage sa valeur et trouvera des façons de se réhabiliter à ses propres yeux.
Mlle T. sera capable de nommer au moins deux de ses qualités.

▶ ACTION INFIRMIÈRE
– la laisser exprimer librement ses sentiments vis-à-vis d'elle-même ;
– corriger les idées fausses qu'elle entretient ;
– explorer les forces et les faiblesses qu'elle possède ;
– lui demander de dresser une liste de ses réussites ;
– l'aider à prendre soin d'elle (coiffeur, maquillage), à rehausser son estime de soi ;
– à avoir du respect pour soi (valoriser son honnêteté, sa volonté de bien faire son travail...) ;
– l'inviter à ne pas se comparer aux autres ;
– la soutenir dans ses efforts visant à diminuer son sentiment d'impuissance ;
– l'inviter à s'exprimer de façon positive en utilisant le Je ;
– la féliciter pour ses progrès ;
– l'inciter à trouver des activités ou des loisirs qu'elle aimerait essayer ;
– l'encourager à faire quelques activités manuelles proposées en ergothérapie ;
– évaluer et noter les progrès.

Isolement social

Il est lié :
à un sentiment d'être rejetée ;
– à une incapacité à répondre aux attentes d'autrui ;
– à un sentiment d'être différente des autres ;
– à une absence de but significatif dans la vie ;
– à un sentiment d'insécurité en public.

Il se manifeste par :
– une absence de personne clef solidaire ;
– de la tristesse ;
– un isolement (ne voit plus ses amies).

▶ OBJECTIF : Mlle T. connaît les causes de son isolement et les mesures pour y remédier. Elle participe aux activités et a une plus haute opinion de sa propre valeur.

▶ ACTIONS INFIRMIÈRES
– inventorier les réseaux de soutien dont elle peut disposer ;
– l'encourager à prendre des initiatives, à s'inscrire à des cours, activités diverses plaisantes ;
– l'inciter à renouer des liens avec ses amies, à recevoir des visites ou avoir des contacts téléphoniques ;
– favoriser les sorties en compagnie d'autres personnes ;
– l'encourager à s'affirmer.

Risque de chagrin dysfonctionnel

Lié au décès du père se manifestant par un sentiment de culpabilité durable, accompagné de visions obsédantes sur la fin de vie, de troubles du sommeil, de cauchemars récurrents et de tristesse.

▶ OBJECTIF : Mlle T. exprimera son chagrin et progressera à son rythme à travers les étapes du processus de deuil. Elle participera à la prise de décisions concernant l'avenir.

▶ ACTIONS INFIRMIÈRES
– pratiquer l'écoute active lorsqu'elle parle de ses sentiments, lui expliquer qu'ils sont normaux et reliés au processus de deuil ;
– identifier le stade du processus de deuil (dépression) ;
– offrir un soutien ;
– faire preuve d'empathie ;
– montrer de la compréhension face à son chagrin ;
– ne pas relever les propos exprimant la culpabilité ;

© MASSON. La photocopie non autorisée est un délit

– lui expliquer les étapes normales d'un deuil, lui donner la permission de se sentir déprimée ;
– l'inciter à chercher les côtés positifs de sa relation avec son père (les bons souvenirs) ;
– l'encourager à reprendre graduellement une vie sociale et des activités ;
– noter les réactions de Mlle T. aux différentes actions.

Les transmissions

Transmissions écrites ou orales

Définition

C'est le compte rendu (synthétique ou détaillé) des actions réalisées auprès du patient. C'est également un compte rendu des observations, événements, incidents ou chutes, des imprévus ou changements survenus pendant la journée.

Consignes

– écrire lisiblement ;
– être logique ;
– utiliser un vocabulaire précis et professionnel, libellé sans jugement ;
– proscrire les abréviations ;
– s'identifier, dater, signer.

But

– assurer la continuité des soins ;
– décrire l'état physique et mental du patient ;
– conserver et mémoriser les soins réalisés, ce qui contribue à la notion de « traçabilité » ;
– responsabiliser le personnel ;
– évaluer la charge de travail.

Transmissions ciblées

Cas général

Les transmissions sont ciblées pour attirer l'attention sur un point particulier de l'état du patient. C'est un énoncé concis de ce qui lui arrive, de ses réactions concernant ce point.

L'information est répartie sur des colonnes, ce qui permet de focaliser l'attention de l'infirmier(e) et de faciliter le suivi de l'état du patient.

Les transmissions

Elles comportent 4 points : la cible, les données relevées, les actions entreprises, les résultats.

La cible

Elle peut concerner :
– une préoccupation de la personne soignée ;
– un changement de son état de santé ou de son comportement ;
– une réaction aux soins ;
– un diagnostic infirmier ;
– un événement au cours de l'épisode de soins ;
– l'intervention d'un autre service ou d'un professionnel de santé.

Les données - D

Ce sont les observations, les examens physiques, les expressions du patient.

Les actions - A

Ce sont les interventions de soins dans le but de traiter un problème ou de modifier une situation.

Les résultats - R

Ce sont les effets observés des actions entreprises. Ils doivent être évalués et permettent de réajuster les actions.

Mots cibles souvent rencontrés

Voir tableau 2.6, page 25.

Cas concret

Voir tableau 2.7, page 26.

Tableau 2.6. Mots cibles souvent rencontrés.

Comportement	– Méfiance – Opposition – Manipulation – Évitement – Ambivalence – Irritabilité – Imprévisibilité – Inactivité – Clinophilie – Inhibition – Ralentissement psychomoteur – Agitation – Théâtralisme – Bizarrerie – Phobies diverses – Vérifications – TOC (Troubles Obsessionnels Compulsifs) – Intolérance à la frustration – Agressivité verbale – Refus alimentaire – Compulsion – Boulimie
Troubles cognitifs	– Somnolence – Hypervigilance – Confusion – Troubles de la mémoire (faits anciens/faits récents) – Hallucinations/Illusion – Désorientation temporelle et/ou spatiale – Troubles du cours de la pensée – Interprétation
Humeur	– Anxiété/angoisses – Syndrome dépressif (ou plus précisément : tristesse, pleurs, sentiment d'incurabilité, de culpabilité, autodévalorisation, repli sur soi, idées noires, idées suicidaires) – Hypomanie – Manie – Émotivité – Labilité de l'humeur (ou fluctuation de l'humeur)
Surveillance	– Hypotension ou hypertension – Hypotension orthostatique – Connaissance du traitement – Constipation – Fuite urinaire/rétention – Hydratation – Troubles du sommeil – Douleur – Somatisation ou plaintes somatiques – TCC (Thérapie Cognitivo-Comportementale)
Événements	– Fugue – Alcoolisation – Conflit – Irrespect du règlement – Projet – Sortie/Transfert

La sortie du patient

La sortie est une période de fragilité pour la personne qui quitte l'état de « patient hospitalisé » ; en effet le cadre institutionnel très soutenant durant le séjour renforce le sentiment de réassurance et de protection.

La sortie est souvent génératrice d'angoisse, il faut donc prévenir une anxiété excessive lors du retour à domicile.

La préparation à la sortie doit donc être envisagée comme un acte de soins à part entière, permettant la continuité de la prise en charge par la mise en place d'actions propices à la réinsertion socioprofessionnelle, d'où l'intérêt d'identifier les obstacles au bon déroulement de la sortie (source de difficulté) et de planifier des activités précises.

Le service de psychiatrie travaille en étroite collaboration avec l'assistante sociale, ceci dès le début de l'hospitalisation en vue de régler ou de régulariser certaines situations administratives.

– Problèmes de prise en charge financière liés à des négligences d'inscription à des organismes sociaux.

– Attribution d'allocations en l'absence de revenus.

– Recherche d'établissement postcure, maison de repos.

© MASSON. La photocopie non autorisée est un délit

Tableau 2.7. Fiche de transmission sur 24 heures à 20 jours d'hospitalisation de Mlle T.

Date/Heure Identification	Cible ou Mots clés	Observations - Transmissions
C. B. IDE matin	Suivi médical	**D** – non vue par le médecin ce matin.
	Angoisses	**D** – ce matin au réveil se dit mieux, moins angoissée, mais reste fragile, car le fait de reparler des angoisses l'étreint à nouveau, dit-elle. **R** – pas de demande de traitement supplémentaire ce matin.
	TOC	**D** – habillement : ce matin : pantacourt kaki, tennis blanches, haut vert clair et pull blanc.
J. P. AS	Alimentation	**R** – respecte le contrat alimentaire.
P. C. IDE après-midi	Activités	**R** – est allée seule au Centre de Vie Collective, où elle fait de la couture. **D** – remarque de la soignante : présente des troubles de la concentration, difficulté à faire des choix, tendance à préférer le contraire de ce que propose le soignant.
17 h 30	Sentiment de persécution Dessin morbide	**D** – demande d'entretien et de *Tercian.* Éléments sensitifs : a entendu des « messes basses » à son sujet, pense que le groupe va se « liguer » contre elle; elle veut rétablir « la vérité » en ayant une conversation avec le patient en cause; elle reste très anxieuse à l'idée qu'elle ne saura pas ce que « pensent les gens »; doute d'elle-même au point de vouloir quitter le service; doute des autres +++. **D** – dessin d'un électrocardiogramme peint sur fond noir, évoquant le décès de son père; ce dessin était une « obsession depuis 48 heures » mais ne sait pas pourquoi l'a dessiné. Demande l'avis d'un soignant. Semble perplexe. **A** – entretien d'écoute. Incitée à reprendre contact avec les patients et évaluer s'il existe un changement ou non. 10 gouttes de *Tercian* données à 18 h (celles du dîner données en avance). **R** – Dit se sentir un peu apaisée.
	TOC	**R** – habillement : respect du contrat.
J. Y. AS	Alimentation	**R** – respecte le contrat.
21 h	Peur du jugement	**D** – vient demander l'avis que l'on peut émettre sur elle lorsqu'elle n'est pas « présentable » à 8 h du matin. **A** – règle rappelée : la toilette est autorisée après le petit-déjeuner. **R** – accepte la réponse (3e demande faite auprès des soignants).
M. R. IDE nuit	Sommeil	**D** – ce soir réclame son traitement à 22 h 15, se dit très fatiguée, est partie dormir de suite. **R** – a bien dormi, s'est réveillée à 6 heures.

– Mise en place d'aide à domicile, portage des repas.

La préparation et les conditions de sortie visent trois axes :

– l'organisation de la sortie avec implication de l'entourage si possible;

– l'information et l'éducation du patient et de son entourage;

– la continuation des soins en liaison avec les soignants extrahospitaliers.

Cette sortie doit répondre aux besoins du patient et aux objectifs fixés par l'équipe soignante.

Préparation à la sortie

Des permissions de sorties seront prescrites par le médecin pour réhabituer le patient à se confronter avec le monde extérieur et reprendre contact avec son domicile.

D'autre part, ces permissions serviront aussi à prendre contact avec des organismes divers comme associations, clubs pour resocialiser le patient.

Il est accordé classiquement un week-end de permission avant la sortie afin de s'assurer de la bonne stabilité émotionnelle du patient et de vérifier l'absence de difficultés d'un autre ordre.

Dans le but de favoriser son autonomie, on sollicitera le patient à prendre rendez-vous avec un psychiatre extérieur pour son suivi psychologique.

L'infirmier(e) vérifiera et aidera à la prise de rendez-vous, si besoin.

Les rendez-vous d'examens extérieurs prescrits seront notés clairement pour lui laisser trace de son emploi du temps.

– Vérifier avec le patient la bonne compréhension de l'ordonnance et les connaissances qu'il a du traitement.

– Lui rappeler de ne jamais arrêter le traitement sans en avoir discuté avec le médecin.

– Lui préparer son traitement pour quarante-huit heures, ou mieux lui faire acheter ses médicaments avant la sortie.

– Le rassurer et lui signifier qu'il peut appeler le service hospitalier à tout moment, même la nuit.

La sortie prévisible est envisagée avec le patient ainsi que le choix du jour de sortie. Pour des motifs d'ordre pratique, on évitera les sorties les jours fériés ou les week-ends. Cette sortie ne doit jamais se faire dans la précipitation. Elle doit être soigneusement préparée.

Si un membre de la famille assure la prise en charge après le retour au domicile, lui donner toutes les indications utiles (adresses d'associations…).

Si des soins infirmiers à domicile sont programmés l'infirmier(e) adressera une fiche de liaison à l'intervenant(e).

Informer que les bulletins de présence seront remis par le service administratif après règlement des frais de séjour. Ils serviront pour l'employeur et les organismes sociaux.

Un arrêt de travail sera remis au patient afin qu'il puisse percevoir les indemnités journalières.

Les objets à risque lui seront rendus ainsi que les valeurs déposées au coffre.

Appeler un taxi si nécessaire, le malade assure le coût du transport mais peut bénéficier d'une prise en charge par sa caisse d'assurance maladie. Établir un bon de transport dans ce cas.

Modalités de sortie

Sortie des mineurs et des personnes sous tutelle

La sortie ne pourra se faire qu'en présence du tuteur ou du parent désigné et sur présentation d'une pièce d'identité.

Sortie contre avis medical

« Le patient peut à tout moment quitter l'établissement après avoir été informé des risques qu'il court… » (en référence au droit et information du patient).

Devant tout patient manifestant son désir immédiat de quitter l'établissement, l'infirmier(e) devra négocier l'obtention d'un entretien avec le psychiatre avant la sortie effective.

Le patient doit être informé par le médecin de manière loyale et claire sur les risques qu'il encourt. En cas de persistance du refus de soins, cette information doit être mise par écrit, dans le respect du secret professionnel, et remise au patient, qui la signe en présence d'un tiers soignant.

Dans le cas où le patient refuse de signer cette « décharge de responsabilité », un procès-verbal de constat de refus est rédigé toujours en présence d'un tiers soignant.

Si le médecin constate que le patient est inapte au consentement, celui-ci doit être protégé par une mesure d'hospitalisation sous contrainte.

Fugue ou sortie à l'insu du service

La responsabilité de l'établissement peut être engagée sur la base d'un défaut de surveillance. En particulier dans le cas d'un mineur, d'une personne protégée ou incapable, d'un patient au comportement agité ou susceptible de se mettre en danger.

Les mesures à appliquer sont les suivantes :

– faire effectuer des recherches dans les abords immédiats du service et de l'établissement ;

– informer le psychiatre pour définir s'il y a danger et s'il faut déclencher des recherches ; dans ce cas remplir une fiche de signalement ;

© MASSON. La photocopie non autorisée est un délit

– informer l'administrateur de garde qui préviendra, si nécessaire, la police ;
– établir un document type destiné au dossier du patient, au directeur.

Pour les mineurs ou les personnes protégées, on fera appel au service de police ou de gendarmerie. La famille ou le tuteur sont prévenus obligatoirement.

Première partie
NÉVROSES, TROUBLES DÉPRESSIFS

Troubles névrotiques

3

Définition

▶ LE CONCEPT DE NÉVROSE est encore utilisé de nos jours pour décrire un certain domaine de la pathologie mentale, mais sa définition demeure un sujet de controverse largement discuté. Le terme de névrose lui-même tend à disparaître des nouvelles classifications internationales. On définit habituellement sous cette appellation des troubles mentaux repérés par celui qui en est atteint comme pathologiques, ne correspondant pas à une étiologie organique décelable, ne perturbant pas de façon profonde l'expérience de la réalité, ne remettant pas en question la structure de la personnalité. Les névroses touchent de façon principale le domaine des émotions et se manifestent par une souffrance anxieuse qui s'accompagne d'attitudes et de comportements caractéristiques. Ces différents éléments semblent s'organiser selon une rationalité psychologique qui prête à l'analyse et invite à se pencher sur les événements vécus par le sujet. De la sorte, les névroses se présentent comme des troubles psychologiques qui s'inscrivent dans l'histoire du sujet. Il n'en sera pas de même avec les psychoses, affections qui paraissent bouleverser de façon profonde la personnalité du patient.

Introduite au XVIIIe siècle pour décrire des affections générales du système nerveux, l'appellation « névrotique » va peu à peu acquérir une connotation psychologique évoquant des maladies où prédomine l'étiologie psychique, sans substrat organique, justifiables d'une psychothérapie.

À la fin du XIXe siècle, c'est le travail de Sigmund Freud qui va donner ses lettres de noblesse au terme de névrose, désormais consacré pour décrire un ensemble d'affections dont les symptômes sont l'expression symbolique de conflits psychiques issus de l'histoire infantile du sujet. Freud va ainsi décrire la névrose d'angoisse, les névroses hystérique, phobique ou obsessionnelle, chacune de ces entités correspondant à différents mécanismes psychologiques censés être responsables des troubles observés. La description de ces différentes affections faisait en fait référence à un modèle théorique en cours d'élaboration, le modèle psychanalytique, modèle hypothétique proposé par l'auteur pour tenter d'expliquer le développement de certaines maladies mentales. Une telle définition conceptuelle se heurtait au manque de rigueur dans l'approche sémiologique des malades, dont les plaintes et les symptômes se trouvaient amalgamés au sein de rubriques floues et polymorphes.

Pour tenter de lever ces ambiguïtés, il fut peu à peu proposé une description purement clinique des différentes entités précédemment citées. Ainsi, sans renier le fait que les symptômes névrotiques correspondent à des troubles mentaux sans aucune base organique démontrable, vis-à-vis desquels le malade garde une parfaite lucidité, sans aucune altération du sens de la réalité, il est désormais convenu de décrire :

▶ DES SYMPTÔMES NÉVROTIQUES DIVERS, peu structurés, pouvant s'exprimer à travers de nombreuse manifestations très hétérogènes (asthénie, douleurs, plaintes variées, somatisations multiples, troubles sexuels, troubles du sommeil, troubles des conduites alimentaires, troubles du caractère...).

▶ DES SYNDROMES NÉVROTIQUES MIEUX ORGANISÉS, associant de façon habituelle certains symptômes typiques, regroupés en quelques entités aux manifestations cliniques plutôt homogènes (névrose d'angoisse, névrose phobique, névrose obsessionnelle, névrose hystérique). Dans tous les cas, les manifestations anxieuses sont au premier plan et vont s'exprimer à travers de nombreux tableaux cliniques. Pour éviter l'emploi du terme ambigu de « névrose », de tels syndromes sont ainsi également appelés trouble anxieux, trouble phobique, trouble obsessionnel ou trouble conversif selon les symptômes observés.

© MASSON. La photocopie non autorisée est un délit

▶ DES PERSONNALITÉS PATHOLOGIQUES PARTICULIÈREMENT VULNÉRABLES sur lesquelles surviennent très souvent ces affections, caractérisées par des modes de pensée ou de comportement quotidiens s'apparentant *a minima* aux syndromes névrotiques constitués (personnalité phobique, personnalité obsessionnelle, personnalité hystérique).

Origine et développement des névroses

Hypothèses psychanalytiques

Il est clair que le modèle psychanalytique a largement contribué à la définition et à l'étude du concept de troubles névrotiques. Selon ce modèle, les symptômes pathologiques résulteraient de l'usage inadapté de mécanismes inconscients destinés à neutraliser certains conflits psychologiques issus de la petite enfance, réactivés à l'âge adulte dans certaines situations. Pour Freud, ces conflits intrapsychiques sont essentiellement de nature sexuelle, pulsions ou fantasmes angoissants contre lesquels le jeune individu a dû développer certains mécanismes de défense pour structurer sa personnalité. Parmi ceux-ci on peut citer :

▶ LE REFOULEMENT. Il consiste à repousser dans l'inconscient des pulsions incompatibles avec des contraintes sociales, environnementales ou individuelles rendant impossible leur accomplissement. Ce processus a pour objectif de contrôler des affects menaçants générant l'angoisse.

▶ L'ISOLATION. Elle consiste à détacher de tels affects désagréables de la pulsion initiale pour mieux les contenir.

▶ L'ANNULATION. Elle consiste en l'effacement de certaines pulsions dont les affects sont neutralisées par des pensées ou des comportements accessoires.

▶ LE DÉPLACEMENT. Il consiste à reporter l'attrait pour une pulsion vers d'autres objectifs, en déplaçant les affects qui y sont liés vers d'autres cibles plus acceptables.

▶ LA PROJECTION. Elle consiste à expulser hors de soi des pulsions ou des fantasmes internes inacceptables en attribuant leur caractère agressif à autrui.

▶ L'IDENTIFICATION. Il s'agit du mécanisme quasi inverse du précédent, consistant à adopter des caractéristiques appartenant à un autre individu.

▶ LA COMPENSATION. Elle consiste à résoudre certaines situations frustrantes par le développement de comportements s'opposant violemment aux conflits en présence.

▶ LA RÉGRESSION. Elle consiste en la survenue d'attitudes ou de positions infantiles devant des conflits impossibles à gérer de façon adaptée par l'individu.

▶ LA RATIONALISATION. Elle consiste à tenter d'attribuer au contexte les causes d'un conflit ou d'une souffrance dont les origines psychologiques douloureuses à aborder sont ainsi gardées à distance.

Ces différents mécanismes de défense sont pour la plupart tous présents chez un même individu ; le développement harmonieux de la personnalité résultera de leur utilisation souple et diversifiée. Dans certains cas, la pathologie sera la conséquence du manque de subtilité et d'efficacité de cette mise en jeu, trop systématique lors de situations particulièrement traumatisantes. Chacun de ces mécanismes s'exprimerait à travers certains tableaux cliniques particuliers : névrose hystérique avec déplacement des affects vers le corps ; névrose phobique avec déplacement des affects vers des objets ou des situations ; névrose obsessionnelle avec isolation et annulation des affects par des pensées ou des rituels obsédants. Selon Freud, la genèse de ces différentes affections serait ainsi expliquée par l'histoire et l'organisation de la personnalité de chaque malade, susceptible d'être pris en charge par un traitement psychothérapique.

Si le modèle psychanalytique a le grand intérêt d'insister sur l'importance jouée par le développement infantile et relationnel dans la survenue de certains troubles, il ne peut en expliquer tous les aspects cliniques et évolutifs observés auprès des malades. De plus, il repose sur des hypothèses extrêmement complexes, abstraites, difficiles à vérifier, dont la mise à l'épreuve ne semble pas témoigner d'une grande efficacité thérapeutique.

En définitive, le plus raisonnable est d'aborder le délicat problème du développement des névroses selon une approche multifactorielle impliquant plusieurs hypothèses.

Hypothèses génétiques

De nombreuses études ont mis en évidence une certaine vulnérabilité familiale dans la survenue des troubles névrotiques. Il semble ainsi exister des facteurs héréditaires prédisposant à la survenue de certains symptômes anxieux, phobiques ou obsessionnels retrouvés prioritairement au sein de familles de malades. Le risque de survenue de telles affections apparaît plus grand chez les femmes, d'autant qu'il existe des antécédents chez les parents au premier degré ou chez les frères et sœurs. Ces travaux ne permettent en aucun cas d'évoquer une origine génétique à ces maladies, mais insistent sur l'importance d'un terrain constitutionnel favorisant leur survenue.

Hypothèses cognitivo-comportementales

Le modèle cognitivo-comportemental s'intéresse aux comportements, aux pensées (ou cognitions) et aux émotions pathologiques exprimés par les patients souffrant de troubles névrotiques. Ce modèle postule que ces différents symptômes se sont développés par apprentissage, ceux-ci ayant été acquis, renforcés et entretenus par les circonstances auxquelles fut soumis le patient. La peur de certains objets chez le sujet phobique ou l'appréhension de certaines situations chez le patient souffrant d'anxiété généralisée auraient ainsi été conditionnées à un moment de leurs existences, organisant la pensée et le comportement autour de ces craintes persistantes. Ne pouvant, là encore, expliquer à lui seul l'ensemble des troubles névrotiques, ce modèle a en sa faveur le grand avantage de proposer des techniques thérapeutiques cognitivo-comportementales dont l'efficacité s'avère très intéressante dans certains cas.

Hypothèses socio-environnementales

De nombreux facteurs environnementaux influencent l'émergence et l'évolution des troubles névrotiques, sans que l'on puisse assigner un rôle spécifique à chacun d'eux. Les troubles névrotiques s'expriment ainsi différemment selon les conditions sociales et culturelles. Les symptômes de conversion hystérique exprimés de nos jours ne ressemblent plus à ceux observés au siècle dernier et sont empreints dans certains pays d'une très nette connotation culturelle ou religieuse. Par ailleurs, les agressions sociales semblent avoir une grande importance dans l'apparition de troubles névrotiques chez certains patients particulièrement exposés. Les nuisances sociales ou professionnelles, les conflits interpersonnels, les transplantations géographiques ou les changements de rythme de vie paraissent en rapport avec le déclenchement de certains troubles. À ces éléments existentiels viennent s'ajouter les traumatismes individuels relatifs aux événements de vie sévères propres à chaque biographie (deuils, rupture, séparation, maladie), dont l'impact s'avère déterminant dans de nombreux cas.

Aucune de ces hypothèses ne peut faire prévaloir l'exclusivité de son modèle dans l'origine et le développement des névroses. Les différents troubles observés sont le résultat de nombreux facteurs intriqués, exprimés chez chaque malade à travers sa propre histoire, ses antécédents, son environnement social, familial et affectif. L'expérience de chacun des patients souffrant d'affections névrotiques devra donc être abordée individuellement, en référence aux différents modèles explicatifs proposant une prise en charge la mieux adaptée.

Sémiologie élémentaire

Les différents troubles névrotiques sont tous du registre de l'anxiété et s'expriment par de nombreux symptômes qu'il convient de définir afin de mieux les identifier.

Anxiété

L'anxiété se définit par un état d'alerte, de tension psychologique et somatique, en rapport avec un sentiment désagréable de peur, d'inquiétude, le plus souvent sans objet défini. La composante somatique est fréquemment au premier plan : tachycardie, palpitations, oppression thoracique, sueurs, tremblements, diarrhée, pollakiurie, agitation ou prostration. Il s'y associe le sentiment pénible d'être menacé, vulnérable, à l'affût d'expériences dangereuses pour soi-même ou ses proches.

Le sujet anxieux appréhende sans cesse le pire, ruminant des craintes et des soucis dont il n'envisage que les conséquences négatives. Ces différents symptômes peuvent être durables, plus ou moins chroniques, ou survenir par crises d'angoisse brutales déclenchées spontanément ou dans certaines situations. Selon leur mode d'expression et leur caractère évolutif, ces manifestations anxieuses peuvent s'intégrer dans le cadre de deux syndromes névrotiques plus structurés, le trouble anxiété généralisée ou le trouble panique (névrose d'angoisse).

Phobie

Une phobie est une crainte angoissante déclenchée par un objet ou une situation n'ayant pas en eux-mêmes de caractère dangereux, et éprouvée en toute conscience de son caractère déplacé ou absurde. Initialement, le sentiment de peur n'est ressenti qu'en présence de la situation déclenchante que le sujet tend à éviter plus ou moins scrupuleusement. Il peut alors apparaître l'anticipation anxieuse des objets ou des situations menaçantes, redoutées bien avant leur confrontation avec le patient phobique.

Les conduites d'évitement deviennent alors plus radicales, systématiques, et ont souvent tendance à se généraliser à des situations de plus en plus diversifiées. Parmi les troubles phobiques (névroses phobiques), on décrit ainsi les phobies simples (insectes, animaux, objets), les phobies sociales (se comporter en public) et l'agoraphobie (foule, métro, magasins, grands espaces).

Obsession et compulsion

Une obsession se définit comme l'irruption d'une pensée ou d'une idée angoissante, incontrôlée, qui apparaît au malade comme un phénomène anormal, et qui persiste malgré ses efforts pour s'en débarrasser. Le plus souvent, il s'associe aux obsessions des phénomènes de compulsions, caractérisées par des comportements auxquels le sujet se sent contraint, dont il reconnaît le caractère absurde et gênant, mais qu'il ne peut s'empêcher d'accomplir de façon répétitive.

Les obsessions évoquent des thèmes de nature variable et viennent entraver le déroulement de la vie quotidienne en surgissant à n'importe quel moment. Il peut s'agir de la crainte d'avoir mal fait telle ou telle tâche, de commettre un acte absurde, d'être malade ou sali par des souillures du dehors. Les actes compulsifs ont généralement une connotation conjuratoire tendant à neutraliser les idées obsédantes associées. Les rituels de lavage, de rangement ou de vérification sont ainsi fréquemment observés. L'existence de ces deux types de symptômes est caractéristique du trouble obsessionnel-compulsif (névrose obsessionnelle), forme clinique sévère de troubles névrotiques.

Symptôme de conversion

Un symptôme de conversion est une manifestation clinique paroxystique ou durable reproduisant des anomalies organiques, sans lésion authentique décelable. Les troubles peuvent toucher n'importe quel domaine ou fonction de l'organisme : symptômes neurologiques, musculaires, sensoriels ou neurovégétatifs.

L'angoisse est exprimée ici par l'intermédiaire du corps du malade, dont les symptômes ne doivent pas être apparentés à de la simulation de sa part. Très souvent, ces anomalies se résument à des plaintes fonctionnelles diverses, douleur, asthénie, troubles du sommeil, troubles sexuels, phénomènes de somatisation multiples motivant des consultations médicales répétées. Ces différents symptômes s'inscrivent dans le cadre des troubles conversifs (névrose hystérique).

Pathologie

Névrose d'angoisse : trouble anxiété généralisée et trouble panique

L'angoisse est une émotion physiologique éprouvée par tout individu dans certaines situations particulièrement stressantes ou menaçantes. Par son intensité, sa fréquence, sa persistance, l'angoisse peut devenir pathologique, invalidante, et nécessiter un traitement. Elle est un des motifs les plus fréquents de consultation en médecine générale, de par l'importance de ses nombreuses manifestations somatiques. Sa non-reconnaissance est la cause d'une débauche d'examens complémentaires, souvent répétés inutilement. Toute pathologie psychiatrique peut s'accompagner de symptômes anxieux. Cependant, ceux-ci sont au premier plan dans le cadre de la névrose d'angoisse, dont les manifestations cliniques peuvent être persistantes au sein du trouble anxiété généralisée, ou évoluer de façon paroxystique au sein du trouble panique.

Ces affections touchent plus souvent la femme que l'homme, au début de l'âge adulte. Leur fréquence est estimée à environ 2 % de la population générale pour le trouble panique, et à 10 % pour l'anxiété généralisée.

Trouble panique

Il se définit par la survenue d'attaques de panique imprévisibles, spontanées ou déclenchées par des situations dans lesquelles le sujet n'est pas particulièrement menacé. Ces attaques peuvent être répétées et se succéder fréquemment, ou être moins nombreuses mais suivies d'une période de crainte persistante d'avoir une nouvelle crise (anxiété anticipatoire).

Une attaque de panique est une crise d'angoisse aiguë, période bien délimitée de crainte ou de malaise intense définie par la survenue brutale d'une symptomatologie riche et invalidante : étouffement, étourdissements, sensation d'instabilité ou d'évanouissement, tachycardie, tremblements ou secousses musculaires, transpiration ou bouffées de chaleur, sensation d'étranglement, nausée ou gêne abdominale, douleur ou gêne thoracique, peur de mourir, peur de devenir fou ou de commettre un acte non contrôlé.

Ces attaques de panique s'accompagnent parfois d'agitation désordonnée, de troubles du comportement. Les premières d'entre elles suscitent souvent une consultation en urgence ou l'appel des services médicaux au domicile. L'activité en cours est suspendue par la crise d'angoisse, qui peut durer de quelques minutes à quelques heures. Elle se termine le plus souvent assez brutalement, avec parfois débâcle polyurique ou diarrhéique. Le sujet garde un souvenir très douloureux de cet épisode et vit dans la crainte qu'il se renouvelle. Cette crainte aboutit parfois à des manifestations d'agoraphobie (voir *Névrose phobique*, page 37), le sujet ayant peur de ne pouvoir trouver un secours rapide en cas de nouvelle attaque.

Trouble anxiété généralisée

Il est parfois isolé, parfois surajouté à des manifestations aiguës. Il se caractérise par un état de tension physique et psychologique, des soucis injustifiés ou excessifs sans objet défini, mais qui touchent plusieurs domaines de la vie quotidienne (santé, situation professionnelle ou financière, avenir de ses enfants). L'exploration hypervigilante de l'environnement se traduit par la sensation d'être survolté ou à bout, des réactions de sursaut exagérées, des difficultés de concentration ou des trous de mémoire, une irritabilité, des troubles du sommeil.

▶ LE VERSANT PSYCHOLOGIQUE DE L'ANXIÉTÉ EST SOUVENT MASQUÉ PAR LES MANIFESTATIONS SOMATIQUES, trompeuses et variées.

Les plus fréquentes sont cardio-respiratoires, mais quasiment tous les appareils peuvent être touchés.

© MASSON. La photocopie non autorisée est un délit

ÉTUDE DE CAS

DEVANT UN TROUBLE ANXIÉTÉ GÉNÉRALISÉE

Mme G. D., âgée de 27 ans, se présente aux urgences pour malaise. Il s'agit d'une femme active, secrétaire de direction au sein d'une entreprise de communication. Elle est mariée et mère d'un jeune enfant de 18 mois. Depuis quelques mois, elle décrit l'existence de fortes crises de tachycardie, avec oppression thoracique et dyspnée, vertiges, sueurs et tremblements, le tout associé à une sensation pénible de peur, d'angoisse, de mort imminente. Ces crises surviennent assez brutalement, sans raison apparente, durant au moins quinze à vingt minutes pendant lesquelles Mme G. D. est obligée d'interrompre toute activité pour quitter hâtivement l'endroit où elle se trouve. Ces malaises finissent par limiter ses déplacements quotidiens de peur que l'un d'entre eux ne survienne dans la rue, les magasins ou le métro. Depuis peu, la patiente hésite même à se rendre sur son lieu de travail par crainte de devoir être hospitalisée en urgence en cas d'incidents graves, ou bien d'être secourue à la vue de ses collègues. Mme G. D. est parfaitement consciente du caractère déplacé de ses craintes dont la nature et l'existence même lui paraissent complètement ridicules. Elle n'évoque d'ailleurs qu'assez rarement ses difficultés actuelles, fréquentant de moins en moins ses amis et préférant rester avec son mari dont la présence à ses côtés la rassure. Elle hésite donc, de plus en plus, à se déplacer seule. Mme G. D. ne présente aucun antécédent médical particulier. Sa grossesse et son accouchement se sont bien passés. Elle a déjà consulté des médecins de ville pour l'exploration de ses malaises, ayant subi de nombreux examens complémentaires ne révélant aucun problème somatique grave.

Aux urgences, Mme G. D. est assise, abattue, l'air à la fois inquiet et perplexe. Elle se plaint de palpitations, d'une difficulté respiratoire, de tremblements et d'une boule dans la gorge qui la gêne pour parler tranquillement. Son pouls est à 110 battements par minute, sa pression artérielle à 15,5/9. Elle ne comprend pas ce qui lui arrive, redoute d'avoir fait à nouveau un malaise grave, dangereux pour sa vie. Elle s'inquiète pour son fils et son mari qui ne sont pas à ses côtés. L'avis du psychiatre est demandé aux urgences : celui-ci pose le diagnostic d'attaques de panique dans le cadre d'un probable trouble panique évoluant depuis plusieurs mois. Il prescrit du *Tranxène* 50 mg IV lente dans 100 cm^3 de sérum physiologique en deux heures.

ANALYSE DE SITUATION

• *RÔLE SUR PRESCRIPTION MÉDICALE*

Mme G. D., 27 ans, présente un trouble panique typique évoluant depuis plusieurs années. Le traitement prescrit par le médecin implique les objectifs et les actions suivantes :

❊ *Tranxène* 50 mg IV lente dans 100 cm^3 de sérum physiologique en deux heures : psychotrope à action anxiolytique.

Objectif prioritaire : calmer rapidement les manifestations d'anxiété.

Le choix de la perfusion vise essentiellement à rassurer Mme G. D. en médicalisant la prise en charge. La présence de l'infirmier(e) des urgences est constante pendant les deux heures :

→ Poser la perfusion.

→ Surveiller le point d'injection : bon retour veineux, pas d'inflammation, pas de douleur.

→ Surveiller le débit : 17 gouttes par minute.

→ Surveiller les constantes : pouls, tension, fréquence respiratoire avant, pendant et après la pose.

→ Surveiller la conscience, la vigilance, le faciès afin de détecter d'éventuels effets secondaires.

→ Parler calmement. Prendre la main si besoin, pratiquer des exercices respiratoires : rythme lent et amplitude profonde.

→ Noter sur la feuille des urgences l'heure de la pose, le débit, l'observation et les éventuels effets secondaires.

Au moment du lever de Mme G. D., rechercher systématiquement une hypotension orthostatique.

• *RÔLE PROPRE - DIAGNOSTIC INFIRMIER*

Diagnostic infirmier n° 1

Risque de violence envers soi, lié à une montée incoercible de l'anxiété.

Objectif : que Mme G. D. ne présente pas de conduites auto-agressives.

Actions

Installation dans un environnement calme et sécurisant.

→ Surveillance et dépistage de tout signe somatique d'aggravation de l'anxiété de Mme G. D.

→ Prise des constantes, pouls, tension, fréquence respiratoire tous les quarts d'heure la première heure et toutes les demi-heures la seconde heure.

→ Observation du faciès, du comportement de Mme G. D.

→ Noter sur la feuille des urgences la surveillance et l'observation.

Évaluation : Mme G. D. présente ou ne présente pas de signes somatiques d'anxiété.

Diagnostic infirmier n° 2

Anxiété panique liée à des troubles psychoaffectifs se manifestant par : sensation de détresse, dyspnée, tachycardie, oppression thoracique, vertiges, sueurs, tremblements, incapacité à gérer la crise entraînant des troubles de la vie socioprofessionnelle.

Objectif : d'ici deux heures, Mme G. D. sera capable de verbaliser ses émotions, son ressenti, de critiquer ses craintes et de contenir ses manifestations anxieuses.

Actions

→ Lui demander si elle souhaite qu'on fasse venir son époux.

→ S'enquérir de l'éventualité d'un problème lié à la garde de l'enfant.

→ Instaurer une relation de confiance grâce à la prise en charge médicalisée et rassurante, et grâce à une écoute active.

→ Lui proposer des lieux de soins où elle pourrait trouver de l'aide, en insistant sur l'intérêt d'une prise en charge psychiatrique.

En fonction de la réaction de Mme G. D. à la prise en charge aux urgences, prévenir le médecin qui décidera :

– soit d'une hospitalisation aux lits porte pendant 24 heures ;

– soit d'une sortie accompagnée de son époux avec un rendez-vous auprès d'un médecin psychiatre pour une mise en route d'un suivi.

Évaluation : Mme G. D. critique ou non ses troubles et est capable ou non d'évoquer des moyens lui permettant de gérer différemment la crise.

• **Manifestations cardio-vasculaires** avec palpitations, tachycardie, précordialgies, oppression thoracique.

• **Manifestations respiratoires** avec dyspnée, hyperventilation, sensation d'étouffement.

• **Manifestations digestives** avec boule œsophagienne, barre épigastrique, spasmes gastriques ou intestinaux, colite spasmodique, nausées.

• **Manifestations génito-urinaires** avec douleurs abdomino-pelviennes, cystalgies, crises polyuriques, inhibition sexuelle.

• **Manifestations neurologiques et végétatives** avec céphalées, lombalgies, prurit, tremblements, bourdonnements d'oreilles, vertiges, algies diverses, hyperesthésie sensorielle, crises vasomotrices et sudorales.

• **Troubles du sommeil** avec insomnie d'endormissement, réveils nocturnes, cauchemars.

• **Asthénie** à prédominance matinale.

Évolution

Ces deux types de troubles évoluent le plus souvent de façon chronique, avec pérennisation de l'angoisse dans l'anxiété généralisée et répétition des crises dans le trouble panique. Des phases d'amélioration peuvent toutefois alterner avec des phases d'exacerbation. Les facteurs d'aggravation sont constitués par les événements stressants, le surmenage ou l'abus d'excitants (caféine, amphétamines).

Ces troubles se compliquent très souvent d'autres troubles psychiatriques : tentatives de suicide, dépressions, abus d'alcool ou de tranquillisants, troubles phobiques.

Principes du traitement

▶ LE TRAITEMENT CURATIF IMMÉDIAT des crises aiguës repose sur une attitude apaisante de l'entourage et du médecin, et sur les anxiolytiques par voie orale ou sublinguale (*Lysanxia, Témesta, Xanax*), ou intramusculaire (*Tranxène, Valium*).

▶ LE TRAITEMENT DE FOND du trouble panique est préventif, et vise à réduire la fréquence et l'intensité des attaques de panique. Il fait appel à la prescription prolongée et contrôlée de benzodiazépines (*Xanax, Témesta*), et à certains types d'antidépresseurs (*Anafranil*).

© MASSON. La photocopie non autorisée est un délit

Les techniques d'abord corporel, comme la relaxation ou l'apprentissage de la respiration contrôlée, donnent également de bons résultats.

Dans le cadre de l'anxiété généralisée, le risque est de recourir à des prescriptions itératives de tranquillisants benzodiazépiniques dont l'usage au long cours expose à une dépendance. Bien utilisés, ces produits sont cependant très efficaces sur les symptômes, notamment physiques, qui réapparaissent à l'arrêt du traitement. Une psychothérapie cognitive permet de travailler sur la nature des craintes, en aidant le patient à rationaliser ses inquiétudes et à gérer ses pensées et ses comportements.

Pour certains, les psychothérapies d'inspiration analytique gardent une place dans cette indication.

Névrose phobique : agoraphobie, phobies sociales et phobies simples

On distingue trois grandes formes de troubles phobiques : l'agoraphobie, les phobies sociales et les phobies simples. Le comportement phobique se caractérise par la survenue d'une réaction de peur face à un objet, une situation ou une personne, dénommés objet phobogène. On observe de la part du phobique l'évitement de cet objet et la recherche de réassurance par la présence d'un autre objet (l'objet contraphobique), qui empêche la survenue de la réaction de peur.

Les troubles phobiques apparaissent le plus souvent chez l'adulte jeune, avec une nette prédominance féminine. Leur fréquence est estimée à environ 5 % de la population générale pour l'agoraphobie et la phobie sociale, et à 15 % pour les phobies simples. Plusieurs troubles coexistent souvent chez la même personne. Leur présence est plus ou moins invalidante selon leur intensité. Le retentissement sur la vie familiale, sociale, professionnelle peut être majeur, d'où l'importance d'une prise en charge précoce.

Différents troubles phobiques

Agoraphobie

Elle se définit comme la crainte de se retrouver dans des endroits ou des situations d'où il pourrait être difficile ou gênant de s'échapper, ou dans

TRANQUILLISANTS

	BENZODIAZÉPINES	
Diazépam	diazépam	comp. 2 mg, 5 mg et 10 mg
Equitam	lorazépam	comp. séc. 1 mg
Lexomil	bromazépam	comp. 6 mg
Lysanxia	prazépam	comp. séc. 10 mg; comp. séc. 40 mg — gouttes : 20 mL à 15 mg/mL
Nordaz	nordazépam	comp. séc. 7,5 mg; comp. séc. 15 mg
Novazam	diazépam	comp. 10 mg
Séresta	oxazépam	comp. séc. 10 mg; comp. séc 50 mg
Témesta	lorazépam	comp. séc. 1 mg; comp. séc. 2,5 mg
Tranxène	clorazépate dipotassique	gél. 5 mg; gél. 10 mg — comp. séc. 50 mg
Tranxène injectable	clorazépate dipotassique	fl. 20 mg, 50 mg et 100 mg
Urbanyl	clobazam	gél. 5 mg — comp séc. 10 mg; comp. séc. 20 mg
Valium	diazépam	comp. séc. 5 et 10 mg — gouttes buv. 1 % : 3 gouttes = 1 mg — amp. 2 mL = 10 mg
Vératran	clotiazépam	comp. séc. 5 mg; comp séc. 10 mg
Victan	loflazépate	comp. séc. 2 mg
Xanax	alprazolam	comp. séc. 0,25 mg; comp. séc. 0,50 mg
	ANXIOLYTIQUES NON BENZODIAZÉPINIQUES	
Atarax	hydroxyzine	comp. séc. 25 et 100 mg — sirop flacon de 200 mL à 10 mg par c. à café
Atarax injectable	hydroxyzine	amp. 2 mL = 100 mg
Atrium	fébardamate difébarbamate phénobarbital	comp. séc. 100 mg + phénobarbital 15 mg comp. séc. 300 mg + phénobarbital 45 mg
Buspar	buspirone	comp. séc. 10 mg
Équanil	méprobamate	comp. séc. 400 mg; comp. 250 mg
Équanil Injectable	méprobamate	amp. 5 mL = 400 mg
Méprobamate	méprobamate	comp. séc. 200 mg
Stresam	etifoxine	gél. 50 mg

ACTION

Les tranquillisants sont représentés par un vaste groupe de produits ayant une action apaisante sur les symptômes physiques et psychiques de l'anxiété (médicaments anxiolytiques). Ils agissent tous sur certaines structures cérébrales spécifiques impliquées dans la physiologie de l'anxiété.

INDICATIONS

Ce sont les médicaments symptomatiques de l'anxiété sous toutes ses formes, aiguës ou chroniques, associées ou non à un trouble mental caractérisé (syndrome dépressif par exemple). Largement prescrits tant en psychiatrie que dans de nombreuses autres indications en médecine, les anxiolytiques doivent être utilisés pendant des périodes limitées (quelques semaines à quelques mois), associés si besoin aux traitements spécifiques du trouble en présence. Les posologies seront à adapter individuellement, en prenant soin d'obtenir le meilleur compromis entre la dose, l'efficacité et les effets secondaires du médicament.

En plus de ces traitements chroniques, l'existence de certains produits sous forme injectable permet de disposer de traitements anxiolytiques rapides, utilisables dans les crises d'angoisse aiguë (carbamates, benzodiazépines). Dans ces indications, certains tranquillisants peuvent également être utilisés par voie sublinguale (benzodiazépines).

CONTRE-INDICATIONS

Elles sont rares, avec toutes les classes décrites. La grossesse, l'allaitement, l'insuffisance respiratoire non contrôlée, la myasthénie sont les principales contre-indications. La prescription sera limitée chez le sujet âgé, et en cas de risque de surconsommation et de toxicomanie.

EFFETS SECONDAIRES ET PRÉCAUTIONS D'EMPLOI

Quel que soit le produit, le traitement devra être contrôlé et effectué sous surveillance médicale. Comme avec les hypnotiques, le risque d'autoprescription et de surconsommation est important en l'absence de ces règles, pouvant mener à une authentique toxicomanie. Les carbamates et les benzodiazépines sont les deux produits les plus susceptibles d'entraîner ce genre de conduite dans laquelle on observe une augmentation progressive de doses et un risque de sevrage à l'arrêt du médicament. Il semble que ces complications soient moindres avec les produits de nouvelle génération *(Buspar)*.

Les effets psychotropes des anxiolytiques, essentiellement carbamates et benzodiazépines là encore, peuvent avoir des conséquences néfastes en cas d'utilisation inappropriée, prolongée ou à fortes doses. Ces produits ont par définition une activité sédative pouvant entraver la vigilance, la mémoire ou l'attention des utilisateurs à risque de somnolence, risque majoré par la consommation contemporaine d'alcool. D'authentiques syndromes confusionnels peuvent survenir en cas de surdosage ou sur des terrains particulièrement fragilisés (sujets âgés, insuffisants rénaux ou hépatiques).

Lors d'intoxications aiguës importantes, on observe généralement des troubles de la conscience d'intensité variable (coma), pouvant s'associer à des tableaux de détresse cardio-respiratoire à traiter en réanimation.

Les antihistaminiques possèdent peu d'effets secondaires quand ils sont utilisés à faibles doses. Les risques de sédation et de syndrome confusionnel sont toutefois présents en cas de surdosage ou sur des terrains à risques (sujets âgés, insuffisants rénaux ou hépatiques).

La prescription devra se faire sous contrôle médical et ne doit pas excéder 12 semaines.

lesquelles on pourrait ne pas trouver de secours en cas de survenue brutale de symptômes pouvant embarrasser le sujet ou le priver de ses moyens. Les symptômes redoutés sont par exemple des étourdissements, des malaises ou une détresse cardiaque. Il s'agit le plus souvent de la peur de faire une attaque de panique.

L'agoraphobie entraîne une restriction des déplacements ou le besoin d'être accompagné en dehors du domicile. Les situations génératrices d'agoraphobie correspondent le plus souvent au fait de se trouver seul en dehors de son domicile, au milieu d'une foule, dans une file d'attente, sur un pont ou dans un moyen de transport. En dehors des conduites d'évitement, l'agoraphobe peut adopter des stratagèmes rassurants (prise d'alcool ou de tranquillisants, sortie accompagnée d'une personne jouant le rôle d'objet contraphobique) ou recourir à des aménagements comme suivre toujours le même trajet lors des déplacements, repérer des abris, se déplacer seulement dans un territoire limité mais bien connu.

Phobies sociales

Elles correspondent à la peur persistante d'une ou plusieurs situations sociales dans lesquelles le sujet est exposé à l'éventuelle observation d'autrui et dans lesquelles il craint d'agir de façon humiliante ou embarrassante. L'exposition aux situations sociales phobogènes entraîne une réaction anxieuse immédiate et le sujet évite de se trouver face à ces situations, bien qu'il reconnaisse la nature excessive et irrationnelle de ses craintes. La conduite d'évitement retentit sur la vie professionnelle et sur les activités sociales habituelles.

Les situations phobogènes les plus fréquentes sont : parler en public, manger devant d'autres personnes, uriner dans les toilettes publiques, écrire sous le regard d'autrui, la situation d'examen oral, ou le fait de devoir répondre à des questions. À l'extrême, toutes les situations sociales sont redoutées et évitées, ce qui limite considérablement les possibilités d'insertion du phobique social. Lorsque l'affrontement de la situation sociale est inévitable, le sujet a parfois recours à l'alcool, recherché pour ses propriétés anxiolytiques et désinhibitrices.

Très souvent, ce type de comportement se développe dès l'enfance ou l'adolescence, et cela d'autant plus si le sujet ressent une timidité importante ou présente une personnalité évitante. Cette personnalité comporte plusieurs attitudes et comportements caractéristiques. Les sujets qui en souffrent sont mal à l'aise en situation sociale, de peur d'être jugés défavorablement par les autres. Ils n'ont souvent pas d'ami proche ou de confident en dehors des parents du premier degré, évitent les activités sociales ou professionnelles qui entraînent des contacts importants avec autrui, restent réservés dans ces situations de peur d'exprimer des propos inadaptés ou stupides. Il leur est très difficile de répondre à une question ou de soutenir une conversation, d'autant qu'ils sont facilement blessés par la critique ou la désapprobation d'autrui. Ces manifestations alternent parfois avec des comportements agressifs, de défi ou de fuite en avant.

Phobies simples

C'est la réaction de peur persistante face à un stimulus déterminé, objet ou situation, autre que la peur d'avoir une attaque de panique (agoraphobie) ou d'être embarrassé devant autrui (phobie sociale). L'exposition au stimulus phobogène provoque quasi systématiquement une réaction anxieuse immédiate. L'objet ou la situation sont évités, le sujet reconnaissant la nature excessive ou irrationnelle de ses craintes.

Parmi les phobies simples les plus fréquentes, on peut citer la phobie des animaux, des objets contondants, du sang. La phobie des endroits clos (claustrophobie) est tantôt isolée, tantôt s'intègre dans un tableau plus large d'agoraphobie. La nature isolée de l'objet phobogène rend généralement cette forme de phobie moins invalidante que les deux autres formes décrites ci-dessus.

Évolution

L'évolution non traitée de ces différents troubles phobiques se fait généralement vers la persistance et l'aggravation, notamment pour l'agoraphobie et la phobie sociale. On observe alors une tendance à la généralisation de la peur envers des objets ou des situations proches de ceux mis en cause initialement. L'agoraphobe restreint de plus en plus ses sorties. Le phobique social limite ses contacts professionnels ou ses loisirs.

Parmi les complications, il faut citer surtout la survenue d'épisodes dépressifs, beaucoup plus fréquents en cas de trouble phobique que dans la population générale, ainsi que l'abus d'alcool ou de tranquillisants.

© MASSON. La photocopie non autorisée est un délit

Traitement

Traitement médicamenteux

Certains antidépresseurs ont une efficacité sur les manifestations cliniques obsessionnelles ou compulsives (*Anafranil, Prozac, Floxyfral*). Le traitement doit souvent être maintenu au long cours pour éviter les rechutes (tableau 3.1).

Tableau 3.1. Traitements antidépresseurs dans le TOC.

Nom	Dose
Anafranil	150 mg à 300 mg/j.
Prozac	20 mg à 60 mg/j.
Floxyfral	300 mg à 600 mg/j.

Les phénomènes anxieux intenses qui accompagnent la symptomatologie obsessionnelle justifient la prescription associée d'anxiolytiques ou de neuroleptiques sédatifs (*Melleril, Neuleptil, Tercian*).

Thérapies comportementales

Elles s'imposent de plus en plus dans le traitement des troubles obsessionnels-compulsifs, en association avec la chimiothérapie. Les techniques d'arrêt de la pensée permettent de contrôler et d'apaiser les idées obsédantes en y opposant des images mentales agréables. L'exposition à certains stimulus redoutés (saleté) et la prévention des compulsions secondaires (lavage des mains) permettent de limiter l'accomplissement des rituels.

Psychanalyse

Là encore, pour certains, la psychanalyse garde un intérêt dans cette indication, mais ce point de vue est contesté tant la prise en charge est longue et difficile pour une affection chronique et invalidante.

Névrose hystérique : hystérie de conversion ou trouble conversif

On peut définir l'hystérie de conversion comme une affection aux manifestations cliniques polymorphes et réversibles, caractérisée par l'expression symbolique de conflits psychiques inconscients sous forme de symptômes corporels et/ou psychiques variés, paroxystiques ou plus ou moins durables.

Conversion hystérique

Les manifestations de conversion hystérique comprennent deux types de symptômes, d'expression somatique ou psychique.

Symptômes somatiques

Le diagnostic d'hystérie de conversion peut constituer un diagnostic différentiel d'élimination à évoquer devant de nombreuses manifestations physiques touchant n'importe quelle fonction corporelle, sans lésion organique retenue. On peut ainsi observer comme symptômes conversifs somatiques :

▶ LES TROUBLES DE LA MOTRICITÉ ET DU TONUS. La classique et spectaculaire crise épileptoïde de Charcot n'est plus guère observée de nos jours. Après une aura constituée de douleurs ovariennes ou épigastriques, d'une boule dans la gorge et de troubles visuels, elle comporte une perte de connaissance sans morsure de langue, ni perte d'urine, ni chute brutale. Une succession de phases tonico-cloniques résolutives laisse finalement la place à de grands mouvements de contorsion désordonnés et bizarres, dont le plus classique est l'opisthotonos (corps tétanisé, courbé en arrière). Des attitudes extatiques, érotiques, ou violentes sont alors observées, le patient se livrant sans retenue au regard de ses spectateurs.

Bien plus souvent de nos jours, on observe des formes dégradées de ces anomalies motrices rarement caractéristiques : agitation, troubles du comportement, crise de nerfs ou de larmes, évanouissements.

▶ LES TROUBLES D'ALLURE NEUROLOGIQUE

- **Les troubles moteurs** sont représentés par des paralysies ou des contractures, non systématisées, souvent curieuses, pouvant reproduire une attitude expressive.
- **L'astasie-abasie** est une incapacité de la station debout et de la marche, laissant la possibilité de mouvements en dehors de celles-ci. Elle est souvent précédée de vertiges, de dérobements des jambes, d'un sentiment d'insécurité.
- **Des mouvements anormaux** non systématisables peuvent réaliser des mouvements choréïques, des tremblements ou des tics plus ou moins invalidants.
- **Les troubles sensitifs** sont souvent associés aux anomalies motrices précédentes. Les anesthésies

peuvent intéresser en totalité ou en partie les sensibilités superficielles ou profondes, de la peau ou des muqueuses. Elles ne correspondent pas à une distribution anatomique physiologique et empruntent des topographies évocatrices (anesthésie « en chaussette », « en botte »). Il peut s'y superposer des points hyperesthésiques (« le clou hystérique » au sommet du crâne, « les zones hystérogènes » au niveau ovarien).

- **Les algies** sont en fait devenues les plus fréquentes, responsables de la somatisation et des plaintes incessantes propres à la pathologie : douleurs multiples, céphalées, hyperesthésies anarchiques, prurit, spasmes, dysphagie et dyspepsie avec ou sans nausée et vomissement, dysménorrhée.
- **Les troubles sensoriels** sont également classiques : aphonie, mutisme, pseudo-surdité, pseudo-cécité, diplopie ou scotome, brouillard visuel.
- **Les troubles de la conscience** sont souvent associés à d'autres manifestations cliniques, à l'occasion de crises paroxystiques associant troubles de la vigilance, somnolence, pseudo-coma inétiqueté.

Symptômes psychiques

Il est certain que la symptomatologie hystérique s'est considérablement modifiée au fil des ans et des mutations sociales ou culturelles. Les manifestations d'allure neurologique si fréquentes à la fin du XIXe siècle ont laissé place à des symptômes psychiques, prenant la forme de troubles cognitifs touchant la mémoire ou l'efficience, la conscience ou la pensée.

▶ L'AMNÉSIE PSYCHOGÈNE. Les troubles de la mémoire sont le plus souvent lacunaires et sélectifs, voilant une période particulièrement sensible ou traumatisante pour le sujet. Les lacunes peuvent être comblées par des souvenirs erronés ou falsifiés, rendant les récits biographiques flous et peu compréhensibles.

- **La relative banalité du discours et l'apparente pauvreté de l'élaboration** peuvent faire évoquer un trouble de l'efficience avec inhibition, incapacité intellectuelle, pseudo-niaiserie ou pseudo-démence.
- **Certains phénomènes de transe ou d'excitation mystique** peuvent être rattachés à des manifestations hystériques, durant lesquels les troubles du comportement et de la conscience peuvent orienter vers un diagnostic de schizophrénie. Il n'existe cependant pas de délire, pas d'hallucination, pas de trouble du cours de la pensée. Les expériences sont toujours très riches, très imagées, les préoccupations plutôt macabres ou grandiloquentes. Ces manifestations sont fortement imprégnées de la culture dans laquelle elles s'inscrivent, dont le milieu en conditionne la signification et la tolérance dans le groupe social (rites, magie noire, voyance, sorcellerie).
- **Les fugues ou somnambulismes psychogènes** associent des troubles de la conscience, de la mémoire et du comportement paroxystiques, le plus souvent brefs, suivis d'amnésie de l'épisode.

Ces manifestations spectaculaires sont en fait rarissimes et posent de difficiles problèmes de diagnostics différentiels neurologiques (épilepsie, confusion) ou psychiatriques (psychoses aiguës ou chroniques).

Diagnostic positif

Établir un diagnostic d'hystérie de conversion impose la recherche d'éléments cliniques ou anamnestiques en faveur de l'affection.

Débuts

Le début des troubles commence le plus souvent chez l'adulte jeune, avant 30 ans, et les antécédents retrouvent une histoire évocatrice d'autres accidents conversifs, ou de consultations répétées pour des plaintes fonctionnelles multiples.

Symptômes

Même s'ils sont très inconstants, l'interrogatoire devra rechercher d'autres symptômes névrotiques banals plus ou moins développés. Les troubles du sommeil, du comportement alimentaire et de la sexualité sont fréquemment associés. En absence des symptômes typiques, riches et polymorphes, des formes larvées de conversion peuvent s'exprimer sous la forme de somatisations multiples, malaises, asthénie, faiblesse musculaire, plaintes et douleurs variées du registre cardio-respiratoire, gastro-intestinal, urologique ou gynécologique.

▶ LES SYMPTÔMES CONVERSIFS eux-mêmes présentent des caractéristiques sémiologiques qui orientent le diagnostic. Leur évolution est intermittente, paradoxale ou capricieuse, extrêmement sensible à la suggestion et à l'imitation. L'expression est empreinte d'un caractère spectaculaire ou dramatisé. Le choix de l'organe ou de la fonction

© MASSON. La photocopie non autorisée est un délit

défaillante n'est pas le fait du hasard et s'explique le plus souvent dans l'histoire du malade à la lumière de ses antécédents, ou de conflits récents ayant pu déclencher l'épisode pathologique. Les symptômes observés ne sont pas sous le contrôle de la volonté du sujet qui ne les simule pas. Ce dernier exprime classiquement un état de « belle indifférence » à leur égard, spectateur de ses propres troubles, même les plus invalidants.

▶ L'ENVIRONNEMENT QUOTIDIEN, FAMILIAL, PROFESSIONNEL OU AFFECTIF du patient est également un élément important à prendre en considération pour le diagnostic, à la recherche de bénéfices secondaires tirés de la présence du trouble qui peuvent contribuer à l'entretenir (attention accrue de l'entourage, soins répétés, maternage, arrêt de travail, exemption de tâches pénibles). La dimension relationnelle du symptôme est en effet un paramètre capital dans la genèse des manifestations hystériques, dont l'émergence fait office de manœuvres inconscientes de séduction, de manipulation ou de provocation envers autrui.

Personnalité hystérique (ou histrionique)

Les accidents de conversion surviennent souvent sur une personnalité prédisposée, à l'occasion de conflits ou de difficultés existentielles.

La personnalité hystérique est caractérisée par des troubles s'exprimant essentiellement dans le domaine relationnel. On y observe le souci de plaire, ainsi qu'une tendance à exprimer de façon excessive et un peu fausse les émotions. Il en résulte une attitude théâtrale qualifiant cette personnalité pathologique de personnalité histrionique. Obsédés par le désir d'attirer l'attention, d'être remarqués par les autres, les sujets histrioniques utilisent tous les moyens possibles : parures ou maquillage, mimiques aguicheuses, séduction érotique ou infantile, drames, supplications et mensonges. Sans cesse à l'écoute des autres, ils se modèlent sur eux, changent souvent d'avis au gré des circonstances et des rencontres. Ils sont par conséquent fort instables et paraissent légers, superficiels et inconsistants. Ils vont de passion en coup de foudre, impulsifs, s'analysant mal, souvent très dépendants des autres.

La dépendance à autrui est le deuxième trait fondamental de la personnalité hystérique. Les relations sont souvent faciles et superficielles, marquées par des sentiments violents, immédiats, changeants et imprévisibles, sourires, pleurs, colère, menaces, gestes impulsifs, crises de nerfs, scène de jalousie. Les frustrations et les remarques sont mal supportées, précipitant des ruptures elles-mêmes mal tolérées. Cette ambiguïté traduit l'insatisfaction permanente de l'hystérique qui provoque le conflit et redoute l'abandon. Il évite les responsabilités et les remises en question, fonctionnant par méconnaissance et éludation des vrais problèmes. Par contre, il privilégie de façon systématique tout ce qui est de l'ordre du plaisir, de l'aisance, de la perfection suave. Cette attitude l'amène à se réfugier dans un monde infantile, idéalisé, à l'abri des véritables difficultés de l'existence.

Évolution

L'évolution des troubles conversifs est tout à fait imprévisible, dépendant du type de manifestations et de la personnalité sous-jacente. Son pronostic est rarement très favorable, surtout dans les formes évolutives, organisées autour de solides structures pathologiques individuelles et familiales.

Accidents conversifs transitoires

Le plus souvent réactionnels à un conflit récent, ils ne nécessitent pas de traitement spécifique en dehors d'une écoute rassurante et compréhensive, assortie éventuellement de l'éloignement du milieu social ou familial traumatisant. Cela permet d'espérer éteindre les symptômes par l'apaisement de la situation conflictuelle, et éviter leur renforcement par d'éventuels bénéfices secondaires. Des procédés tels que la suggestion ou la persuasion plus ou moins appuyées suffisent le plus souvent à faire céder un accident paroxystique de ce type, dont la guérison peut survenir très rapidement, en « coup de foudre ».

Manifestations durables

Elles sont bien sûr de plus mauvais pronostic, d'autant qu'elles sont sous-tendues par une organisation morbide et ancienne de la personnalité du malade, de son mode de fonctionnement individuel et à l'intérieur de la famille. La prise en charge est difficile et doit prendre en considération des paramètres psychopathologiques du patient et de son entourage. L'hystérie est loin d'être une pathologie de bon pronostic, dont l'évolution est étroitement conditionnée par le milieu et les facteurs responsables des épisodes paroxystiques aggravants. Chez l'hystérique âgé, la dépression hypocondriaque, l'anxiété, les algies rebelles prennent la place des crises plus spectaculaires. Le malade organise alors son existence de « chronique » dans un style de vie parasitaire, aux dépens de sa famille ou d'une institution souvent médicalisée.

Il est par ailleurs important de noter que divers syndromes psychiatriques, dépressifs, anxieux ou hypocondriaques par exemple, peuvent exprimer une certaine dimension hystérique amplifiant ou entretenant les symptômes, et induisant une certaine résistance au traitement. Une telle observation ne doit pas faire négliger un diagnostic concomitant et son traitement spécifique éventuel, notamment médicamenteux, mais nécessite d'envisager une prise en charge complémentaire à visée psychothérapique.

Traitement

La prise en charge du trouble conversif et du trouble de la personnalité souvent associé est longue et difficile, requérant l'association prudente de techniques complémentaires. Une psychothérapie d'inspiration analytique peut être proposée pour aider le patient à réfléchir sur la nature des symptômes observés, et tenter d'en comprendre le sens ou l'origine à travers son histoire personnelle.

En complément, une approche familiale pourra de la même façon tenter de favoriser des échanges quotidiens devenus difficiles voire impossibles, et tenter de renouer avec ses proches par un dialogue plus efficace.

Les traitements chimiothérapiques devront être maniés avec beaucoup de prudence, en dehors des syndromes anxieux ou dépressifs authentiques surajoutés pouvant bénéficier de tels traitements antidépresseurs ou anxiolytiques. Très demandeur, en quête de symptômes ou de plaintes incessantes, le sujet hystérique est un excellent candidat à la survenue d'effets secondaires multipliant les prescriptions et les changements d'ordonnance.

Vu le caractère éminemment suggestible des manifestations de conversion, l'effet placebo peut dans certaines situations donner des résultats thérapeutiques spectaculaires pour résoudre une crise aiguë transitoire.

Névrose traumatique

Les névroses traumatiques, qui toucheraient 1 % de la population, sont des états névrotiques durables, survenant à la suite d'un traumatisme psychique. Le traumatisme psychique est provoqué par un événement survenant de façon imprévisible et brutale, soumettant l'individu à une brusque agression psychique (et parfois physique) très intense, et sur laquelle il ne peut exercer aucun contrôle. Au cours de cette agression, il peut même être confronté à l'éventualité de sa propre mort, ou de la mort des personnes qui l'entourent.

Face à ce type d'événement, l'individu peut manifester différents types de réaction. On distingue des réactions immédiates et des manifestations différées, survenant après une période de latence de quelques jours à plusieurs mois, voire plusieurs années. La possibilité d'une période de latence prolongée va rendre plus difficile le fait d'établir une relation entre l'événement traumatisant et les manifestations différées qui constituent la névrose traumatique proprement dite (ou état de stress post-traumatique).

Un événement peut entraîner un traumatisme psychique chez un sujet de façon directe ou indirecte. Ainsi, un accident de la route, une attaque à main armée, un incendie, une avalanche, un séisme, peuvent être à l'origine d'une névrose traumatique chez l'individu qui les subit. Mais à la suite de catastrophes, on a pu remarquer la survenue de troubles chez les sauveteurs, les témoins présents sur place, voire chez certaines personnes ayant vu des images impressionnantes à la télévision ou ayant lu la relation des événements dans les journaux. C'est le fait, pour l'individu, de se percevoir, consciemment ou inconsciemment, comme directement concerné par l'événement, qui sera à l'origine du traumatisme psychique.

Réactions immédiates

Parfois, les sujets ne vont extérioriser aucune manifestation sur le moment. Cependant, l'absence de réaction dans les suites immédiates de l'événement traumatisant n'empêche pas la survenue d'une névrose traumatique à distance de celui-ci.

© MASSON. La photocopie non autorisée est un délit

PROTOCOLE DE SOINS

TRAITEMENTS PSYCHOTHÉRAPIQUES

Différentes techniques psychothérapiques sont proposées dans le traitement des troubles anxieux. Leurs indications diffèrent selon les pathologies en cause, et sont de plus en plus souvent associées à des traitements médicamenteux complémentaires.

Thérapie comportementale

Il s'agit d'une technique reposant sur l'observation et l'évaluation par le patient lui-même des comportements, des actes ou des attitudes pathologiques qui se sont peu à peu organisés au cours de l'évolution de sa maladie. Une fois ces anomalies repérées, le malade fixe avec son thérapeute des objectifs précis à atteindre concernant le développement de comportements alternatifs plus adaptés. Les symptômes invalidants devront ainsi laisser place à des attitudes fonctionnelles, plus utiles et moins gênantes pour le patient. Dans le cadre des phobies par exemple, le principe du traitement repose sur l'exposition progressive du malade aux situations redoutées, afin de s'opposer à leur évitement pathogène et aux réactions anxieuses nuisibles qu'elles déclenchent. Ces techniques sont ainsi le plus souvent couplées à l'apprentissage de la relaxation permettant un meilleur contrôle corporel. L'exposition peut alors se réaliser d'emblée par une confrontation graduée aux situations réelles évoquées par le malade, ou bien être précédée par une période d'évocation en imagination de ces situations.

Thérapie cognitive

Il s'agit d'une technique thérapeutique très dépendante de la technique comportementale évoquée précédemment. Elle consiste en l'évaluation des pensées et des émotions associées à un comportement émis dans une situation donnée. La façon de percevoir, de comprendre ou d'interpréter tels ou tels éléments influence en effet grandement le sens donné à une situation par un individu, en conditionnant donc son jugement et ses modalités d'adaptation. Il existe dans la plupart des troubles anxieux des anomalies assez spécifiques au niveau de ces différents processus cognitifs (identification menaçante privilégiée, défaut de raisonnement face au danger), dont le repérage et la correction permettent de réduire la symptomatologie et la souffrance du malade. Dans certains cas de trouble obsessionnel-compulsif, la technique d'arrêt de la pensée permet d'aider le malade à contrôler la survenue de ces idées obsédantes, en les bloquant ou en les amoindrissant à l'aide de pensées ou de comportements alternatifs.

Affirmation de soi

Il s'agit d'une technique à la fois comportementale et cognitive indiquée dans le cadre des phobies sociales. Elle consiste à repérer et à corriger les défauts de comportements et de pensées exprimés par les sujets anxieux en situation d'exposition sociale. La peur d'être jugé, critiqué, la crainte de rougir ou de bafouiller devant autrui conduisent souvent à l'évitement des situations à risque, avec lesquelles une confrontation progressive sera donc nécessaire. Des jeux de rôles sont organisés pour observer, analyser et corriger ces diverses anomalies, et préparer des mises en situation en conditions de vie quotidienne.

Psychothérapie analytique

Il s'agit d'une technique radicalement différente des techniques psychothérapiques précédentes, dans la mesure où elle ne tient pas directement compte des problèmes concrets et présents du malade. Selon le modèle analytique, tous les événements survenant chez un sujet sont étroitement dépendants les uns des autres, l'évocation libre des expériences ou des souvenirs même anciens permettant de comprendre et de régler l'ensemble des problèmes de l'individu. Les objectifs ne sont donc pas d'évaluer et de résoudre directement les symptômes pathologiques actuels, mais plutôt de proposer au sujet une réflexion globale sur son passé, les difficultés de son existence et sa personnalité. Les troubles anxieux caractérisés ne représentent pas des indications formelles à ce type de thérapie individuelle, sauf en cas de demande de la part des patients réclamant une telle démarche introspective.

Réactions de stress

Les réactions de stress traduisent une adaptation normale de l'organisme face à une agression. Dans certains cas, elles peuvent être exagérées, se manifestant par une décharge émotionnelle intense accompagnée de signes neurovégétatifs (sueurs, tremblements, pâleur, tachycardie). Ces réactions de stress dépassé sont toujours de courte durée, mais peuvent s'accompagner de troubles du comportement, marqués soit par l'agitation (fuite éperdue, gesticulation désordonnée et stérile, agressivité à l'égard de l'entourage) ou par l'inhibition (immobilité stuporeuse malgré la proximité du danger). Ces réactions peuvent survenir aussi lorsque le sujet est sorti d'une situation critique, lui permettant de décharger ainsi la tension anxieuse accumulée. Cette réaction de stress différée peut se voir notamment chez les sauveteurs.

Réactions de type névrotique

Les réactions de type névrotique, prolongées dans le temps, sont le plus souvent le fait de sujets à la personnalité fragile. Elles ont comme conséquence d'attirer l'attention sur l'individu et nécessitent une prise en charge adaptée et rapide. On décrit des manifestations anxieuses (crise d'angoisse avec symptômes somatiques, inquiétude persistante mais sans objet, demande répétée de réassurance), des manifestations phobiques (angoisse déclenchée par la confrontation à un objet ou un événement rappelant le traumatisme initial) ou des manifestations hystériques (crise

PROTOCOLE DE SOINS

PSYCHOTHÉRAPIES COMPORTEMENTALES

Principe des thérapies

L'objectif des thérapies comportementales est d'accroître les capacités d'autocontrôle des patients face aux situations difficiles, en utilisant des techniques concrètes développées en commun avec le malade.

Déroulement des thérapies

Le déroulement d'une thérapie comprend classiquement quatre phases :

• ***L'analyse fonctionnelle***

Elle porte sur l'observation des comportements pathologiques afin d'en étudier les conditions de déclenchement et de maintien.

• ***La définition de cibles pathologiques***

Dans l'actualité des symptômes vécus au quotidien, le patient définit une hiérarchie des problèmes suivant l'importance qu'il leur attribue et l'intensité du handicap.

• ***L'élaboration d'un programme thérapeutique***

Les interventions thérapeutiques sont structurées, spécifiques, délivrées au sein d'une relation pédagogique visant à étudier et à neutraliser les symptômes cibles définis précédemment.

• ***L'évaluation de la méthode et des résultats***

Entre les séances, les succès, les échecs ou les difficultés sont discutés en commun, dans le souci d'une réflexion partagée, utile et pragmatique.

Indications thérapeutiques principales

– Les troubles anxieux (cible : évitement des situations redoutées).
– Les troubles du comportement alimentaire (cible : anarchie alimentaire).
– Les troubles schizophréniques (cible : désocialisation).

PROTOCOLE DE SOINS

PSYCHOTHÉRAPIES COGNITIVES

Principe des thérapies

Le principe des thérapies cognitives est de mettre à jour et de corriger certains raisonnements défaillants intervenant dans l'appréciation des circonstances difficiles.

Déroulement des thérapies

Le déroulement d'une thérapie s'inscrit le plus souvent dans un programme de psychothérapie cognitivo-comportementale.

• ***L'analyse fonctionnelle***

Elle porte sur l'observation des pensées et des émotions pathologiques susceptibles de gêner l'adaptation de l'individu.

• ***La définition de cibles pathologiques***

Il s'agit d'identifier des biais systématiques dans le traitement de l'information, perturbant la vision des choses et la réaction face à celles-ci.

• ***L'élaboration d'un programme thérapeutique***

Les interventions thérapeutiques visent à étudier et à neutraliser les symptômes cibles définis précédemment (tendance à la généralisation, la dramatisation, la prise en compte d'événements de façon abstraite et arbitraire).

• ***L'évaluation de la méthode et des résultats***

À chaque séance, sont définies des tâches d'exposition à des situations difficiles, dans lesquelles sont testés et discutés les succès, les échecs ou les difficultés rencontrés par les patients.

Indications thérapeutiques principales

– Les troubles dépressifs (cible : inhibition, démotivation, anhédonie).
– Les troubles de la personnalité (cible : schémas de pensées).
– Les troubles anxieux (cible : angoisse anticipatoire).

d'agitation, état second avec amnésie, conversions).

Réactions de type psychotique

Les réactions de type psychotique sont plus rares mais sont à repérer et à traiter très rapidement du fait de leur gravité. En effet, elles peuvent conduire le sujet à se mettre en danger, ou à commettre des actes violents envers son entourage. Il peut s'agir d'états confusionnels (fréquents dans les situations de catastrophe), d'états délirants aigus ou d'états dépressifs graves, pouvant conduire à des gestes suicidaires.

Névrose traumatique

Après une période de latence variable, certains individus vont manifester un ensemble de symptômes dont certains constituent le syndrome de répétition traumatique, caractéristique de la névrose traumatique.

Syndrome de répétition traumatique

Il regroupe quatre manifestations traduisant la reviviscence du traumatisme par le psychisme du sujet : le cauchemar traumatique, la répétition à l'état de veille, la réaction de sursaut, l'inhibition.

© MASSON. La photocopie non autorisée est un délit

▶ **Le cauchemar traumatique.** Le sujet revit en rêve, quotidiennement ou selon un rythme plus espacé, l'événement traumatisant, qui est reproduit à l'identique. Ce cauchemar est vécu avec une charge émotionnelle intense et l'individu se réveille brutalement dans un état d'angoisse avec sueurs, tremblements, tachycardie, parfois en criant ou en s'agitant. Par la suite, le sujet craint de se rendormir, par peur du retour du cauchemar traumatique.

▶ **La répétition à l'état de veille.** L'événement traumatisant peut s'imposer à l'esprit du patient pendant la journée, celui-ci s'attendant sans cesse à la répétition de cet événement. De plus, il existe une rumination mentale constante, avec des préoccupations centrées sur l'événement traumatisant, sur les raisons de sa survenue ou sur l'attitude qui aurait dû être adoptée à ce moment-là par le sujet. Il peut exister aussi un attrait compulsif pour tout ce qui rappelle l'événement (lecture, films) ou pour des situations mettant en cause la sécurité du patient (comportements de prise de risque).

▶ **La réaction de sursaut.** C'est l'équivalent physique de la répétition à l'état de veille. Le sujet est maintenu dans un état d'alerte permanent, dans l'attente du retour de l'événement traumatique. Cette vigilance accrue va entraîner des réactions disproportionnées face aux stimuli de la vie courante. Le sursaut s'accompagne d'une décharge émotive avec angoisse, tremblements, crise de larmes ou bien d'une réaction agressive, traduisant l'irritabilité du sujet, et pouvant conduire à des gestes violents.

▶ **L'inhibition.** Elle traduit les efforts du patient pour éviter les stimuli associés au traumatisme (pensées, conversations, activités, personnes, lieux, favorisant la remémoration de l'événement). Progressivement, cet évitement va s'étendre, le sujet va voir diminuer son intérêt pour de nombreuses activités, il va éprouver un sentiment de détachement et d'étrangeté vis-à-vis des autres, il aura l'impression d'avoir un avenir de plus en plus limité. Ces symptômes régressifs peuvent conduire dans certains cas à un repli sur soi important et à des situations de dépendance vis-à-vis de l'entourage médical, familial et social, associés à des revendications de réparation ou de réhabilitation.

Symptômes non spécifiques

Ils peuvent survenir dès la période de latence. On peut rencontrer des manifestations anxieuses, phobiques ou obsessionnelles. Les manifestations hystériques sont soit des conversions à finalité utilitaire, soit des états seconds ou des amnésies post-traumatiques, soit des crises d'agitation répétant éventuellement la scène traumatisante.

▶ **Les troubles psychosomatiques** peuvent accompagner le syndrome de répétition traumatique. Ils concernent notamment l'appareil cardio-vasculaire, respiratoire, digestif ou le revêtement cutané.

▶ **Les états dépressifs** sont fréquemment associés aux névroses traumatiques. Ils peuvent amener à des conduites suicidaires.

▶ **L'association avec l'alcoolisme ou l'usage de substances psychoactives** sur un mode toxicomaniaque est souvent retrouvée.

L'ensemble de ces manifestations associées à la névrose traumatique peut rendre difficiles le diagnostic et la prise en charge, en masquant les symptômes spécifiques, qui sont à rechercher lorsque l'on retrouve la notion d'événement traumatisant.

Traitement

Réactions immédiates

La prise en charge des réactions durables de type névrotique ou psychotique est relativement simple. Elle fait appel aux chimiothérapies anxiolytiques ou neuroleptiques qui peuvent être administrées sur le terrain. Les patients, et notamment ceux présentant des réactions de type psychotique, seront ensuite rapidement orientés vers un établissement spécialisé.

Névrose traumatique

Une fois la névrose installée, le traitement consiste idéalement à faire revivre par le sujet l'événement traumatisant, accompagné de la charge émotionnelle initiale, afin qu'il puisse le maîtriser et restaurer ses défenses débordées par le traumatisme. C'est « l'abréaction » ou « catharsis » décrite par Freud dès 1895. Lorsque le traumatisme est récent, cette abréaction va être déclenchée facilement, en demandant simplement au sujet le récit de l'événement traumatisant. Quand la névrose est installée de façon durable, on peut avoir recours à des techniques telles que l'hypnose. Plus tardivement dans l'évolution du trouble, les psychothérapies d'inspiration analytique peuvent être proposées.

PHARMACOLOGIE

HYPNOTIQUES

BENZODIAZÉPINES		
Halcion	triazolam	comp. séc.125 µg
Havlane	loprazolam	comp. séc. 1 mg
Mogadon	nitrazépam	comp. séc. 5 mg
Noctamide	lormétazépam	comp. séc. 1 mg; comp. séc. 2 mg
Normison	témazépam	caps. molles 10 mg — caps. molles 20 mg
Nuctalon	estazolam	comp. séc. 2 mg
Rohypnol	flunitrazépam	comp. séc. 1 mg; comp. séc. 2 mg
HYPNOTIQUES NON BENZODIAZÉPINIQUES		
Donormyl	doxylamine	comp. séc. 15 mg
Imovane	zopiclone	comp. séc. 7,5 mg
Ivadal	zolpidem	comp. séc. 10 mg
Mépronizine	méprobamate	comp. séc. 400 mg
	acéprométazine	comp. séc. 10 mg
Noctran 10	clorazépate dipotassique	comp. séc. 10 mg
Nopron	niaprazine	sirop : 150 mL avec 2 mesures graduées de 2,5 mL (= 7,5 mg) et de 5 mL (= 15 mg)
Stilnox	zolpidem	comp. séc. 10 mg
Théralène	alimémazine	comp. séc. 5 mg
		sirop fl. de 150 mL à 2,5 mg par cuillère à café
		gouttes : flacon de 30 mL à 1 mg/goutte

ACTIONS

Les hypnotiques se définissent par leur aptitude à induire le sommeil (médicaments somnifères), de par leur action spécifique sur certaines structures cérébrales impliquées dans la physiologie de l'endormissement. Leur action est rapide et brève, les produits étant rapidement éliminés par l'organisme.

INDICATIONS

Les hypnotiques sont indiqués dans toutes les formes d'insomnies, qu'elles s'inscrivent ou non dans le cadre d'un trouble mental (syndrome dépressif ou trouble anxieux par exemple). Leur utilisation doit être de courte durée (quelques semaines à quelques mois), associée si besoin au traitement spécifique du trouble en présence.

CONTRE-INDICATIONS

Elles sont rares, avec toutes les classes décrites. La grossesse, l'allaitement, l'insuffisance respiratoire non contrôlée, la myasthénie sont les principales contre-indications. La prescription sera limitée chez le sujet âgé et en cas de risque de surconsommation et de toxicomanie.

EFFETS SECONDAIRES ET PRÉCAUTIONS D'EMPLOI

Par définition, le risque majeur de ces produits hypnotiques, quelle que soit la classe, est d'induire une sédation dont l'intensité ou la persistance peuvent perturber la vie quotidienne (mémoire, attention, réflexion, conduite automobile). C'est pour cette raison que les hypnotiques doivent être utilisés aux doses les plus faibles possibles (1/2 à 1 comprimé au coucher quel que soit le produit), prescrites au moment du coucher, et pendant des durées courtes. La consommation d'alcool n'est pas recommandée avec ces différents produits en raison d'une potentialisation des effets néfastes sur la vigilance et les réflexes. Leur prescription chez le sujet âgé sera limitée.

Le risque d'automédication est grand, surtout avec les benzodiazépines, dont l'utilisation prolongée peut conduire à une dépendance et à une difficulté à interrompre le traitement. Il semble que ce risque soit moindre avec les hypnotiques de nouvelles générations (*Imovane*, *Stilnox*). La consommation des divers hypnotiques s'effectuera donc sur prescription médicale contrôlée, répétée si besoin après quelques semaines d'observation, en gardant toujours à l'esprit la nécessité d'arrêter leur utilisation dès que possible. La prescription ne peut de toute façon excéder 4 semaines, et même 2 semaines pour *l'Halcion.*

En cas d'intoxication, les risques sont minimes vu la brièveté d'action de ces médicaments. On observera le plus souvent des troubles de la conscience d'intensité variable selon le surdosage.

▶ **Les psychothérapies cognitivo-comportementales** sont aussi utilisées dans la névrose traumatique. Elles s'appuient sur des théories du conditionnement et sur des modèles cognitifs de sélection préférentielle des stimuli de danger. Elles sont particulièrement indiquées dans les formes de névrose traumatique avec anxiété ou manifestations phobiques prédominantes.

▶ **Du point de vue chimiothérapique,** de nombreux médicaments psychotropes ont été proposés. Les antidépresseurs tricycliques, les anxiolytiques et notamment les benzodiazépines, la carbamazépine semblent être les thérapeutiques les plus efficaces.

Prévention de la névrose traumatique

Dans les suites immédiates de l'événement traumatisant, ou pendant la période de latence, il semble qu'une aide psychothérapique (même effectuée par un thérapeute « naïf »), si elle permet la verbalisation et la neutralisation du traumatisme, pourrait éviter l'apparition du syndrome de répétition traumatique. Il s'agirait donc de proposer aux traumatisés, qu'ils présentent ou non des manifestations psychiques liées à l'événement traumatique, des entretiens « abréactifs » précoces, au cours desquels ils seraient incités à faire le récit de l'événement tel qu'ils l'ont vécu. Cette technique de prise en charge, théoriquement justifiée, n'est pas souvent appliquée en pratique.

POINTS CLÉS

1. ▶ Le terme *névrose*, qui date du XIXe siècle, implique une souffrance psychologique perçue par le patient et entraînant une plainte plus ou moins manifeste.

2. ▶ Le terme *névrose*, s'est longtemps confondu avec la conversion hystérique, qui suppose l'expression indirecte de l'anxiété par le biais d'une manifestation somatique d'allure médicale, mais sans réalité organique : paralysie, anesthésie, plainte douloureuse, etc.

3. ▶ De nos jours, on distingue les troubles anxieux (trouble anxiété généralisée, trouble panique, trouble phobique, trouble obsessionnel compulsif), l'hystérie de conversion, la névrose traumatique (ou traumatisme psychique).

4. ▶ Les thérapies comportementales et les médicaments psychotropes (anxiolytiques et antidépresseurs) constituent l'essentiel des thérapeutiques actuelles de ces troubles.

Troubles dépressifs

4

Définition

On entend par *trouble dépressif* toute pathologie qui comporte au premier plan un sentiment de tristesse. Ce sentiment a pu porter à travers les époques des appellations diverses : mélancolie, neurasthénie, spleen, nostalgie ; il concerne le plus souvent une situation de perte, d'abandon, de fin d'une période qui fut agréable. La disparition, la mort d'une personne aimée, la fin d'une période exaltante comme un voyage ou des vacances, la vente d'une maison, une retraite inattendue ou anticipée, tous ces événements suscitent un sentiment de tristesse. Au cours de la dépression, état pathologique, la tristesse est anormale ; elle est exagérée, démesurée par rapport aux circonstances ; dans certains cas, elle est incompréhensible. On parle alors de *dépression endogène,* par opposition aux *dépressions réactionnelles* qui paraissent survenir à la suite d'un événement psychologiquement traumatisant. Lorsqu'un sujet est déprimé, d'autres troubles s'ajoutent au sentiment de tristesse. Il existe alors une perte du dynamisme et des intérêts ; les plaisirs ne sont plus ressentis avec la même intensité ; la concentration intellectuelle et l'attention sont de mauvaise qualité. Enfin, le sommeil et l'appétit sont altérés. L'ensemble de ces différents symptômes constituent un syndrome, l'état dépressif, dont il est facile de comprendre alors qu'il comporte un versant psychologique — les idées, les pensées, les représentations — et un versant biologique — l'asthénie, le ralentissement, la perte du dynamisme.

Le caractère gradué et variable de l'état dépressif chez un même individu, et selon les individus, a fait supposer qu'il était sous la dépendance d'une fonction psychique, l'humeur, encore appelée thymie. De la sorte, l'humeur peut être normale, stable, instable, déréglée dans le sens de la tristesse, ce qui constitue l'accès dépressif, ou dans le sens de l'euphorie, ce qui constitue l'accès maniaque. On parle alors d'états dysthymiques, cyclothymiques, hyperthymiques. En dépit du caractère commode de cette expression, qui supposerait par conséquent une fonction cérébrale, aucune localisation précise n'en a été déterminée. De multiples théories biochimiques — faisant appel au rôle de tel ou tel neurotransmetteur, la sérotonine, la noradrénaline — ont été proposées ; sans vérification très précise néanmoins.

Reprenons à présent la définition classique de l'humeur telle qu'elle fut proposée par le professeur Jean Delay : « *L'humeur ou thymie est une disposition affective de base qui donne à chacun de nos états d'âme une tonalité agréable ou désagréable oscillant entre les deux pôles extrêmes du plaisir et de la douleur.* » Cette composante essentielle de la vie affective, relativement indépendante des circonstances extérieures, doit être bien différenciée des émotions, réactions affectives immédiates liées à un événement évident — la colère, l'angoisse, la peur — et des sentiments, états affectifs plus durables qui lient un sujet à un autre — tels que l'amour, la haine, la jalousie.

L'impression de joie et de plaisir, ou au contraire de tristesse et de manque d'intérêt, définit bien l'état d'humeur d'un sujet. Ces états affectifs vont de pair, nous l'avons dit, avec des idées et des comportements particuliers, lesquels, plus ou moins excessifs et anormaux, peuvent aboutir à des états psychotiques, marqués par le délire, les troubles du jugement, l'agressivité ou le comportement suicidaire.

La ***dépression,*** humeur anormalement triste, et la ***manie,*** humeur anormalement euphorique, sont les dérèglements de l'humeur les plus évidents. Ce sont des états pathologiques transitoires, suivis d'un retour à la normale. Mais on décrit aussi la cyclothymie, où l'humeur est très mobile et instable, et la schizothymie où l'humeur est froide et distante, le sujet étant insensible aux événements extérieurs. Au cours de la psychose maniaco-dépressive, des accès maniaques et des accès dépressifs surviennent chez le même patient, le sujet se retrouvant dans un état normal, euthymique, entre les accès. Lors d'un accès maniaque, ou dépressif, il peut se produire un virage de l'humeur, le sujet passant très rapidement, en quelques heures, dans l'état opposé.

© MASSON. La photocopie non autorisée est un délit

Les troubles de l'humeur les plus spectaculaires sont ceux qui se produisent sans raison apparente, psychologique ou biologique. On dit qu'ils sont *endogènes* et leur étiologie est le plus souvent génétique. Mais beaucoup de troubles de l'humeur sont *réactionnels* à des événements, c'est le cas par exemple du deuil, réaction normale de tristesse après la mort d'une personne proche. Dans tous ces exemples, le trouble de l'humeur est pur et ne se mélange pas à des symptômes psychiatriques d'une autre nature — même s'il peut exister un délire. On dit qu'il est primaire.

Cependant, chez un sujet souffrant d'un autre trouble psychiatrique, ou présentant une personnalité pathologique, un état dépressif peut également survenir. Nous sommes alors dans le cadre des *états dépressifs secondaires*. La personnalité en question — histrionique, obsessionnelle, dépendante — va alors marquer la symptomatologie et l'évolution, plus longue et plus imprévisible, de cet état dépressif.

Quand l'état dépressif et l'état maniaque sont intenses, ils s'accompagnent d'une *symptomatologie psychotique*. Le patient perd le sens de la mesure, il rompt avec la réalité, méconnaît le caractère pathologique de son état, et dans certains cas présente des idées délirantes. Par exemple, certains sujets profondément déprimés se croient coupables d'une faute qu'ils n'ont pas commise, pensent qu'ils sont poursuivis par la police, que celle-ci va les mettre en prison. Certains sujets maniaques se croient investis de pouvoirs extraordinaires et pensent qu'ils sont en contact avec une puissance divine. On donne le nom de *mélancolie* aux états dépressifs graves au cours desquels le patient ne perçoit plus le caractère pathologique de son état. Dans certains cas, il existe une symptomatologie délirante. On parle alors de *mélancolie, de manie délirantes*. Ces troubles extrêmes ont été qualifiés de troubles psychotiques, par rapport aux dérèglements de l'humeur banals.

En fait, il n'existe pas de frontière nette entre les dérèglements minimes et les accès psychotiques; un même sujet peut présenter l'une ou l'autre de ces deux catégories de troubles au cours de son existence, et on peut les retrouver au sein d'une même famille.

Plus importante que l'appréciation du caractère psychotique d'un trouble de l'humeur est l'évaluation de sa gravité. Chez le dépressif, il est essentiel de déceler les tendances suicidaires du patient; chez le maniaque il faut repérer la dangerosité du sujet, son agressivité et surtout sa propension à faire des dépenses démesurées.

Épidémiologie

La dépression est une affection répandue dont la fréquence doit être évaluée de deux façons : à un moment donné, et sur l'ensemble d'une existence. La prévalence ponctuelle, à un moment donné, est de 6,8 % dans la population générale, chiffre qui se répartit en 4,3 % pour la dépression majeure et 2,5 % pour la dépression mineure. La prévalence sur toute la vie est 26,7 %, dont 20 % pour la dépression majeure (Weisman et Myers). La prévalence sur toute la vie pour l'accès maniaque est de 0,8 %. Elle est de 0,6 % pour l'hypomanie et de 1,2 % pour la psychose maniaco-dépressive. La prévalence sur toute la vie pour la réaction de deuil est de 10,4 %. Il faut savoir enfin que 15 % des déprimés se suicident, et que 86 % des sujets qui ont fait un premier état dépressif rechutent, au moins une fois, dans les vingt-cinq ans qui suivent.

Sémiologie

L'état dépressif typique s'installe dans des circonstances diverses, soit de façon insidieuse, progressive, sans que le sujet en ait pris conscience, soit de façon brutale, en quelques jours, ou en une nuit, du jour au lendemain. Un événement traumatisant, un souci peuvent apparaître comme une cause flagrante de cet état. Dans d'autres cas, rien ne permet de comprendre la survenue de cet état pathologique. La dépression survient le plus souvent chez un adulte d'âge moyen, entre trente et cinquante ans, en pleine activité, menant une vie normale. Mais on décrit aussi des états dépressifs chez l'adolescent et chez la personne âgée.

Tableau clinique

Humeur dépressive

L'humeur dépressive est l'élément majeur du tableau clinique ; il est indispensable au diagnostic. Le patient se sent accablé par un sentiment de tristesse qui le dépasse et qu'il ne comprend pas. Il voit tout de façon pessimiste, à la fois dans le passé et dans l'avenir, en lui et en dehors de lui. Il est particulièrement émotif, se met à pleurer pour un rien, se met bêtement en colère alors que ce n'était pas son habitude. Il considère que ce qu'il a fait n'a aucun intérêt, que l'avenir ne lui apportera rien de bon, que le monde qui l'entoure est sans intérêt. Sa vie est ratée, il n'a rendu service à personne, tout cela était inutile, il est un poids pour les autres.

Idées majeures

Plusieurs idées majeures vont renforcer encore ce sentiment pénible.

▶ **La culpabilité.** La culpabilité est la première idée obsédante. Le déprimé se sent coupable ; il a l'impression ne pas accomplir son travail de façon correcte, d'être un mauvais père de famille. Il exagère de façon absurde certaines fautes — une contravention, un redressement d'impôts — ou certains défauts — ses difficultés à parler une langue étrangère, son caractère oublieux ou au contraire tatillon. Certains petits événements prennent une importance considérable, comme une dispute, une indélicatesse, une absence lors d'une réunion familiale.

▶ **La dévalorisation.** La dévalorisation avec sentiment d'indignité et d'incapacité est la deuxième idée obsédante. Le déprimé n'est plus ce qu'il était. Il se méprise, méprise les autres, méprise le monde. Il pense avoir perdu toutes ses capacités : professionnelles, sportives, artistiques, relationnelles. De ce fait, il idéalise, faussement, des périodes antérieures qui lui paraissent parées de toutes les qualités.

▶ **Les idées morbides.** Le malade est obsédé par la mort, la maladie, la déchéance. Dans certains cas, il se croit atteint d'une maladie grave, qu'il élabore à partir de symptômes et de souffrances pourtant minimes ; cette obsession d'être malade, voire condamné, se nomme hypocondrie. La maladie en question — Sida, cancer, syphilis, démence — peut être vécue comme une punition légitime des fautes qu'il a commises. Il remue des pensées catastrophiques, pour lui et pour les autres, et ne semble plus rien imaginer entre le moment présent et cette mort qui s'approche et le menace.

▶ **Les idées suicidaires.** C'est dans ce contexte que peuvent se présenter les idées suicidaires. Elles doivent être recherchées quelle que soit la gravité de l'état dépressif. Elles sont souvent évidentes, clairement exprimées, faisant l'objet de lettres, de propos, de menaces. Dans d'autres cas, elles sont cachées et n'apparaîtront que lors d'un entretien approfondi. Celui-ci aura pour but de bien faire apparaître tous ces éléments et d'en stigmatiser le caractère pathologique, car dans la plupart des cas le déprimé considère que ces idées sont naturelles et justifiées. Il va par contre se plaindre de fatigue, de manque de concentration, de perte du dynamisme.

Inhibition psychomotrice

L'inhibition psychomotrice est le deuxième symptôme majeur. Le déprimé est ralenti. Il n'a plus son élan et son enthousiasme habituels. Beaucoup d'actions autrefois aisées, automatiques, lui demandent à présent un effort, et cela aussi bien dans le domaine du travail que des diverses tâches quotidiennes. Les activités professionnelles deviennent pénibles et sans intérêt ; au fur et à mesure que le patient, culpabilisé, s'obstine à les accomplir, il se sent de plus en plus débordé et inefficace. Faire une course, rendre une visite, mettre de l'ordre dans une pièce, répondre au courrier apparaissent comme des corvées difficiles à surmonter. Incurique, il néglige sa présentation et sa toilette. Parallèlement, la concentration intellectuelle n'est plus aussi facile. Les représentations mentales, les enchaînements logiques, l'évocation des souvenirs se font avec effort. Le déprimé est hésitant, mal à l'aise, s'attarde sur des détails. Dans un contexte voisin, il semble avoir perdu son appétit de vivre ; ses intérêts et ses plaisirs se sont éloignés. Celui qui aimait le sport ne le pratique plus, tel autre

© MASSON. La photocopie non autorisée est un délit

délaisse le cinéma ou le bridge, tel autre encore ne contacte plus ses amis avec lesquels il adorait bavarder. Les vacances ne sont plus ressenties comme agréables et laissent apparaître de façon plus vive encore le vide de l'existence et l'éloignement par rapport aux proches. Ce manque d'élan et d'émotion à rencontrer les amis et les membres de la famille est dénommé anesthésie affective; il est ressenti de façon douloureuse et souvent culpabilisé. La perte des intérêts et des plaisirs, dite encore anhédonie, va de pair avec une diminution des instincts. Le déprimé n'éprouve plus de désir sexuel ou accomplit cet acte comme un devoir, sans jouissance. Cette perte de la libido s'accompagne souvent de frigidité chez la femme et d'impuissance chez l'homme. Le domaine de l'alimentation est également touché. Le patient n'a plus faim, il est anorexique. Il n'éprouve plus de plaisir à se nourrir, n'organise plus des repas réguliers et s'amaigrit de façon appréciable. Dans d'autres cas, la dépression entraîne au contraire une boulimie avec prise de poids.

Symptômes somatiques

Les symptômes somatiques complètent le tableau. Outre l'anorexie déjà évoquée, il faut signaler les troubles du sommeil. Il s'agit le plus souvent d'une insomnie avec réveil précoce, ou insomnie matutinale : le sujet s'endort normalement mais se réveille trop tôt, vers trois ou quatre heures du matin et ne se rendort pas. D'autres troubles du sommeil peuvent être constatés : difficultés d'endormissement, sommeil inefficace et fragmenté. Dans d'autres cas, on constate au contraire une hypersomnie. On observe enfin des troubles digestifs, avec constipation et nausées, des troubles cardio-vasculaires avec hypotension et ralentissement du rythme cardiaque. Les douleurs sont fréquentes, parfois au premier plan : céphalées, névralgies, précordialgies, rachialgies, lombalgies, douleurs dentaires. Enfin, des symptômes de type neurologique peuvent accompagner la dépression : paresthésies, tension musculaire, crampes, impatience musculaire avec incapacité à rester en place (akathisie).

Cette symptomatologie somatique a fait rechercher des stigmates biologiques de la dépression. L'étude attentive des stades du sommeil permet de constater une diminution appréciable du sommeil lent lors du premier cycle de sommeil. Il existe également des anomalies de la sécrétion de cortisol, avec réduction de l'amplitude, effacement des différences, perte du maximum matinal, avance de phase. La sécrétion globale est élevée avec un test à la dexaméthasone positif dans un grand nombre de cas. La sécrétion de mélatonine est perturbée, avec une perte du maximum nocturne. Ces dérèglements soulignent les liens de la maladie avec les rythmes circadiens. Il en est de même des symptômes. Beaucoup de déprimés signalent que leur souffrance est accentuée le matin, au réveil. La fin de l'après-midi est en général plus calme. Au long de l'année, certaines saisons sont plus défavorables : le printemps et l'automne.

Comportements suicidaires

Les idées et les comportements suicidaires sont très fréquents au cours de la dépression. Nous l'avons dit, 15 % des déprimés se suicident. Dans certains cas, la tentative de suicide est inaugurale. C'est elle qui, brutalement, attire l'attention de l'entourage. Le geste a parfois une allure bénigne : phlébotomie, absorption de médicaments ou de produits anodins; dans d'autres cas, il est plus sérieux : absorption d'une dose massive de médicaments ou de produits toxiques; il peut être dramatique : défenestration, pendaison, absorption de soude caustique, utilisation d'une arme à feu, se jeter sous le métro, noyade, accident de la voie publique volontairement provoqué, suicide par le feu. L'acte peut être présenté de façon théâtrale, avec des lettres, des menaces ou au contraire être tenu secret. Il peut être impulsif ou médité sur plusieurs jours ou semaines. Dans tous les cas, il implique un danger et doit être pris au sérieux. Il justifie donc toujours une consultation auprès d'un psychiatre.

Évolution

Laissé à lui-même, l'état dépressif évolue classiquement vers l'amélioration spontanée, en quelques mois. Dans certains cas, rares, l'évolution peut se faire vers un accès maniaque, état inverse de l'état dépressif. Cette évolution définit alors la psychose maniaco-dépressive, que nous reverrons. Classiquement encore, l'état dépressif guérit sans séquelles. Dans la réalité, cette évolution est moins bénigne. D'une part, un état dépressif de longue durée implique des séquelles sociales, professionnelles, voire familiales : le sujet a rompu avec ses amis et connaissances, son image professionnelle s'est dégradée, ses proches ont pu mal comprendre cet état pathologique et l'assimiler à une attitude démissionnaire, peu courageuse. D'autre part, on peut observer de réelles séquelles, d'ordre névrotique, le sujet souffrant de troubles anxieux, phobiques ou obsessionnels.

L'accès dépressif peut survenir de façon isolée, puis disparaître au bout de quelques mois sans séquelles ni rechutes. Hélas, dans un bon nombre de cas, des récidives se produisent, avec ou sans raison, au bout de quelques mois ou années. Les différents épisodes ne sont pas toujours semblables, les uns étant légers, d'autres plus graves, plus douloureux. La survenue de plusieurs épisodes définit le trouble dépressif récurrent. Dans d'autres cas, l'évolution se fait vers la chronicité, définie par une symptomatologie dépressive qui persiste encore au-delà de deux ans. Cette évolution vers la chronicité est loin d'être rare. Elle se verrait dans 12 à 28 % des cas. Avec le temps et une longue durée d'évolution, les formes chroniques ont tendance à se multiplier, les accès dépressifs à se rapprocher.

Formes cliniques

Formes cliniques selon la symptomatologie et le terrain

Dépressions avec anxiété et agitation

Dans certains cas, l'anxiété et l'angoisse sont au premier plan. Il peut s'agir d'une anxiété généralisée, avec exagération des soucis mineurs et exploration hypervigilante de l'environnement. Il peut s'agir d'anxiété survenant sous forme d'attaques de paniques, accès d'angoisse particulièrement spectaculaires et inquiétants, d'autant que l'on redoute le passage à l'acte suicidaire.

Enfin, il existe des dépressions avec anxiété sous forme d'agoraphobie, de phobies diverses (phobie sociale, peur de prendre le métro ou l'avion, peur d'avoir attrapé une maladie, comme le Sida ou la syphilis), avec comportement obsessionnel, culpabilité obsédante, attitude méticuleuse et infantile, comportements et questions stéréotypés.

Dans certains cas, les états anxieux alternent avec les états dépressifs ; le sujet traverse soit des périodes anxieuses, soit des périodes dépressives. Dans le même chapitre, il faut citer les dépressions agitées, presque confuses, où le sujet va et vient de façon perplexe et improductive, hésite, fait divers projets sans se décider. Cette forme est fréquente chez le vieillard.

Enfin, il existe des dépressions hostiles, marquées par des troubles du caractère : le sujet devient désagréable, exigeant, odieux, égoïste, impulsif, revendiquant, aigri et amer, critiquant tout : il n'est plus lui-même.

Toutes ces dépressions anxieuses sont difficiles à traiter. Les antidépresseurs seront associés à des produits sédatifs : neuroleptiques, benzodiazépines. La psychothérapie, avec implication de l'entourage, doit être patiente et pragmatique.

Dépressions calmes et trompeuses

La mélancolie stuporeuse est classique. Le sujet est immobile et mutique, mais concentré sur sa douleur et donne l'impression de souffrir. Le passage à l'acte suicidaire est néanmoins possible. De même, dans la mélancolie souriante, derrière un abord aimable, coopérant, presque obséquieux, le sujet, peu contrariant, a pris la décision de se suicider et dupe son entourage. Dans la dépression masquée, les symptômes somatiques sont au premier plan. Les douleurs sont évidentes : céphalées, névralgies, précordialgies, lombalgies, sciatalgies, douleurs dentaires. Elles sont cycliques, résistent aux antalgiques, réagissent bien aux antidépresseurs.

Cette forme est fréquente chez les personnes originaires du Maghreb et dans la culture méditerranéenne. Le diagnostic se basera sur la recherche de petits signes directs et indirects de dépression : anxiété, insomnie, perte du dynamisme et du plaisir, amaigrissement et sur la recherche d'antécédents personnels ou familiaux de dépression. L'évolution sera rapidement favorable sous anti-

© MASSON. La photocopie non autorisée est un délit

dépresseurs. Par contre, il faut éviter les antalgiques, les benzodiazépines et les sédatifs qui risquent de masquer les symptômes et d'égarer le diagnostic.

Dépression de l'adolescent

Elle se caractérise par une certaine agressivité et une attitude antisociale. Mal considéré, souvent à la suite d'un échec ou de difficultés familiales, l'adolescent revendique, et malheureux, projette sa déception vers le monde extérieur et ses parents — qui n'y comprennent rien. Il vit une remise en question de sa morale et de ses valeurs, se venge sur les autres, sur la société, et finalement sur lui-même.

Mal compris, assez inconscient, il évolue vers une dérive morale, avec dégradation sociale, fréquentation de milieux marginaux, tentatives de suicide, toxicomanie, aventures sexuelles anarchiques. Cette déchéance peut être irréversible et faire basculer tout un destin vers la délinquance. La culpabilité, intense, est peu exprimée et amène plus encore les comportements autopunitifs antisociaux.

Dépression du vieillard

Elle associe l'anxiété, l'agitation, une culpabilité et des regrets tournés vers le passé, et des idées hypocondriaques qui peuvent être obsédantes, proches du délire. Le sujet se croit alors atteint d'un cancer, décomposé, déjà en partie mort (syndrome de Cotard). Le sujet limite ses activités, régresse dans une position infantile dépendante et craintive; il s'isole, ne prend plus soin de lui-même (attitude incurique), ne sort plus de chez lui, néglige son alimentation, laisse ses rythmes de sommeil se désorganiser en dormant l'après-midi. L'anorexie et l'amaigrissement sont ici particulièrement graves et inquiétants, menaçant le pronostic vital.

La dépression du vieillard a tendance à se chroniciser. Elle peut aller de pair avec une détérioration cérébrale bénigne, qui n'empêche ni le traitement par les antidépresseurs, ni une prise en charge psychothérapique avec resocialisation.

Dépressions chroniques

On parle de dépression chronique quand la symptomatologie, d'évolution volontiers subaiguë et intermittente, sans guérison véritable, persiste depuis au moins deux ans. Le sujet est pessimiste, préoccupé par l'échec, amer, sans espoir, résigné, autocritique, auto-intoxiqué par ses idées et son vécu dépressif. Il est passif, solitaire, manipulable, fragile. Il ne croit plus à rien.

Le plus souvent, la dépression chronique s'installe après un état dépressif aigu qui a détruit l'existence du sujet : travail, attaches sentimentales, perspectives d'avenir. À l'épisode franchement pathologique se sont substitués des comportements et des croyances négatives qui minent l'existence du sujet. Mais cette évolution chronique n'empêche pas le retour d'accès aigus et de comportements suicidaires. C'est ce que l'on appelle la double dépression, des accès aigus se surimposant à un fond d'évolution chronique.

Mais on décrit aussi une dépression caractérologique, survenant avant 25 ans, évoluant par longues périodes, et qui imprègne la personnalité. Elle peut être due à un traumatisme grave de l'enfance. Il existe alors une pathologie de la personnalité — personnalité histrionique, obsessionnelle, état limite — qui accompagne l'état dépressif chronique. Les thérapeutiques psychologiques prennent ici une importance majeure.

Formes cliniques selon l'étiologie

Il est rare qu'un état dépressif paraisse lié à une étiologie précise. Le plus souvent, plusieurs éléments rentrent en ligne de compte : un événement traumatisant, une personnalité déjà fragile, un terrain familial qui évoque une prédisposition génétique. Cependant, dans certains cas, l'état dépressif semble nettement déterminé par un facteur prédominant, ce qui permet de décrire une forme étiologique particulière.

Dépressions ayant une origine génétique

Une dépression est soupçonnée d'avoir une origine génétique quand plusieurs cas surviennent dans une même famille. Il ne s'agit là que d'un argument de présomption car il n'existe pas actuellement de marqueur génétique spécifique de la dépression ou de la psychose maniaco-dépressive. Par contre, l'observation clinique montre que certains symptômes sont caractéristiques de cette origine familiale. Le tableau clinique réalise alors ce que l'on appelle la dépression endogène, qui survient par accès volontiers récidivants au cours de l'existence.

Les accès surviennent sans raison psychologique nette et sont plutôt déclenchés par des événements de type biologique : changement de saison, voyage transméridien, changement de rythme dans le travail ou les habitudes (déménagement). La sémiologie est caractérisée par l'importance des signes somatiques : humeur cyclique dans la journée, dérèglement des cycles endocriniens (cortisol, mélatonine), anorexie, amaigrissement, constipation, hypotension, aménorrhée, impuissance. Le sommeil est perturbé avec réduction de la latence du sommeil paradoxal lors du premier cycle. Les accès dépressifs endogènes sont variables dans leur intensité et dans leur fréquence, selon les sujets, et selon les âges de la vie ou les périodes chez un même sujet.

Dépressions réactionnelles

Dépressions liées à un traumatisme psychologique

▶ DEUIL. C'est le deuil, avec perte d'un être cher, qui constitue la circonstance la plus caractéristique pouvant être à l'origine d'une dépression réactionnelle. Un échec grave, la perte d'une situation professionnelle, ou d'un bien important (faillite, perte d'une maison familiale), l'éloignement d'une personne aimée (divorce, séparation) ont des significations voisines. Dans tous les cas, le sujet voit son univers modifié de façon importante ; il perd un domaine de référence, il se voit obligé d'en refonder un autre. Le sujet est anxieux, triste, obsédé par sa douleur ; il éprouve tous les symptômes de la dépression.

▶ LE PROCESSUS DE DEUIL va passer par trois phases.

- **Détresse.** Le sujet est angoissé, désemparé, ne sait plus comment réagir devant sa douleur et sa perte. Il est désorienté, presque confus, surtout si, âgé, il perd un proche aimé depuis plusieurs décennies. Il peut, dans certains cas, nier cette disparition de façon délirante. C'est l'époque des cérémonies religieuses et des dispositions à prendre qui ramènent le sujet vers la réalité.

- **Dépression.** Le sujet se replie sur lui, inhibe ses affects pour ne plus souffrir. Il désinvestit, classe ses souvenirs qui sont réajustés et revus à la lumière du présent. Peu à peu, le sujet pense à sa vie avec le défunt plutôt qu'à sa mort et aux derniers instants. Il reconstitue un objet interne, représentation intérieure du sujet disparu, avec lequel il va vivre en paix. Il fait son bilan, apprécie les bons et les mauvais souvenirs, chasse peu à peu les mauvaises pensées et les remords. Dès lors, rassuré par la permanence et la stabilité de ces évocations, il peut réaborder l'existence. Il fait des rangements, se débarrasse d'objets inutiles. Les rêves à propos du disparu reviennent.

- **Sortie du deuil.** Rassuré par la constitution de l'objet interne dont il ressent la stabilité, le sujet peut réinvestir. Il aborde le monde extérieur, fait connaissance avec de nouvelles personnes, qu'il peut aimer d'amitié ou d'amour sans être obsédé par le disparu. Le deuil est un processus normal. Il peut se bloquer, rester à la phase initiale, dans la contemplation d'objets et de photographies fétiches, se concentrer sur la recherche obstinée d'une personne identique à la personne disparue, s'obstiner sur des lamentations et des autoaccusations coupables.

▶ LE SURMENAGE. À côté du deuil, circonstance dépressogène exemplaire, il faut évoquer le surmenage, situation pathogène très fréquente. Le surmenage survient à la suite d'une promotion ou d'un changement de poste professionnels. Le sujet se voit investi de nouvelles responsabilités ; il est amené à vivre selon de nouveaux rythmes ; il se fait un point d'honneur d'exécuter son travail à la perfection. Ce faisant, il se trouve assez vite débordé, ne peut plus vraiment faire face, n'arrive pas à déléguer à d'autres certaines tâches subalternes. Le voici donc, anxieux, déjà fatigué. Peu à peu, il se culpabilise et se dévalorise et au lieu de s'organiser, de prendre des moments de repos, qui lui seraient très utiles, il renforce son activité, reste trop longtemps sur son lieu de travail, perd du temps dans des vérifications inutiles, et au bout du compte devient moins rentable. La dépression s'installe alors avec un sentiment progressif de dévalorisation, une perte des plaisirs et des difficultés croissantes de concentration intellectuelle. La solitude, une mauvaise communication avec les proches et les collègues, la perte des visions d'ensemble et l'obsession sur les détails renforcent considérablement ce processus qu'il faut savoir prévenir ou enrayer.

© MASSON. La photocopie non autorisée est un délit

ÉTUDE DE CAS

CAS DE DÉPRESSION

Mme Sylviane J., 45 ans, divorcée depuis 10 ans, sans enfant, secrétaire de direction, est hospitalisée ce jour pour un état dépressif typique, qui s'est installé progressivement depuis 3 mois; elle n'arrivait plus à travailler correctement, se réveillait fréquemment dans la nuit, avait le sentiment d'avoir gâché son existence, n'éprouvait plus d'intérêt pour ses loisirs habituels, le chant et la lecture, pensait à la mort, évoquait des idées suicidaires. Elle avait rencontré, six mois auparavant, un homme de son âge, de même condition sociale, en qui elle avait mis beaucoup d'espoir. Ne vivant qu'au travers de cette relation, elle ne peut admettre que son compagnon la délaisse pour jouer au golf. Lorsqu'elle se sent bien, elle s'investit socialement de manière très importante, soucieuse de plaire, d'attirer l'attention, d'être remarquée par les autres; ses relations avec d'autres femmes sont marquées par la jalousie, la rivalité, l'envie. Lors de l'entretien d'accueil, elle signale avoir déjà présenté des épisodes dépressifs et tenté de se suicider avec des médicaments. Le médecin conclut que la dépendance à autrui ainsi que la surenchère de Mme J. au niveau social et relationnel traduisent une insatisfaction permanente, une anxiété intérieure, une fragilité constante, évoquant une personnalité histrionique. Il prescrit :

- *Déroxat* : 1 comprimé le matin.
- *Tranxène* 10 mg : 3 gélules par jour.
- *Théralène* : 20 gouttes le soir.

Au deuxième jour d'hospitalisation, la présentation de Mme J. est négligée, elle s'alimente peu, son contact est fuyant. Lors de l'entretien médical, elle exprime un sentiment d'échec et des idées suicidaires. Lors de la réunion d'équipe, le projet thérapeutique suivant est élaboré :

- traitement de l'état dépressif;
- reprise du travail;
- réinvestissement personnel.

ANALYSE DE SITUATION

• *RÔLE SUR PRESCRIPTION MÉDICALE*

Mme J., 45 ans, présente un état dépressif typique sur une personnalité histrionique.

Le traitement prescrit par le médecin implique les actions suivantes :

RÔLE INFIRMIER

❊ *Déroxat* : antidépresseur

→ Donner le comprimé à Mme J. et surveiller sa prise.

→ Relever les éventuels effets secondaires.

→ Prise des constantes.

→ Surveiller l'efficacité du traitement.

→ Prévenir le risque de passage à l'acte autoagressif, par levée de l'inhibition psychomotrice.

→ Noter les propos négatifs, transcription sur le dossier de soins infirmiers.

→ Évaluer l'apport alimentaire.

❊ *Tranxène* 10 mg : tranquillisant à action anxiolytique

→ Donner les gélules à Mme J. et surveiller la prise.

→ Relever les éventuels effets secondaires : somnolence diurne.

→ Vérifier l'efficacité du traitement, noter sur le dossier de soins infirmiers et transmettre les manifestations anxieuses et leurs facteurs déclenchants.

❊ *Théralène* : neuroleptique sédatif à visée anxiolytique utilisé ici comme inducteur de sommeil

→ Donner les gouttes et surveiller la prise.

→ Relever les effets secondaires : sécheresse de la bouche, nausées, tremblements, sudation, constipation.

→ Vérifier l'efficacité du traitement en notant le temps et la qualité du sommeil.

La dépression de Mme J. intervient sur une personnalité histrionique dont les traits caractéristiques sont :

- immaturité affective marquée par une dépendance excessive à l'autre;
- relation superficielle;
- expression exagérée des émotions;
- insatisfaction permanente;
- fragilité;
- anxiété.

Devant cette souffrance, on peut évoquer l'hypothèse d'une psychothérapie de type cognitif, à mettre en œuvre à sa sortie.

RÔLE PROPRE

• ***Diagnostic infirmier n° 1***

Risque élevé de violence envers soi ou envers les autres lié à ses antécédents de tentatives de suicide, à la levée de l'inhibition psychomotrice, à son sentiment d'avoir gâché son existence.

Objectifs : Mme J. devrait être capable d'ici 10 à 15 jours d'émettre des propos positifs et de maîtriser ses pulsions agressives.

Actions

→ Installation dans une chambre à proximité du poste de soins.

→ Surveillance régulière : présence infirmière tout en respectant l'intimité, la pudeur.

→ Tenir hors de portée les objets dangereux.

→ Évaluation de la thymie par le recueil des propos de Mme J., par l'observation infirmière du comportement et des mimiques, et transmission sur le dossier de soins infirmiers.

→ Entretien infirmier de type relation d'aide (reformulation) afin de lui permettre de verbaliser et d'identifier ses sentiments.

→ Noter le contenu et transmettre les informations sur le dossier de soins infirmiers.

Évaluation : dans 10 à 15 jours, Mme J. a retrouvé ou non la capacité d'émettre des propos plus positifs. Elle est capable de maîtriser ses pulsions agressives.

• ***Diagnostic infirmier n° 2***

Perturbation situationnelle de l'estime de soi liée à sa personnalité fragile, se manifestant par :

- une dépendance affective exagérée;
- des propos négatifs, des idées suicidaires;
- des sentiments d'échec;
- une insomnie;
- des troubles de conduites alimentaires;
- un manque d'intérêt pour ses loisirs habituels;

ÉTUDE DE CAS

CAS DE DÉPRESSION *(suite)*

– une négligence vestimentaire;
– un contact fuyant.

Objectifs

D'ici 5 jours. Mme J. sera capable de s'alimenter de façon adaptée (ration énergétique suffisante en fonction de son activité et de son rapport taille/poids : 167 cm/55 kg).

Actions

→ S'enquérir de ses habitudes et goûts alimentaires.
→ Lui proposer des mets en conséquence.
→ Organiser le temps du repas de façon agréable et comme un temps de partage (exemple : repas thérapeutique).
→ Assumer une hydratation suffisante (1,5 litre/24 heures).
→ Établir une feuille de poids comprenant un bilan des entrées et des sorties.

Évaluation : dans 5 jours, Mme J. a repris ou non une alimentation suffisante en quantité et en qualité.

D'ici 10 jours. Mme J. sera capable de :
– s'intéresser, puis participer à une activité centrée sur ses loisirs habituels (chant, lecture);
– prendre soin d'elle-même (hygiène et apparence vestimentaire).

Actions

→ Lui proposer une activité thérapeutique (ateliers, chant ou lecture) et la valoriser lors de sa participation.
→ Assurer une observation infirmière en vue d'évaluer son degré d'implication; noter sa satisfaction et établir un compte rendu sur le dossier de soins infirmiers.
→ Lui proposer des soins de visage, des séances de maquillage, de coiffure. Évaluer et noter son implication et son degré de satisfaction (observation infirmière).
→ Évaluer et noter la qualité de ses rapports avec les autres : agressivité ou non.

D'ici 15 jours. Mme J. sera capable d'adopter une présentation vestimentaire et un maquillage plus discret et adéquat.

Action :

Poursuite des soins de visage, des séances de maquillage, de coiffure

Évaluation : évaluation des résultats de la séance. Réajustement si nécessaire sous forme d'entretien infirmier

D'ici un mois. Mme J. sera capable de réintégrer son foyer : reprise de contact avec sa famille, permissions d'essai, bilan après permissions.

D'ici 2 mois. Mme J. sera capable de réinvestir son activité professionnelle.

Actions

→ Entretien infirmier et entraînement à des fonctions de secrétariat.
→ Prise de rendez-vous pour suivi médical avec son psychiatre.

▶ LES STRESS. Des stress sévères et répétés, par exemple en temps de guerre ou de catastrophe, des malheurs et des drames familiaux sont également responsables de dépressions. L'épuisement et l'angoisse sont alors au premier plan, plutôt que la culpabilité et la dévalorisation.

Dépressions liées à un traumatisme somatique

Beaucoup d'affections médicales ou chirurgicales peuvent s'accompagner d'un état dépressif. C'est le cas des affections médicales banales (grippe, hépatite), d'une intervention chirurgicale banale, des affections cérébrales (tumeur, accident vasculaire, début de démence), des maladies graves qui mettent en jeu de façon évidente le pronostic vital (cancer, Sida, hémopathie) ou qui impliquent des contraintes quotidiennes (diabète, insuffisance rénale avec nécessité de dialyse). Les affections douloureuses sont également concernées (rhumatismes, névralgies) ainsi que les handicaps majeurs (hémiplégie, paraplégie).

Le cas de l'infarctus du myocarde est particulier. Moins qu'un état dépressif, cet accident majeur, qui survient le plus souvent en pleine phase d'activité chez un adulte d'âge moyen, amène la réorganisation complète d'une existence manifestement surmenée. Il en résulte souvent une attitude régressive et précautionneuse, le sujet s'obssessionnalisant dans des tâches mesquines.

Enfin, certains médicaments sont dépressogènes et leur prescription doit être limitée chez des sujets fragiles : réserpine, *Aldomet*, bêta-bloquants, clonidine, guanétidine, *Rimifon*, corticoïdes, stimulants et anorexigènes.

Dépressions secondaires

Environ 50 % des sujets souffrant d'un état dépressif présentent une personnalité pathologique. Il s'agit d'une pathologie préalable à la dépression, qui a tendance à favoriser sa survenue et à prolonger sa durée. L'abord thérapeutique devra en tenir compte.

Les principales personnalités retrouvées en parallèle à un état dépressif sont la personnalité compulsive et la personnalité histrionique.

Personnalité compulsive ou obsessionnelle

Elle est marquée par un souci excessif attaché au détail. Les sujets sont perfectionnistes,

© MASSON. La photocopie non autorisée est un délit

méticuleux, obsédés par l'ordre et les valeurs morales. De ce fait, ils ont tendance à se culpabiliser de façon excessive ; ils travaillent beaucoup et négligent les joies, les plaisirs, la détente. C'est dans un tel contexte de surmenage et bientôt d'épuisement que l'état dépressif s'installe. Débordé de façon permanente, le sujet compulsif déprimé n'arrive plus à rattraper son retard et il a tendance à se dévaloriser.

Personnalité histrionique

L'histrionique est tourné vers les autres dont il souhaite recevoir l'attention et les éloges. La femme histrionique cherche à être aimée et admirée ; elle utilise pour cela divers arguments de séduction : beauté, élégance, maquillage, gentillesse et courtoisie. L'homme histrionique utilise des arguments similaires mais il recourt également aux idées et aux engagements politiques à la mode. Cette quête permanente de l'attention des autres fragilise et déséquilibre ces personnalités qui sont très vulnérables à la moindre rupture, à la moindre déception. Les tentatives de suicide sont très fréquentes chez ces sujets qui sont insatisfaits et souvent en situation de demande. Contrairement aux précédents, ils ignorent toute culpabilité et rejettent la responsabilité sur leur entourage. La thérapeutique de ces états dépressifs devra amener ces sujets à une plus grande autonomie.

Personnalité sensitive ou évitante

Certains sujets ayant une personnalité sensitive, ou évitante, vivent dans l'idée que les autres les considèrent avec mépris et sévérité. Ils se sentent maladroits, incapables, disgracieux, inférieurs et lisent ce jugement dans le regard des autres. Ces idées accentuent leur humeur dépressive, renforcent un profond complexe d'infériorité et entraînent l'isolement social. Celui-ci accentue encore leur maladresse. Conscients de ce phénomène de cercle vicieux, les sujets sensitifs souffrent de leur incapacité à s'insérer, et bien souvent, par dépit, développent une attitude de mépris et de démission vis-à-vis des valeurs qu'ils appréciaient autrefois. Ils rentrent ainsi dans une attitude générale d'amertume boudeuse, souvent agressive.

Schizophrène

Chez les schizophrènes, la dépression correspond à un abandon ou à un changement de conditions d'existence. Désorienté, renvoyé à l'inorganisation et à la solitude après une hospitalisation ou un séjour dans un foyer, le schizophrène éprouve une angoisse majeure où se mêlent le désespoir et des éléments persécutifs. Il est désemparé et a l'impression que les autres lui sont hostiles. Une tentative de suicide, impulsive et grave, est alors à redouter. En général, les antidépresseurs ne sont pas indiqués ; il est préférable de réadapter les neuroleptiques et d'engager une psychothérapie régulière.

Thérapeutique

Les moyens mis en œuvre pour traiter un état dépressif sont de deux natures : d'une part, des moyens biologiques, agissant sur le fonctionnement cérébral et les neurotransmetteurs, médicaments psychotropes (voir *Fiches pharmacologiques*) et électrochocs ; d'autre part, des moyens psychologiques et comportementaux visant à modifier les pensées et les attitudes du patient, ce sont les techniques psychothérapiques et sociothérapiques.

Traitements médicamenteux

Antidépresseurs

Les antidépresseurs constituent l'élément essentiel des thérapeutiques psychotropes. Les antidépresseurs actuellement commercialisés en France sont les suivants : *Pertofran, Tofranil, Anafranil, Laroxyl, Surmontil, Ludiomil, Prothiaden* (antidépresseurs tricycliques) ; *Athymil, Survector, Déparon, Kinupril, Floxyfral, Pragmarel, Prozac, Défanyl, Vivalan, Stablon, Deroxat, Zoloft, Ixel, Effexor* (antidépresseurs de nouvelle génération) ; *Marsilid, Humoryl, Moclamine* (antidépresseurs inhibiteurs de la monoamine oxydase ou IMAO). Le but des antidépresseurs est de chasser l'humeur dépressive et de redonner au patient le dynamisme et le sens du plaisir qu'il a perdus. Néanmoins, ces produits ne sont pas euphorisants ; ils n'entraînent pas d'euphorie particulière chez des sujets normaux. À ces médicaments essentiels, on ajoute très souvent, de façon auxiliaire, d'autres psychotropes, ayant un effet sédatif : des tranquillisants (tels que *Tranxène*, *Valium*, *Lexomil*, *Temesta*), des neuroleptiques (tels que *Nozinan*, *Melleril*, *Tercian*).

D'autres produits sont utilisés pour régulariser l'humeur, aussi bien chez le déprimé que chez le maniaque; ce sont le lithium (commercialisé sous le nom de *Téralithe* ou de *Neurolithium*), le *Tégrétol* et le *Dépamide*. Enfin, l'électrochoc, crise d'épilepsie déclenchée de façon artificielle sous anesthésie générale, constitue une thérapeutique ancienne mais encore efficace utilisée dans certains cas particuliers.

Lithium

Le traitement régulateur de l'humeur — ou traitement thymorégulateur — le plus utilisé est le lithium. Ce métal est prescrit sous forme de sel : carbonate *(Téralithe)* ou gluconate *(Neurolithium)*. La prescription justifie un bilan précis car le lithium est contre-indiqué en cas d'insuffisance rénale, d'insuffisance thyroïdienne, de troubles du rythme cardiaque. La prescription n'est pas recommandée en cas de démence débutante; elle est contre-indiquée en cas de grossesse. Le lithium est un produit toxique et le taux plasmatique doit être surveillé avec soin. En cas de surdosage, on observe un état confusionnel, des tremblements importants, des vomissements. La lithiémie thérapeutique, dosée le matin avant toute prise de produit, se situe entre 0,5 et 0,8 mmol/litre. Le traitement par le lithium entraîne, dans certains cas, des effets secondaires qui se manifestent au bout de quelques semaines ou mois : tremblement léger, augmentation de la soif et de la diurèse, prise de poids; il existe un risque d'insuffisance thyroïdienne, avec ou sans goitre.

En général, la mise sous lithium permet la diminution, puis l'arrêt des antidépresseurs et des neuroleptiques que le malade prenait jusque-là. Néanmoins, dans certains cas, le lithium n'est pas suffisant, et il faut réadjoindre, à certaines périodes, des doses plus ou moins fortes d'antidépresseurs et de neuroleptiques. En dehors de l'indication classique, le traitement par le lithium est proposé comme adjuvant des antidépresseurs pour sortir d'un état dépressif chronique qui résiste à ces médicaments.

Lorsque le lithium est contre-indiqué, le *Tégrétol* peut être utilisé dans la même indication. Ce médicament antiépileptique et antalgique paraît être un bon régulateur de l'humeur. Il est alors prescrit à des doses se situant entre 400 et 800 mg (comprimés à 200 mg). Les taux plasmatiques efficaces se situent entre 4 et 10 mg/l. Le *Dépamide*, prescrit à la dose de 3 comprimés par jour, joue un rôle similaire.

Thérapeutiques psychologiques

Elles sont diverses et leur indication dépend du caractère et de l'étiologie de la dépression.

▶ Le deuil est la première circonstance à envisager. À la réaction de douleur bien compréhensible que justifie la perte d'un être cher, succède parfois une dépression prolongée qui est un deuil pathologique. On peut dire alors que le sujet ne fait pas normalement son travail de deuil. Nous pouvons considérer ce phénomène comme une incapacité à replonger dans les souvenirs partagés avec le disparu et à leur affecter une valeur nouvelle, revue et corrigée à la lumière d'un présent qui comporte la mort de la personne aimée. Cette révision — qui est en même temps une façon de conserver vivante la réalité ancienne — paraît difficile à certaines personnes qui n'osent pas aborder les événements anciens, agréables ou désagréables, et restent fixées — de façon idolâtre — aux dernières images du moribond. Autant la réévaluation des souvenirs que les réinvestinssements paraissent impossibles. Une psychothérapie attentive et régulière permet d'accomplir progressivement ces deux opérations. La dépendance importante à la personne disparue, chez un sujet phobique et anxieux, est également un facteur de dépression de deuil important.

À côté de ce travail particulier qui porte sur une circonstance douloureuse et traumatisante, les psychothérapies des dépressions peuvent prendre pour objet l'état actuel du sujet, ses façons de penser et son comportement. C'est ici la place des psychothérapies cognitive et comportementale.

▶ La psychothérapie cognitive de la dépression se base sur l'hypothèse suivante : le déprimé voit la réalité d'une façon erronée, accordant trop d'importance à certains faits, négatifs, et méconnaissant d'autres aspects, neutres ou positifs, en particulier concernant l'attitude des autres. Par petites touches successives, la psychothérapie doit modifier ces points de vue.

© MASSON. La photocopie non autorisée est un délit

PHARMACOLOGIE

ANTIDÉPRESSEURS TRICYCLIQUES

Anafranil	clomipramine	comp. 10, 25 et 75 mg — amp. 25 mg (IM, IV)
Défanyl	amoxapine	comp. 50 et 100 mg — sol. buv. 50 mg/mL
Elavil	amitriptyline	comp. 10 et 25 mg
Kinupril	quinupramine	comp. 2,5 et 7,5 mg — amp. 2,5 mg (IV)
Laroxyl	amitriptyline	comp. 25 et 50 mg — sol. buv. 4 % — amp. 50 mg (IM, IV)
Pertofran	désipramine	comp. 25 mg
Prothiaden	dosulépine	gél. 25 et 75 mg
Quitaxon	doxépine	comp. 10 et 50 mg — gouttes à 0,5 mg — amp. 25 mg (IM, IV)
Sinéquan	doxépine	gél. 10, 25 et 50 mg
Stablon	tianeptine	comp. 12,5 mg
Surmontil	trimipramine	comp. 25 et 100 mg — sol. buv. 4 %
Tofranil	imipramine	comp. 10 et 25 mg — amp. 25 mg (IM, IV)

Certains de ces produits sont sédatifs comme l'amitriptyline, la doxépine, la trimipramine. D'autres sont plus dynamisants comme l'imipramine, la désipramine, l'amineptine. Les doses quotidiennes varient entre 100 et 150 mg par jour. La dose plasmatique efficace se situe entre 100 et 200 ng/mL pour les principaux antidépresseurs, l'imipramine, la clomipramine, l'amitriptyline. Certains produits peuvent être administrés en perfusion ou en intramusculaire; l'imipramine, la clomipraminre, l'amitriptyline, la doxépine.

ACTION

Les antidépresseurs tricycliques sont actifs sur les neurotransmetteurs monoaminergiques : la sérotonine, la noradrénaline, la dopamine. Ils agissent par inhibition de la recapture de ces monoamines au niveau des terminaisons présynaptiques cérébrales.

INDICATIONS

Dépressions de toutes natures; mais ils ne sont pas indiqués dans la schizophrénie.

CONTRE-INDICATIONS

Comitialité, glaucome à angle fermé, troubles du rythme cardiaque, infarctus du myocarde récent, adénome prostatique, premier trimestre de la grossesse. L'amineptine est contre-indiquée en cas d'insuffisance hépatique.

La maprotiline est à prescrire avec prudence en cas d'adénome prostatique et de glaucome à angle fermé. Elle est contre-indiquée chez l'épileptique.

PRÉCAUTIONS D'EMPLOI

Les antidépresseurs tricycliques peuvent entraîner des réactivations anxieuses et suicidaires et ce sont des produits toxiques à fortes doses. Ils devront donc être prescrits avec précautions (ordonnance de courte durée, information de la famille). Ils peuvent également entraîner un virage de l'humeur maniaque. Ils devront donc être associés à des psychotropes sédatifs, neuroleptiques ou tranquillisants. Ils peuvent entraîner une certaine confusion, surtout chez la personne âgée. Des dosages plasmatiques réguliers sont utiles.

EFFETS SECONDAIRES

Hypotension, constipation, sécheresse de la bouche, troubles de l'accommodation, dysurie, rétention d'urine, tremblements.

INTERACTIONS

Les antidépresseurs tricycliques ne peuvent pas être associés avec des antidépresseurs de type IMAO. Si le patient était sous antidépresseurs de type IMAO, il faut attendre quinze jours avant de prescrire un antidépresseur tricyclique.

Le déprimé a ainsi tendance à s'attribuer la responsabilité des événements néfastes. Il se culpabilise. Il voit l'avenir de façon catastrophique. Il pense que les autres le jugent mal ou le considèrent de façon impitoyable. Il se juge incapable. La psychothérapie cognitive vise à recentrer la réalité, à réattribuer les responsabilités, à diminuer les appréhensions catastrophiques. Devant une réalité donnée, différentes interprétations seront évoquées et le malade, peu à peu, devra comprendre quelle est la plus vraisemblable. Le même travail abordera les modes de raisonnement du sujet et ses croyances fondamentales qui sont parfois pathogènes. Par exemple, un sujet a tendance à généraliser les événements négatifs ; ou bien il considère qu'il est absolument indispensable qu'il suive telle carrière professionnelle habituelle dans sa famille.

Dans d'autres cas, plus névrotiques, le déprimé recherche de façon obstinée l'amour et l'assistance de la part des autres. Il ne se culpabilise pas, mais incrimine l'abandon de la part de l'autre à l'origine de toutes ses difficultés. La réattribution des responsabilités fonctionnera en sens inverse : cette fois-ci la psychothérapie fera prendre conscience au malade de l'importance qu'il a dans son propre destin. Ce sont les autres qui seront déculpabilisés, et le patient responsabilisé.

▶ LES THÉRAPIES COMPORTEMENTALES DE LA DÉPRESSION visent à redonner au patient des motivations, des attitudes et des stratégies qui permettent à nouveau son épanouissement et son insertion socioprofessionnelle. Le retour à l'état antérieur — parfois à l'origine de la décompensation dépressive — n'est pas forcément l'idéal recherché. L'existence du déprimé au plein cœur de l'accès est appauvrie. Le travail est souvent interrompu, les loisirs délaissés, les rythmes d'activité ralentis, les relations sociales et amicales abandonnées. Des conduites négatives s'installent : plaintes, morosité, dépendance à l'autre, incurie. Les psychothérapeutes vont lutter contre ces mauvaises habitudes en poussant le patient à reprendre diverses activités, et en réintroduisant l'alternance effort-récompense, ou travail-loisirs. De même, on pousse le malade à reconcentrer son attention sur de petites tâches. Le patient est également invité à redécouvrir ses plaisirs, à les refaçonner, plutôt que de se laisser aller à partager passivement le plaisir de l'autre.

▶ DANS UNE PHASE ULTÉRIEURE, LA THÉRAPEUTIQUE D'ASSERTION, OU ENCORE D'AFFIRMATION DE SOI, sera utile à titre préventif. Le patient doit apprendre à s'affirmer auprès des autres, à être sincère, à exprimer ses désirs. Il s'agit également d'une thérapeutique d'entraînement aux habiletés sociales : savoir s'exprimer en société, savoir rechercher le contact avec les autres. Le patient est ainsi invité à accomplir une démarche administrative, à s'inscrire dans un club sportif ou culturel, à participer à des activités bénévoles. Le développement d'amitiés ou d'une relation sentimentale s'inscrit dans le même contexte. L'aspect physique, la gestualité, l'assurance du regard et de la voix, l'habillement et la parure jouent un rôle important. L'ensemble de ces mesures permettent de lutter contre les différents symptômes de la dépression, mais elles réalisent aussi une nouvelle existence qui, on doit l'espérer, empêchera le retour d'un nouvel état dépressif.

Le malade n'est pas seul. La psychothérapie individuelle ne peut pas tout résoudre si le contexte demeure néfaste. C'est pourquoi il est souvent important d'associer les proches à la thérapeutique de notre patient. La thérapie conjugale est souvent utile, pour contrôler une relation conflictuelle, mais aussi pour redonner plus de vie à un couple qui stagne dans l'ennui et la morosité. La thérapie familiale a la même perspective. Elle est surtout importante chez l'adolescent et le jeune adulte qui, trop souvent, sont méprisés ou peu reconnus par des parents assez inconscients des difficultés de leur enfant. Dans d'autres cas, c'est au contraire la surprotection parentale qui étouffe le malade. La thérapie familiale peut également mettre en présence une personne âgée déprimée et ses enfants. Enfin, les relations professionnelles et sociales sont importantes. La lutte contre la solitude est la toile de fond de beaucoup d'états dépressifs ; cela est surtout important chez les personnes âgées, les retraités, les chômeurs, les veufs et les divorcés. Il existe de multiples organismes bénévoles, des centres culturels, des associations dont le malade, bien souvent, n'ose pas se servir. Il faut l'informer et l'inciter à les utiliser.

▶ CONSIDÉRONS ENFIN LE CAS PARTICULIER DE L'ATTITUDE SUICIDAIRE. Beaucoup de patients psychiatriques, déprimés ou non, sont admis à l'hôpital ou vus en consultation dans un contexte suicidaire, que le geste suicidaire ait été commis ou pas. L'accueil et l'entretien avec ces patients sont importants et surviennent à une période cruciale qui peut être décisive.

- **Dans une première phase** de cette psychothérapie, il importe d'établir un lien avec le patient. Le thérapeute s'enquiert de la biographie du patient, de sa personnalité, de ses intérêts. Il tente de l'intéresser par divers moyens, anecdotes, projets, évocation de différents moyens thérapeutiques, dans une ambiance qui donne une impression de choix, de disponibilité. Ce faisant, les éléments positifs de l'existence, famille, amis, loisirs, perspectives ont été évoqués, mis en place.

- **Dans une deuxième phase,** plus précise, le thérapeute aborde cette fois-ci les motivations suicidaires du patient. Il tente de savoir pour quelle raison il voulait en venir là : désespoir, sentiment d'être acculé sans recours dans une situation inacceptable ; culpabilité liée à un échec, à une faute plus ou moins exagérée ; vengeance vis-à-vis d'une personne dont il espérait beaucoup et qui l'a abandonné ; désir de fusion avec une personne disparue. Dès lors, le thérapeute tente de démonter point par point, de façon logique ou globale, les arguments du patient. Le plus clair de l'argumentation

© MASSON. La photocopie non autorisée est un délit

PHARMACOLOGIE

ANTIDÉPRESSEURS TYPE IMAO

IMAO NON RÉVERSIBLES		
Marsilid	iproniazide	comp. 50 mg
IMAO RÉVERSIBLES A		
Humoryl *Moclamine*	toloxatone moclobémide	gél. 200 mg comp. 150 mg

ACTION

Les IMAO réalisent une économie des monoamines (noradrénaline, sérotonine, dopamine) qui s'accumulent dans les vésicules présynaptiques; ce qui est l'origine de l'effet antidépresseur. Tout produit qui, comme les amphétamines, réalise une vidange brutale de ces vésicules est dangereux, car il existe alors un risque d'hypertension paroxystique. Des aliments aussi répandus que le chocolat, les fromages fermentés, la bière qui contiennent de la tyramine peuvent jouer ce rôle. La prescription des IMAO est donc délicate; de même, l'anesthésie d'un patient sous IMAO est peu recommandée. L'association des IMAO et des autres antidépresseurs est contre-indiquée. Les IMAO A réversibles n'impliquent pas le même inconvénient.

INDICATIONS

Dépressions de toutes natures. Les IMAO sont efficaces dans les dépressions avec ralentissement et apragmatisme.

La dose orale quotidienne se situe entre 50 et 100 mg pour l'iproniazide, entre 100 et 200 mg pour le nialamide. Elle est entre 200 et 400 mg pour la toloxatone, entre 300 et 450 mg pour la moclobémide.

CONTRE-INDICATIONS

Le traitement par l'iproniazide et le nialamide implique de nombreuses contre-indications : insuffisance hépatique, hypertension artérielle, phéochromocytome, antécédents d'accidents vasculaires cérébraux. Une anesthésie est difficile chez un patient sous iproniazide. L'association est impossible avec certains médicaments et aliments (voir interactions).

Autres contre-indications : grossesse, allaitement.

PRÉCAUTIONS D'EMPLOI

L'utilisation de l'iproniazide et du nialamide représente un risque chez l'hypertendu et le sujet âgé. Ces produits doivent être interrompus quinze jours avant une anesthésie générale.

EFFETS SECONDAIRES

L'iproniazide et le nialamide entraînent certains effets secondaires : hypertension orthostatique, vertiges, céphalées, constipation, sécheresse de bouche, sueurs, rétention d'urine. On peut observer également un état d'excitation avec insomnie.

INTERACTIONS

L'association est impossible avec : les antidépresseurs tricycliques et IRS (voir page 46), les vasoconstricteurs généraux et locaux, les bêta-bloquants, la méthyldopa, la clonidine, la dihydralazine, le vérapamil, les amphétamines, les morphiniques, les barbituriques. En cas de passage d'un traitement par les IMAO à un traitement par les antidépresseurs tricycliques, il est nécessaire d'observer un délai de quinze jours sans traitement. Enfin, chez un patient sous iproniazide, certains aliments sont déconseillés : fromages fermentés, poissons crus, caviar, viandes faisandées, bananes, chocolat, bières, vin rouge.

consiste à expliquer que les souffrances invoquées ne méritent pas de mettre en question tout ce qui par ailleurs est positif. L'image est celle du plateau d'une balance qu'il faut faire pencher du bon côté. Naturellement, tout doit être mis en œuvre, dans le détail prosaïque et matériel de l'existence, pour que ce mouvement s'amorce.

- **La psychothérapie aborde alors la troisième phase,** celle de la résolution des problèmes. Il faudra effectivement lutter contre la solitude d'un vieillard, dénouer une situation familiale complexe où tel époux délaisse son épouse, où tel enfant handicapé constitue un poids insupportable, œuvrer pour rendre plus facile une reprise de travail, la préparation renouvelée de l'examen qui a provoqué l'échec. Ce travail psychologique ne se mène pas seulement contre la dépression mais contre l'anxiété qui est un facteur important d'impulsions suicidaires. Le lien qui s'établit avec le thérapeute joue un rôle majeur : les rendez-vous, les conversations avant et après telle ou telle démarche, la narration attentive de celles-ci, les entretiens familiaux répétés constituent autant de jalons et d'engagements qui empêchent le malade de penser au suicide.

Le personnel infirmier est là aussi sollicité, pour participer à ces psychothérapies, mais également pour distraire et valoriser le patient, à la fois sur le plan psychologique, mais aussi sur le plan corporel. La remise en route de loisirs, d'occupations et de relations est fondamentale pour faire basculer la balance du bon côté.

Indications

Les indications sont évidemment différentes selon l'intensité, la symptomatologie et le terrain de l'état dépressif.

État dépressif majeur

▶ TRAITEMENT

Devant un état dépressif majeur ayant déjà entraîné un arrêt de travail, il est souhaitable d'hospitaliser le patient. Il faut prescrire d'emblée de bonnes doses (100 à 150 mg) d'un antidépresseur tricyclique efficace tel que l'*Anafranil*, le *Tofranil* ou le *Laroxyl*. Pour éviter toute désinhibition suicidaire et lutter de façon générale contre l'anxiété et l'insomnie, il est nécessaire d'adjoindre à cet antidépresseur un neuroleptique sédatif qui sera par exemple le *Nozinan*, le *Tercian* ou le *Théralène*, à des doses se situant entre 75 et 150 mg par jour. On peut également utiliser des benzodiazépines : *Valium*, 30 mg/jour, *Tranxène*, 40 mg/jour, *Lexomil*, 18 mg/jour. Il faut associer des correcteurs à ces thérapeutiques : *Heptamyl*, pour lutter contre l'hypotension, *Sulfarlem*, pour lutter contre la sécheresse buccale. Des hypnotiques peuvent être utiles : *Noctran*, *Rohypnol*, *Mogadon*, *Imovane*, *Stilnox*; mais de simples sédatifs peuvent être aussi efficaces, comme le *Théralène* (X à XX gouttes), ou l'*Atarax* (25 à 50 mg).

On peut également prescrire des perfusions d'*Anafranil* ou de *Laroxyl*, 25 mg le premier jour, puis 50 mg, 75 mg et 100 mg les jours suivants, pendant une dizaine de jours. Le traitement sera ensuite poursuivi par voie orale, avec un dosage identique, ou supérieur si cela est nécessaire.

▶ AMÉLIORATION. L'amélioration de l'état du patient sera progressive. Un délai de trois semaines est classique pour obtenir une guérison complète; en fait ce délai est souvent plus long (six semaines ou deux mois). Il faut savoir aussi que le taux plasmatique de l'antidépresseur utilisé est variable d'un sujet à l'autre pour une dose orale donnée. Pour les trois antidépresseurs cités — *Anafranil*, *Tofranil*, *Laroxyl* — le taux plasmatique efficace se situe entre 100 et 200 ng/mL, taux qui est obtenu le plus souvent avec les doses orales usuelles (100 à 150 mg par jour).

Sous traitement, l'état du patient s'améliore progressivement : sa tristesse, son humeur dépressive, sa fatigue, son inhibition s'atténuent les uns après les autres. Dans certains cas, des incidents surviennent. Par exemple, tandis que la dépression s'éloigne, l'anxiété ou l'agressivité apparaissent, ce qui nécessite des réajustements thérapeutiques. Dans d'autres cas, une euphorie ou une hyperactivité succèdent à la tristesse; ces manifestations ne sont pas forcément un indice de virage maniaque, mais doivent être surveillées. L'ensemble de cette évolution sera gérée à l'hôpital, et la sortie préparée avec soin, après plusieurs permissions. Le traitement antidépresseur devra être poursuivi à la même dose pendant plusieurs mois (deux ou trois mois), puis progressivement réduit, cependant que les sédatifs (neuroleptiques et tranquillisants) seront arrêtés beaucoup plus vite. Le traitement antidépresseur ne doit pas durer trop longtemps; au-delà de six mois, il faut se poser des questions sur l'étiologie de la dépression, sur la présence d'un facteur d'entretien, éventuellement envisager le lithium ou le *Tégrétol*. Il est souhaitable que le patient reprenne ses activités assez rapidement, éventuellement à mi-temps, alors qu'un séjour en maison de repos est plutôt déconseillé.

▶ EN CAS D'ÉCHEC. En cas d'échec flagrant d'un traitement antidépresseur bien conduit, avec doses plasmatiques efficaces, il est justifié d'envisager des électrochocs. On pratique alors une série de six électrochocs, un tous les deux jours. Cette thérapeutique est le plus souvent efficace. Les électrochocs peuvent être envisagés d'emblée si nous sommes devant une mélancolie très douloureuse, qui, par exemple, s'est accompagnée d'une tentative de suicide dramatique. Il faut également envisager assez vite l'électrochoc chez le vieillard mélancolique qui refuse de se nourrir. Dans ce cas, les anti-

© MASSON. La photocopie non autorisée est un délit

PHARMACOLOGIE

ANTIDÉPRESSEURS NON TRICYCLIQUES NON IMAO

Athymil	miansérine	comp. 10, 30 et 60 mg
Effexor	venlafaxine	comp. 50 et 100 mg — gél. LP 37,5 mg
Ixel	milnacipran	gél. 10 mg et 50 mg
Ludiomil	maprotiline	comp. 25 et 75 mg — sol. buv. 2 % — amp. 25 mg (IV)
Norset	mirtazapine	comp. 15 mg
Vivalan	viloxazine	comp. 100 et 300 mg — amp. 100 mg (IV)

ACTION

Ces antidépresseurs appartiennent à des familles diverses. La plupart ont une action sur la recapture des monoamines dans les terminaisons présynaptiques cérébrales. Ils ont également une action postsynaptique. Il reste difficile d'inférer le caractère sédatif ou dynamisant d'un antidépresseur de son action biochimique. La maprotiline, antidopaminergique, est sédative; la viloxazine est dynamisante.

INDICATIONS

Toutes formes de dépressions. Toutefois, ils sont surtout utilisés dans les états dépressifs d'intensité modérée. Les doses sont variables en fonction des spécialités. La maprotiline et la viloxazine peuvent être prescrites en perfusion. Les dépressions graves et mélancoliques justifient plutôt les antidépresseurs tricycliques, produits vers lesquels il est fondamental de revenir en cas d'échec ou d'évolution chronique.

CONTRE-INDICATIONS

Il n'est guère de contre-indications sinon les états maniaques et schizophréniques. Ces produits étant récents, il est préférable de ne pas les prescrire pendant le premier trimestre de la grossesse. D'une façon générale, l'insuffisance rénale et l'insuffisance hépatique justifient une prescription adaptée des antidépresseurs.

La maprotiline est à prescrire avec prudence en cas d'adénome prostatique et de glaucome à angle fermé. Elle est contre-indiquée chez l'épileptique.

EFFETS SECONDAIRES

Ils sont peu importants et varient en fonction des produits.

INTERACTIONS

Tous ces produits sont incompatibles avec les antidépresseurs de type IMAO non sélectif (iproniazide).

dépresseurs mettraient trop longtemps à agir, l'état physique du patient allant en s'aggravant.

▶ PSYCHOTHÉRAPIE. Tout au long de cette évolution, divers aspects psychologiques pourront être abordés et justifier une approche psychothérapique. Certaines circonstances favorisantes — deuil, traumatisme psychologique, difficultés professionnelles, conflits familiaux — devront être examinées avec soin, le thérapeute ayant soin de ménager une approche objective de ces différentes situations, parfois en collaboration avec les proches et la famille. Au fur et à mesure que l'anxiété et le ralentissement psychomoteur se dissiperont, le patient pourra reprendre avec plus de réalisme le contrôle de ces différents domaines qui le préoccupent. Dans certains cas, des obsessions particulièrement angoissantes seront abordées de façon plus précise, lorsque le malade est suicidaire, très isolé, démuni, désocialisé. La psychothérapie se confond alors avec un travail de réinsertion sociale où de multiples missions sont à mettre en œuvre : renouer des liens avec la famille ou avec des amis, assurer un hébergement, gérer les conditions de reprise d'une activité professionnelle ou d'un bénévolat. Au-delà de l'hospitalisation à plein temps, un séjour en hôpital de jour trouve là une excellente indication.

Dépression asthénique

Devant une dépression très asthénique, certains antidépresseurs particulièrement dynamisants sont indiqués : *Pertofran*, *Tofranil*, *Vivalan*, *Survector*, *Prozac*. Certains auteurs recommandent dans ces indications les IMAO. Le *Marsilid* est le produit le plus ancien. Il comporte plusieurs contre-indications et entraîne des effets secondaires (hypotension et hypertension). L'*Humoryl* et la *Moclamine*, IMAO n'ayant aucun des effets secondaires, peuvent être utilisés sans danger.

Dépression avec anxiété ou agitation

Une dépression avec anxiété ou agitation justifie l'emploi d'antidépresseurs ayant une action anxiolytique : *Anafranil*, *Laroxyl*, *Surmontil*, *Athymil*, *Prothiaden*, *Ludiomil*, *Pragmarel*. Mais la prescription parallèle de neuroleptiques sédatifs comme le *Nozinan*, *le Tercian*, *le Théralène*, ou encore le *Neuleptil* ou le *Melleril*, reste tout à fait utile. Un produit antihistaminique comme l'*Atarax* (75 à 150 mg/jour) peut être également efficace. Les benzodiazépines (*Valium*, *Tranxène*, *Lexomil*, *Lysanxia*, *Urbanyl*, *Victan*) peuvent être utilisées.

La relaxation, technique qui permet de contrôler les émotions par la prise de conscience et la maîtrise des réactions physiques, est dans cette forme clinique particulièrement utile.

Dépression bénigne ou banale

Une dépression bénigne ou banale justifie elle aussi un traitement antidépresseur qui sera prescrit en ambulatoire. Il est naturel d'utiliser un produit classique, tel que l'*Anafranil* ou le *Tofranil*, à des doses minimes ou moyennes (30 à 60 mg par jour). Cependant, le patient, qui continue à travailler et à mener l'ensemble de ses activités, peut être gêné par certains effets secondaires (somnolence, vertiges, tremblements, sécheresse de bouche, effets secondaires sexuels). Il est préférable d'essayer alors des antidépresseurs réputés pour leur absence d'effets secondaires : *Ludiomil*, *Athymil*, *Vivalan*, *Prothiaden*, *Floxyfral*, *Prozac*, *Humoryl*, *Moclamine*. Mais toute inefficacité de ces produits doit faire revenir aux antidépresseurs tricycliques classiques.

Dépression du vieillard

La dépression du vieillard est souvent mal traitée parce que l'on craint, à juste titre, les effets secondaires des antidépresseurs tricycliques : hypotension, accidents vasculaires, et surtout constipation. En cas d'échec de médicaments anodins (*Vivalan*, *Prozac*, *Floxyfral*, *Athymil*, *Humoryl*, *Moclamine*), il faut recourir à des antidépresseurs classiques ayant peu d'effets secondaires comme le *Prothiaden* et le *Ludiomil*. Mais en dernier recours, si l'échec persiste, il faudra bien utiliser l'*Anafranil* ou le *Tofranil*, à faibles doses.

L'isolement, les handicaps physiques, les idées suicidaires fréquentes justifient dans cette forme clinique une approche psychothérapique particulièrement attentive. Elle aura pour but essentiel de rassurer le patient, de rendre plus confortable ses conditions d'existence, de renforcer ses liens avec son entourage. Le recours à des clubs et à des associations d'aide aux personnes âgées doit être envisagé sans hésitation.

Dépression de l'adolescent

Étant donné les risques importants d'impulsivité et de gestes suicidaires chez l'adolescent, il est fondamental d'utiliser dans cette indication des antidépresseurs non toxiques. Par ailleurs, la nécessité de respecter les conditions d'un bon travail scolaire réduira la prescription des produits sédatifs. Des antidépresseurs récents et peu toxiques tels que le *Prozac*, le *Floxyfral*, le *Stablon*, le *Deroxat* ou le *Séropram* seront ainsi conseillés en première intention. La pudeur et la timidité naturelle de l'adolescent rendront particulièrement utile une approche psychothérapique patiente et attentive, à la recherche de quelque secret jusque-là caché. Dans certains cas, une psychothérapie familiale sera nécessaire pour mieux comprendre et éclaircir les relations avec les parents.

États dépressifs récidivants

Les états dépressifs récidivants justifient une thérapeutique préventive particulière. Quel que soit le rythme de retour des accès dépressifs, il est préférable de mettre en place un traitement thymorégulateur plutôt que de reprendre les antidépresseurs lors de chaque accès ou de laisser le patient en permanence sous antidépresseur.

États dépressifs survenant sur une personnalité pathologique

Ces états dépressifs sont les plus difficiles à traiter parce que s'entremêlent ici en permanence les symptômes de la dépression et ceux qui caractérisent la personnalité elle-même. Chez l'obsessionnel, l'anxiété, la méticulosité et la lenteur naturelles du sujet amènent à prescrire des antidépresseurs dynamisants comme le *Tofranil*, le *Survector*, le *Prozac* ou le *Marsilid*. La psychothérapie amènera le sujet à se déculpabiliser, à réduire ses exigences morales et professionnelles, à sortir de ses routines, à être plus généreux. Elle l'invitera également à mieux supporter le temps inoccupé, à développer des rencontres et des loisirs. L'instabilité et l'émotivité des personnalités histrioniques font préférer des antidépresseurs sédatifs et peu toxiques comme l'*Athymil*, le *Floxyfral*, le *Stablon*. Le souci permanent chez ces patients de plaire et d'être appréciés justifie une attitude psychothérapique adaptée. Plutôt que de les rassurer sans fin quant à leurs capacités de séduction, il faudra leur démontrer qu'il existe d'autres domaines de valorisation. Le travail patient, le retour en soi, l'évocation de souvenirs et de relations plus intimes, plus secrètes peuvent être considérés comme des repères complémentaires. Chez ces sujets sans cesse en proie à une anxiété impulsive, la mise en

© MASSON. La photocopie non autorisée est un délit

PHARMACOLOGIE

ANTIDÉPRESSEURS INHIBITEURS SPÉCIFIQUES DE LA RECAPTURE DE LA SÉROTONINE (IRS)

Déroxat	paroxétine	comp. 20 mg
Floxyfral	fluvoxamine	comp. 50 et 100 mg
Prozac	fluoxétine	gél. 20 mg — sol. buvable 20 mg/5 mL
Séropram	citalopram	comp. 20 mg — sol. buvable à 4 %
Zoloft	sertraline	gél. 50 mg

ACTION

Comme leur nom le signale, ces produits sont principalement actifs sur la neurotransmission sérotoninergique. Certains d'entre eux comme la fluoxétine sont particulièrement dynamisants et recherchés en tant que tels par certains patients. D'autres comme le citalopram sont plus sédatifs.

INDICATIONS

L'absence d'effets secondaires cardio-vasculaires et anticholinergiques, l'absence de toxicité rendent ces antidépresseurs particulièrement intéressants dans tous les types de dépression, en particulier chez les personnes âgées. Cependant, leur action est plus incertaine que celle des tricycliques. En cas d'échec, il faudra revenir aux produits de référence. Les IRS sont présentés pour la plupart comme ayant une dose efficace standardisée : 20 à 40 mg pour la fluoxétine, 20 à 40 mg pour le citalopram. Une augmentation de doses n'a pas d'intérêt.

CONTRE-INDICATIONS

Grossesse, allaitement.

PRÉCAUTIONS D'EMPLOI

Ces produits doivent être utilisés avec prudence chez les sujets impulsifs et suicidaires.

EFFETS SECONDAIRES

Ces produits entraînent des effets secondaires liés à leur action sérotoninergique : nausées, céphalées, troubles digestifs, excitation, tremblements, tachycardie. On peut observer aussi des modifications pondérales.

INTERACTIONS

Les IRS ne peuvent pas être associés avec les IMAO. La fluoxétine et la fluvoxamine ne peuvent pas être associées avec le sumatriptan.

place de rationalisations simples — portant par exemple sur les conséquences des actes — peut être utile. Chez les sujets sensitifs, les antidépresseurs sédatifs sont indiqués. Il faut ici amener ces patients à remettre en question leur culpabilité, leur complexe d'infériorité et les attributions négatives. Les thérapeutiques d'affirmation de soi sont particulièrement indiquées.

Dépression chez le schizophrène

Les antidépresseurs sont généralement déconseillés chez le schizophrène car il existe un risque de réactivation anxieuse et délirante. Il est préférable, après un examen attentif, d'éclaircir les causes de la dépression, souvent liée à un souci récent qui s'exacerbe de façon exagérée. Une modification des conditions d'existence, ou des projets à court terme, un conflit passé inaperçu peuvent être la cause de cette angoisse soudaine. Le patient devra être rassuré et les doses habituelles de neuroleptiques seront le plus souvent majorées.

POINTS CLÉS

1. ▶ Le trouble dépressif, très répandu de nos jours, est une pathologie variable selon son intensité, depuis la dépression bénigne et banale jusqu'à la mélancolie qui peut comporter des idées délirantes (voir chapitre 5). La dépression est également variable dans sa durée et ses circonstances de survenue. Elle peut être réactionnelle ou spontanée.

2. ▶ Tous ces troubles répondent à une altération de l'humeur avec un profond sentiment de tristesse et un ralentissement psychomoteur que ni le raisonnement, ni la volonté ne peuvent vaincre.

3. ▶ Le trouble dépressif est souvent associé à d'autres troubles : troubles anxieux, troubles de la personnalité.

4. ▶ Les thérapeutiques biologiques (médicaments antidépresseurs, lithium, sismothérapies) constituent l'essentiel du traitement. Les psychothérapies (thérapies cognitivo-comportementales, thérapie du deuil) sont utiles.

Deuxième partie
PSYCHOSES, ÉTATS LIMITES, PERVERSIONS, ÉTATS PSYCHOPATHIQUES

Psychoses

5

Le terme de psychose désigne les affections mentales les plus graves, celles qui impliquent une désorganisation importante de l'ensemble de la personnalité.

▶ **Le terme de psychose s'oppose à celui de névrose,** les névroses désignant des affections qui comportent un dérèglement partiel du psychisme, reconnu par le patient comme pathologique, impliquant une plainte et un désir thérapeutique. À l'inverse, les affections psychotiques ne supposent pas une conscience du caractère morbide du trouble, le sujet étant aveugle à sa pathologie et n'imaginant pas que l'état qu'il traverse se situe dans le cadre de la médecine. Le délire, la mélancolie, l'état confusionnel sont ainsi par définition des psychoses.

Dans la même perspective, il est classique de penser que le patient psychotique ne peut pas contrôler son état par la volonté et qu'il est inaccessible à une psychothérapie — alors que le patient atteint de névrose est volontiers considéré comme plus apte à maîtriser ses troubles. On dit aussi que les névroses sont compréhensibles dans le cadre de la psychologie commune — c'est le cas par exemple d'une phobie secondaire à un traumatisme psychique — alors que les psychoses échappent à toute analyse rationnelle — ce qui est flagrant lors de la survenue d'une schizophrénie débutante chez un adolescent.

▶ **Ce mystère de la psychose,** qui a fait proliférer d'abondantes théories, l'a fait souvent associer à une étiologie organique : serait psychotique ce qui est organique, voire génétique; serait névrotique ce qui est psychologique, conditionné par les circonstances de la vie. Cette dichotomie est évidemment trop simple, d'autant que les étiologies organiques en psychiatrie demeurent hasardeuses et peu démontrées. Les états dépressifs, par exemple, se situent fort mal entre psychoses et névroses : un état mélancolique survenant dans le cadre d'une psychose maniaco-dépressive semble appartenir au cadre des psychoses, un état dépressif réactionnel à un traumatisme psychologique s'apparente aux névroses. Certains patients maniaco-dépressifs présentent à l'occasion des états dépressifs bénins, d'allure réactionnelle. On notera aussi que le sujet atteint de psychose, bien que peu éclairé sur la nature de son trouble, est capable d'en souffrir et de formuler une demande, et qu'il est loin d'être indifférent aux circonstances. C'est ainsi que les schizophrènes sont fort sensibles aux modifications de leur existence, lesquelles peuvent déclencher chez eux des états dépressifs préoccupants : être psychotique n'empêche pas d'être parallèlement névrotique ! Mais de nouvelles psychothérapies ont à présent l'ambition de s'attaquer aux troubles délirants eux-mêmes, et l'approche cognitivo-comportementale des dépressions est devenue classique.

▶ **Quant aux thérapeutiques médicamenteuses** elles concernent toutes les catégories de troubles. Avec prudence, les classifications internationales, les DSM-IV[1] en particulier, ont progressivement éliminé les deux termes de psychose et de névrose qu'il est préférable de ne plus utiliser, à la fois pour des raisons scientifiques et par respect pour les malades. Ceux-ci, en effet, sont de plus en plus amenés à connaître la dénomination de leurs troubles. Dans le DSM-IV, les névroses ont laissé place aux troubles anxieux et aux troubles somatoformes, les psychoses maniaco-dépressives et psychoses mélancoliques sont devenues trouble bipolaire et trouble dépressif majeur. Le qualificatif psychotique apparaît au chapitre de la schizophrénie sous la mention : schizophrénie et autres troubles psychotiques, cette expression faisant allusion aux psychoses aiguës à caractère transitoire et aux délires chroniques. En définitive, le qualificatif psychotique se restreint de plus en plus aux affections délirantes; mais cela est à présent trop simple car certains schizophrènes ne délirent pas — ou plus.

1. American Psychiatric Association. *DSM-IV. Manuel diagnostique et statistique des troubles mentaux.* 4e édition (version internationale, Washington DC, 1995). Traduction française par J.-D. Guelfi et coll. Masson, Paris, 1997.

© MASSON. La photocopie non autorisée est un délit

Nous traiterons donc dans ce module les affections suivantes : l'accès maniaque et l'accès mélancolique, la psychose maniaco-dépressive, les psychoses aiguës, qui comportent les bouffées délirantes et les accès confusionnels, les troubles schizophréniques et les délires chroniques.

Pathologie aiguë

Accès maniaque

Définition

L'accès maniaque, ou manie, est un dérèglement de l'humeur avec hyperthymie euphorique et expansive. Dans la plupart des cas, il s'intègre dans une psychose maniaco-dépressive, affection relativement rare (risque morbide situé entre 0,25 et 0,75 %) et le plus souvent d'origine génétique. La prévalence (nombre de cas actifs par an) de l'accès maniaque est comprise entre 0,1 et 0,8 ‰. La psychose maniaco-dépressive est plus fréquente chez la femme que chez l'homme ; le sexe ratio, femme/homme, est de 1,5/1. La manie se manifeste assez tôt dans la vie, entre 25 et 30 ans, alors que la dépression survient entre 40 et 50 ans.

Modes de début

Le déclenchement d'un accès maniaque est souvent mystérieux. On peut parfois invoquer une cause psychologique : événement ou conflit affectif, surmenage, stress, deuil, affection somatique. On peut aussi invoquer une cause iatrogène : antidépresseurs, traitement par les corticoïdes, amphétaminiques et anorexigènes.

Le début est le plus souvent progressif, annoncé par des insomnies, l'hyperactivité, le surmenage, la logorrhée. Dans d'autres cas, le virage maniaque est rapide, en une nuit. L'accès maniaque peut être inauguré par une idée obsédante, un voyage pathologique, un acte bizarre, signal-symptôme qui se reproduit de façon rituelle lors de chaque accès.

Tableau clinique à la phase d'état

Il se caractérise par trois grands symptômes :

- **L'euphorie** : trouble de l'humeur,
- **L'hyperactivité** : trouble du comportement,
- **La fuite des idées** : trouble intellectuel.

Aspect du patient

Il est caractéristique. Le maniaque est vêtu de façon fantaisiste et voyante, mais souvent débraillée et incurique. Il est jovial, heureux, éclate de rire, raconte des histoires drôles, parle beaucoup, se met à chanter. Il a les yeux brillants, le visage mobile, hyperexpressif et hypermimique. Il communique aisément, exprime de façon exagérée et efficace ses sentiments, cependant qu'il perçoit avec vivacité les connotations de l'entourage. Il est drôle, chaleureux, amical, mais souvent caustique et ironique.

Il va et vient, déambule et gesticule, prend les autres à partie, provocant et volontiers agressif. Il s'amuse, se moque, fait des propositions grossières ou érotiques, se laissant aller et débordant le cadre des convenances. Il reste cependant à peu près cohérent avec son personnage antérieur et ces exagérations peuvent se situer dans le domaine de ses activités habituelles. Il reste insensible à toute contrainte, à tout rappel à l'ordre.

Il paraît échapper à toute fatigue, demeurant agile, souple, inépuisable en dépit des heures qui passent et de l'activité déployée.

Humeur euphorique

L'humeur euphorique ou hyperthymie expansive constitue le symptôme fondamental de l'accès maniaque. Le patient éprouve un sentiment de joie, de bonheur et de bien-être. Ses sensations sont riches et chatoyantes. Il a l'impression d'une communication facile avec les autres : c'est l'hypersyntonie à l'ambiance.

Il ressent une jouissance extrême de tous les plaisirs : c'est l'hyperhédonie. Il éprouve un sentiment de plénitude, mais aussi de toute-puissance, dans tous les domaines : moteur, intellectuel, pulsionnel. Il se sent infaillible, a des intuitions prophétiques, ne craint ni la faim, ni le froid, ni la fatigue. Il en résulte des attitudes orgueilleuses, mégalomaniaques.

Optimiste, le maniaque se jette dans des projets irréalistes et démesurés : travaux, achats, transaction. Il est insouciant, ignore les contraintes financières ou légales. Son attitude est souvent amorale.

Parallèlement, il existe une libération des pulsions instinctives. C'est une libération érotique : la femme est vêtue de façon provocante et ses attitudes sont sans équivoque. L'homme s'engage dans des aventures sentimentales impromptues et se livre à des débordements incontrôlés : propositions érotiques déplacées, attentat à la pudeur, hypersexualité, viol. Il existe aussi une libération orale avec hyperphagie, et parfois un alcoolisme qui complique le tableau.

Fuite des idées

Elle constitue le trouble intellectuel majeur du maniaque. Le cours de la pensée est caractérisé par sa rapidité : c'est la tachypsychie. C'est une pensée superficielle, avec des jeux de mots, des associations par assonance, des astuces personnelles, des superlatifs. Mais c'est aussi une pensée diffluente, qui passe d'un sujet à l'autre dans une « sarabande d'idées » souvent influencée par l'environnement. Elle est difficile à comprendre parce que le maniaque télescope des chaînons logiques. Très distractif, il ne peut fixer son attention sur un sujet précis.

Cette fuite des idées s'exprime avec une voix ferme mais bientôt cassée selon une logorrhée, parole abondante et ininterrompue, qui épuise l'entourage; elle peut aussi s'épancher dans une graphorrhée, écriture sans fin. En définitive, l'hyperactivité intellectuelle du maniaque est peu productive : la superficialité de la pensée, la diffluence, la perte du contact avec la réalité la rendent inefficace. Cependant, il faut souligner que l'orientation temporo-spatiale et la mémoire sont conservées.

Hyperactivité

Trouble majeur du comportement, elle est la résultante des symptômes précédents.

Après une courte nuit, le maniaque se lève tôt pour une journée d'activités joyeuses et continues. Chacun s'agite dans son domaine : rangements, projets industriels et commerciaux, achats de livres qui ne seront jamais lus, achats divers et incontrôlés (maisons, automobiles, stocks), sports, rencontres, projets politiques. Toutes ces activités pourraient être efficaces, mais le sujet n'a pas le sens de la mesure et il est incapable de garder un objectif stable.

De surcroît, cette hyperactivité est volontiers inconvenante, dangereuse et illégale : dépenses excessives avec chèques sans provision, ruine, excès de vitesse avec accidents, décisions inconsidérées (décision de divorce, vente rapide d'un bien immobilier, achat d'une automobile luxueuse, d'un appartement). Il sera important de faire mettre le sujet sous sauvegarde de justice.

L'ensemble de ces symptômes s'accompagnent de signes somatiques. Le maniaque est insomniaque. Peu sensible à la faim, il oublie souvent de se nourrir et s'amaigrit. Il peut être déshydraté et oligurique. Il est volontiers tachycarde et fébrile.

Évolution de l'accès maniaque

L'évolution spontanée de l'accès maniaque est variable : quelques semaines à quelques mois. Elle peut aller jusqu'à douze mois. Très souvent, l'accès maniaque évolue vers un accès dépressif ou mélancolique. Ce virage peut être rapide, en quelques jours ou en quelques heures et aboutir à un suicide inattendu. Tous ces éléments invitent à une thérapeutique rapide et efficace de l'accès et dans la plupart des cas à la mise en place d'un traitement préventif.

Formes cliniques

Formes symptomatiques

L'accès maniaque est plus ou moins intense. Dans certains cas, il ne s'agit que d'un accès hypomaniaque; ce qui définit la psychose maniaco-dépressive de type II, dans laquelle il n'y a que des accès hypomaniaques. On décrit des manies coléreuses : agressivité, hurlements, vociférations, destructions. On décrit surtout des manies délirantes, chez l'adolescent et le jeune adulte. Il existe des idées mystiques, avec un sentiment d'inspiration divine ou de télépathie, un sentiment de toute-puissance, un délire d'influence avec l'impression de diriger les événements politiques. Ces accès ne doivent pas être confondus avec une schizophrénie.

Manie confuse

Elle est cette fois-ci le fait du vieillard. Il existe alors des troubles de la mémoire et une désorientation. Il faut rechercher un accident vasculaire cérébral qui pourrait être à l'origine de l'accès.

© MASSON. La photocopie non autorisée est un délit

ÉTUDE DE CAS

ACCÈS MANIAQUE

M. Albert Duf, 55 ans, a été hospitalisé en urgence parce que, très excité, il avait apostrophé un agent de police sur la voie publique. Depuis une semaine, son état inquiétait ses proches et ses voisins : il passait la nuit à écouter de la musique, rentrait tard après des soirées passées dans des boîtes de nuit, où il dépensait beaucoup d'argent. Sa présence sur les lieux de son travail était devenue très limitée, car il avait de multiples affaires en cours. Il conduisait très vite. Très empressé auprès des dames, parfois grivois, il n'hésitait pas à oser des gestes déplacés...

Hospitalisé en hospitalisation d'office, il n'a pas le droit de sortir. Il va et vient, parle sans arrêt, considère qu'il a fait une découverte très importante : il faut qu'il joigne le ministre de la Défense pour lui en parler le plus vite possible.

M. Albert Duf est divorcé et vit seul. Mais il a une amie qu'il fréquente depuis plusieurs années. Celle-ci explique qu'il a déjà présenté un accès d'excitation similaire un an auparavant.

Le psychiatre prescrit le traitement suivant, par voie orale : *Largactil* 25 mg : deux comprimés matin, midi et soir; *Haldol* 5 mg : un comprimé matin, midi et soir; *Artane* 5 mg : un comprimé matin, midi et soir; *Heptamyl* : un comprimé matin, midi et soir.

Dix jours plus tard, le psychiatre prescrit la mise en place d'un traitement par les sels de lithium. Le bilan préalable est pratiqué. Il comporte : ECG, EEG, clairance de la créatinine, bilan thyroïdien (T_3, T_4, TSH), ionogramme, glycémie. Lorsque les résultats de ces examens ont été contrôlés, le *Téralithe* (250 mg) est prescrit à la dose de 1 comprimé matin et soir. Huit jours plus tard une première lithiémie est pratiquée, le matin, avant la prise du *Téralithe*. Le traitement est ensuite réadapté pour obtenir une lithiémie située entre 0,5 et 0,8 mmol/L.

Quinze jours plus tard, l'état du patient s'est amélioré et le traitement est établi à la posologie suivante : *Largactil* 25 mg : un comprimé matin et soir; *Haldol* 5 mg : un comprimé matin et soir; *Artane* 5 mg : un comprimé matin, midi et soir; *Heptamyl* : un comprimé matin, midi et soir; *Téralithe* : un comprimé matin, midi et soir.

Lors de la réunion d'équipe, le projet thérapeutique suivant est élaboré :
- traitement de l'état maniaque;
- réinsertion socioprofessionnelle.

ANALYSE DE SITUATION

M. Albert Duf est hospitalisé en hospitalisation d'office pour un accès maniaque dans le cadre d'une psychose maniaco-dépressive évoluant depuis quelques années.

• *RÔLE INFIRMIER SUR PRESCRIPTION*

Dans l'immédiat

a. *L'hospitalisation d'office*

➞ Vérification systématique de la procédure administrative :
- certificat du médecin décidant l'hospitalisation;
- certificat initial d'un médecin dans le service;
- prévoir avec le médecin le certificat de 24 heures et le certificat de quinzaine;
- classement de l'arrêté préfectoral de l'hospitalisation d'office.

➞ Installation de M. Duf dans une chambre seule au calme et proche d'un poste de soins. Établissement de la feuille d'inventaire et tenir hors de la portée les objets dangereux.

➞ Notification à M. Duf de l'impossibilité actuelle de sortir du service.

b. *Traitement prescrit*

❊ *Largactil* 25 mg comprimés

Neuroleptique sédatif : deux comprimés matin, midi et soir.

Vise à obtenir la sédation de l'état d'agitation psychomotrice et favorise le retour à un rythme nycthéméral adapté.

Actions

➞ Lui donner le traitement prescrit.

➞ Vérifier la prise effective.

➞ Évaluer l'efficacité du traitement en quantifiant et en qualifiant les accès d'agitation, le sommeil.

➞ Transmettre au médecin et sur le dossier de soins infirmiers.

➞ Noter les éventuels effets secondaires :
- hypotension orthostatique (prendre la TA couché, debout);
- sécheresse de la bouche;
- constipation (quantifier et qualifier les selles émises et les noter).

❊ *Haldol* 5 mg comprimés : neuroleptique incisif : un comprimé matin, midi et soir.

Vise à abraser les idées mégalomaniaques.

Actions

➞ Lui donner le traitement prescrit.

➞ Vérifier la prise effective.

➞ Évaluer l'efficacité du traitement en relevant les propos mégalomaniaques.

➞ Transmettre au médecin et sur le dossier de soins infirmiers.

➞ Noter les éventuels effets secondaires : syndrome extrapyramidal (contractures musculaires, pâleur).

NB : surveillance effective quotidienne, puis hebdomadaire de la thérapeutique en vue de dépister un éventuel syndrome malin des neuroleptiques.

En cas d'hyperthermie, arrêt du traitement en prévenant le médecin

❊ *Artane* 5 mg comprimés : antiparkinsonien : un comprimé matin, midi et soir.

Est utilisé comme correcteur du syndrome extrapyramidal induit par l'*Haldol*.

Actions

➞ Lui donner le traitement prescrit.

➞ Vérifier la prise effective.

➞ Évaluer l'efficacité du traitement en dépistant les manifestations éventuelles.

➞ Transmettre sur le dossier de soins infirmiers.

❊ *Heptamyl* comprimés : analeptique cardio-vasculaire : un comprimé matin, midi et soir.

Vise à corriger l'éventuel effet hypotenseur des neuroleptiques.

ÉTUDE DE CAS

ACCÈS MANIAQUE *(suite)*

À J 11 (10 jours plus tard)

→ *Bilan pré-lithium*

- ECG : dépistage d'éventuels troubles du rythme.
- EEG : dépistage d'une éventuelle comitialité.
- Clairance de la créatinine et ionogramme, dépistage d'une éventuelle insuffisance rénale.
- Bilan thyroïdien (T_3, T_4, TSH) : recherche d'une éventuelle dysthyroïdie.
- Glycémie : recherche d'un éventuel état prédiabétique.

❊ *Téralithe* comprimés 250 mg : carbonate de lithium : un comprimé matin et soir.

Est utilisé comme normothymique.

Actions

→ Lui donner le traitement prescrit.

→ Vérifier la prise effective.

→ Évaluer l'efficacité du traitement en quantifiant et en qualifiant les troubles de l'humeur.

→ Veiller à ce que M. Duf bénéficie d'un régime alimentaire normal : le régime désodé est une contre-indication au traitement par lithium.

→ Dépister les éventuels effets secondaires :

- tremblements ;
- prise de poids ;
- surdosage : signes digestifs : nausées, vomissements, diarrhée ; prévenir le médecin : arrêt du traitement ;
- intoxication : signes neurologiques : obnubilation, troubles de la conscience

→ *Éducation du patient et de sa famille* quant à :

- la régularité de la prise du traitement et des lithiémies ;
- la survenue d'éventuels effets secondaires et/ou de signes de surdosage ;
- l'hygiène de vie : hydratation + régime alimentaire normal ;
- l'incompatibilité avec certains médicaments : diurétiques, anti-inflammatoires non stéroïdiens.

À J 15

→ Vérification de la lithiémie :

- permet d'ajuster le traitement afin d'atteindre une posologie efficace et non toxique (0,5 à 0,8 mmol/L) ;
- prélèvement sanguin tous les cinq jours au début, effectué impérativement le matin avant la prise du matin, 12 heures après la dernière prise ;
- puis, une fois la lithiémie ajustée, un dosage une fois par mois pendant le premier trimestre ;
- un dosage tous les deux mois.

→ Appliquer la modification de la posologie prescrite.

• *DIAGNOSTICS INFIRMIERS - RÔLE PROPRE*

Diagnostic infirmier n° 1

Risque élevé d'accidents lié à son excitation psychomotrice, au manque d'hygiène de vie (déshydratation, troubles alimentaires et du sommeil).

Objectifs

M. Duf sera capable d'ici **10 jours** de présenter une stabilité de l'humeur et un rythme de vie adapté.

Actions

→ Pendant les premières 72 heures, présence infirmière quasi constante.

→ Canaliser l'hyperactivité de M. Duf en lui proposant un rythme de vie à heures fixes et régulier (toilette, repas, loisirs, coucher), des situations calmes et de détente.

→ Assurer un apport hydrique et alimentaire adéquat (lui proposer souvent des boissons fraîches, les quantifier et noter sur le dossier de soins infirmiers).

→ Évaluer la thymie par le recueil des propos de M. Duf, par l'observation infirmière du comportement et des mimiques et surveiller l'éventuelle survenue d'un virage dépressif ; transmettre sur le dossier de soins infirmiers.

→ Entretiens infirmiers de type relations d'aide (reformulation), afin de lui permettre de verbaliser et d'identifier ses sentiments. Noter le contenu et transmettre les informations sur le dossier de soins infirmiers.

Diagnostic infirmier n° 2

Perturbation des interactions sociales liée à l'excitation psychomotrice, aux idées mégalomaniaques, se manifestant par des propos et des gestes déplacés, par des dépenses inconsidérées, et une rupture de ses habitudes de vie antérieures.

Objectifs

M. Duf sera capable d'ici **6 semaines** de s'investir dans son projet de réinsertion socioprofessionnelle.

Actions

→ Vérifier que l'arrêt de travail a bien été effectué et envoyé.

→ Se mettre en rapport avec l'assistante sociale afin qu'elle évalue la situation financière (mesures de protection si besoin) et professionnelle.

→ Une fois la thymie stabilisée, envisager l'avenir socioprofessionnel avec le patient et son réseau de soutien.

Entretiens infirmiers de type relations d'aide afin de lui permettre :

- de prendre en compte la réalité de son état maniaque et les conséquences socioprofessionnelles qui en ont découlé ;
- d'identifier ses difficultés et ses ressources ;
- de construire un projet socioprofessionnel réaliste.

→ Mobilisation du réseau de soutien (famille, amis, collègues de travail) afin que M. Duf puisse réinvestir son rôle social.

→ Participation de M. Duf aux activités du service en évaluant son implication.

→ Permissions d'essai sous hospitalisation d'office (autorisations préfectorales requises), sorties accompagnées par l'équipe soignante, puis par un membre de sa famille.

→ Recueil des informations inhérentes aux entretiens et aux sorties et notation sur le dossier de soins infirmiers.

Thérapeutique de l'accès maniaque

Hospitalisation

Le maniaque doit être hospitalisé le plus vite possible. L'hospitalisation est urgente car le maniaque détruit sa réputation, son équilibre familial et ses réserves financières. Une mise sous sauvegarde de justice peut être nécessaire. L'hospitalisation se fera souvent contre le gré du malade par la procédure de l'hospitalisation à la demande d'un tiers ou celle de l'hospitalisation d'office.

Traitement

▶ Traitement médicamenteux

● **Les neuroleptiques.** Le traitement comporte d'abord des neuroleptiques. On associera par exemple du *Largactil* (200 à 300 mg par jour) et de l'*Haldol* (20 à 30 mg par jour) qui seront associés à des correcteurs (*Artane* ou *Parkinane*, 15 mg par jour; *Heptamyl*, trois comprimés par jour). On peut préférer d'autres neuroleptiques : *Melleril* (300 à 500 mg par jour), ou *Barnetil* (800 à 1 200 mg par jour). Il s'agit là d'un traitement par voie orale. Ces médicaments peuvent être prescrits en intramusculaire pendant quatre à cinq jours au début, à des doses qui seront moindres.

● **Les thymorégulateurs.** Au bout de quinze jours à trois semaines, l'état maniaque sera stabilisé. Pour éviter une rechute ou une décompensation dépressive, il faut ensuite mettre le sujet sous un thymorégulateur. Le produit le plus fiable est le lithium. Le traitement sera mis au point de façon à obtenir une lithiémie située entre 0,5 et 1 mmol/L. Parallèlement, les neuroleptiques seront réduits, puis arrêtés. La lithiémie sera surveillée tous les deux mois pendant l'année qui suit, puis plus rarement.

En cas d'échec ou de contre-indication du lithium, on peut utiliser le *Tégrétol*, à des doses se situant entre 600 et 1 200 mg. Le taux plasmatique du *Tégrétol* se situera entre 4 et 10 mg/l.

Toutes ces thérapeutiques régulatrices de l'humeur ne sont pas toujours pleinement efficaces. Des débordements peuvent survenir malgré elles. On pourra alors rajouter soit des neuroleptiques, soit des antidépresseurs. Mais il faut savoir rester économe d'antidépresseurs. Les patients maniaco-dépressifs sont souvent nostalgiques des accès maniaques; ils ont tendance à se plaindre du lithium, parfois à l'arrêter. Ils devront être suivis de près.

▶ L'abord psychothérapique

Dans le sens d'un existence mieux organisée, l'abord psychothérapique est un appoint utile.

Troubles psychiatriques du post-partum

Le post-partum, période de grande fragilité psychologique et de bouleversements hormonaux importants chez la femme, semble être propice à l'émergence de troubles psychiques d'intensité variable. Si le « post-partum blues » est relativement fréquent et bénin, on peut par contre assister à l'apparition d'épisodes délirants aigus ou de troubles graves de l'humeur après l'accouchement. Ceux-ci vont conduire à hospitaliser pour troubles psychiatriques deux accouchées sur mille.

« Post-partum blues »

Plus de la moitié des jeunes accouchées présenteraient le « syndrome du troisième jour » qui dure normalement moins d'une semaine. Il s'agit d'un état transitoire, au cours duquel la jeune mère se sent fatiguée, anxieuse, dépressive, et rumine des pensées pessimistes concernant l'intégrité physique et l'avenir du nouveau-né, qu'elle ne se sent pas capable d'élever. Elle a de fréquentes crises de larmes et manifeste de l'irritabilité, voire de l'agressivité à l'égard de son conjoint ou de sa famille.

Une ambiance sécurisante, des propos rassurants sur ses capacités de mère, des informations objectives sur les soins au nouveau-né, la présence chaleureuse et compréhensive de l'entourage vont contribuer à l'amélioration rapide de l'humeur de la jeune accouchée.

Dépressions du post-partum

Dépressions mineures

Les dépressions mineures du post-partum concerneraient 10 à 20 % des parturientes. Le « syndrome du troisième jour » se prolonge au-delà d'une semaine, les signes dépressifs s'accentuent et on constate l'apparition de phobies d'impulsion : la jeune mère a peur de laisser tomber le bébé, de lui faire du mal. Ces craintes obsédantes peuvent entraîner un comportement de mise à distance du nourrisson qui, s'il se prolonge, peut retentir sur son développement psychomoteur.

Les dépressions mineures du post-partum sont souvent rencontrées chez des personnalités de type hystérique. Elles nécessitent une prise en charge spécifique, pour éviter la dégradation de la relation mère-enfant, qui doit être renforcée.

Dépressions mélancoliques

Dans les premiers mois suivant l'accouchement, un état mélancolique va apparaître, avec une douleur morale importante exprimée sur un mode délirant. Les thèmes du délire sont centrés sur l'enfant : la patiente est convaincue d'être une mère indigne, elle est persuadée que son enfant est atteint d'une maladie incurable ou qu'il est déjà mort. Devant un tel tableau, le risque suicidaire (suicide altruiste au cours duquel la mère tente de tuer son enfant avec elle) impose une hospitalisation en milieu psychiatrique et l'instauration d'un traitement par les antidépresseurs imipraminiques et les neuroleptiques, voire la sismothérapie.

Traitement préventif

Dans les premières semaines après l'accouchement, il est important de repérer les signes de dépression, la durée et l'intensité des symptômes permettant de différencier le banal « syndrome du troisième jour » des véritables états dépressifs. Il faut rassurer la jeune primipare qui se sent dépassée par les événements, l'aider à verbaliser ses angoisses et à les relativiser. Il peut être utile d'expliquer que les troubles ressentis sont très fréquents, transitoires, et dus aux remaniements hormonaux et psychologiques qui se produisent naturellement après l'accouchement. Une information objective sur la physiologie du post-partum et de l'allaitement peut aider la patiente à maîtriser son anxiété.

Psychose puerpérale

Signes cliniques

La psychose puerpérale est une psychose aiguë qui survient brutalement entre le cinquième et le vingt-cinquième jour après l'accouchement, parfois à la suite d'un « syndrome du troisième jour » prolongé, accompagné d'insomnie et de cauchemars. On retrouve parfois des complications obstétricales ou une souffrance néonatale dans les antécédents immédiats.

Il s'agit d'une bouffée délirante polymorphe, accompagnée d'un syndrome confusionnel et de troubles de l'humeur qui peuvent être au premier plan (mélancolie, accès maniaque). Les symptômes sont labiles et variables dans le temps. La patiente oscille entre l'agitation et la stupeur, entre l'agressivité et le désespoir avec pleurs, entre l'indifférence à l'égard de son entourage et la quête de réassurance et d'attention. Il existe une désorientation, des illusions perceptives, de fausses reconnaissances. L'humeur est soit dépressive, avec une forte tonalité anxieuse, soit euphorique avec excitation motrice et logorrhée.

Les thèmes délirants sont, là aussi, centrés sur le nouveau-né et l'accouchement : négation de la grossesse, négation de l'accouchement dont la patiente pense qu'il va à nouveau avoir lieu, conviction que l'enfant est décédé ou qu'il a été échangé ou enlevé. Il faut redouter le suicide ou l'infanticide, qui peuvent survenir à tout moment sur un mode impulsif.

Évolution

L'évolution est favorable dans la majorité des cas, mais elle peut être perturbée par des rechutes. La disparition des symptômes se produit finalement en trois à cinq mois. Après rémission, le risque de récidive en cas de nouvelle grossesse est d'environ 20 %.

15 % des psychoses puerpérales évolueraient vers un trouble chronique, schizophrénie ou maladie maniaco-dépressive.

Traitement

L'hospitalisation en milieu psychiatrique s'impose, permettant de débuter un traitement neuroleptique ou une sismothérapie. Les électrochocs sont souvent indiqués dans les troubles psychiatriques graves du post-partum, connus pour être relativement résistants aux neuroleptiques.

L'hospitalisation en psychiatrie va se traduire par une séparation entre la mère et l'enfant. Cette séparation, nécessaire sur le moment, à la fois pour protéger le nourrisson et pour prodiguer les soins nécessaires à sa mère, doit être la plus limitée possible dans le temps. La prise en charge psychothérapique vise à rétablir précocement mais de façon contrôlée les contacts entre la mère psychotique et son enfant. Il faut souligner, dans cette perspective, l'intérêt des unités d'hospitalisation spécialisées dans la prise en charge mère-enfant, en cours de développement dans notre pays.

© MASSON. La photocopie non autorisée est un délit

ÉTUDE DE CAS

PSYCHOSE PUERPÉRALE

Mme Christiane C., 22 ans, vient d'accoucher de son premier enfant, un petit garçon de trois kilos. Elle est restée quatre jours à la maternité. Neuf jours après l'accouchement, elle se présente aux urgences accompagnée par son mari, très inquiet. Le bébé a été confié à la mère de Christiane depuis deux jours, à cause de troubles du comportement manifestés par la patiente.

À l'examen, la patiente est tantôt hébétée, tantôt agitée. Elle semble parfois perplexe, et a de temps en temps l'air de voir des choses inexistantes au plafond de la pièce. Son humeur est manifestement triste et elle semble très anxieuse. Elle raconte que son bébé a été échangé avec un autre à la maternité, juste après la naissance, et fait part de son désir « d'en finir avec la vie ». Elle reproche à son mari d'être plus ou moins complice de l'échange, sans pouvoir en donner la raison précise. Elle refuse d'allaiter un bébé « qui serait probablement malformé ». Selon son mari, cet état se serait installé progressivement après sa sortie de l'hôpital. Depuis deux jours, Christiane C. ne dormait plus la nuit, et sursautait fortement chaque fois que le bébé pleurait. Elle passait la journée au lit, et prétendait parfois être retournée à la maternité pour accoucher d'un nouvel enfant.

Dans ses antécédents, on retrouve une dépression à l'âge de 18 ans après une rupture sentimentale, qui a rapidement régressé sous traitement antidépresseur (*Prothiaden*).

On décide d'hospitaliser Christiane C., qui présente une psychose puerpérale. On prescrit un traitement neuroleptique : *Largactil* 150 mg/jour, gouttes *per os* à 50 mg × 3.

ANALYSE DE SITUATION

Mme C., 22 ans, primipare, présente une psychose puerpérale évoluant depuis une dizaine de jours.

• *RÔLE SUR PRESCRIPTION MÉDICALE*

❊ *Largactil* : gouttes 150 mg par jour soit 50 gouttes trois fois par jour.

Neuroleptique sédatif de l'angoisse.

→ Prendre les constantes de Mme C. (nécessité d'avoir des chiffres référentiels).

→ Donner le traitement, s'assurer de sa prise effective. En cas de refus, prévenir le médecin prescripteur, qui décidera éventuellement d'un nouveau mode d'administration.

→ Surveiller l'efficacité du traitement : les troubles psychiques (perplexité anxieuse, éléments délirants, hallucinations visuelles) doivent régresser.

→ Relever les éventuels effets secondaires : hypotension orthostatique, sécheresse de la bouche, constipation.

→ Noter les observations et transmettre sur le dossier de soins.

• *DIAGNOSTIC INFIRMIER - RÔLE PROPRE*

Diagnostic infirmier n° 1

Risque de violence envers soi ou envers son enfant lié à son angoisse (nouveau rôle de mère).

Objectif

Mme C. sera capable de tenir des propos plus positifs quant à son avenir et sa maternité.

Actions

→ Observations infirmières après avoir installé Mme C. dans une chambre seule, au calme, à proximité du poste de soins et lui avoir présenté les lieux et les personnes. Noter sur le dossier de soins la reprise de contact progressive à la réalité, la survenue ou non de crises anxieuses.

→ Surveillance infirmière quasi constante durant les premières 48 heures.

→ Attitude ferme et rassurante (l'ensemble des intervenants devra avoir la même attitude et ce de manière constante).

Diagnostic infirmier n° 2

Stratégies d'adaptation individuelle inefficaces liées à l'incapacité de gérer une étape primordiale de sa vie : la maternité, se manifestant par une conviction délirante, des troubles de l'humeur, des hallucinations visuelles, des troubles du sommeil, une anxiété massive et une incapacité totale à s'occuper de son enfant.

Objectifs

D'ici 15 jours, Mme C. sera capable :

- d'exprimer ses sentiments quant aux difficultés qu'elle ressent à être mère ;
- d'évoquer ses nouvelles responsabilités ;
- de reprendre contact avec son enfant ;
- de participer à l'élaboration de son projet thérapeutique : hospitalisation mère-enfant dans une unité spécialisée le plus rapidement possible en fonction de l'évolution, puis réinsertion sociofamiliale progressive.

Actions

→ Élaboration en équipe pluridisciplinaire d'un projet de soins, dont les étapes seront :

- prise de contact avec le réel ;
- hospitalisation dans une unité mère-enfant ;
- réinsertion sociofamiliale.

→ Entretiens infirmiers de type relations d'aide dont la visée et l'établissement d'une relation de confiance permettront à Mme C. d'exprimer ses ressentis face à sa situation (maternité, hospitalisation, séparation d'avec son époux et son fils, nouvelles responsabilités).

→ Favoriser les visites de l'époux, seul dans un premier temps, puis en fonction de l'évolution et après avis médical, accompagné de son enfant. Observer et noter le retentissement des contacts sur le comportement de Mme C.

→ Noter les informations recueillies sur le dossier de soins infirmier et les transmettre oralement.

→ Préparer avec Mme C. par le biais d'entretiens (Mme C., médecin, infirmier[e]s) la suite de son hospitalisation et son avenir.

Psychoses aiguës

Les psychoses aiguës sont des affections propres à la nomenclature psychiatrique française. On regroupe sous cette dénomination deux entités pourtant fort différentes : la bouffée délirante, trouble aigu d'origine principalement psychiatrique, et la confusion mentale, « la plus médicale des affections psychiatriques », dont la cause est le plus souvent organique.

Bouffée délirante

Signes cliniques

Le délire aigu survient comme « un coup de tonnerre dans un ciel serein » chez un individu, le plus souvent un adulte jeune, jusqu'alors exempt de pathologie psychotique. Le patient est d'emblée en proie à une activité délirante intense, envahissante, et à laquelle est attachée une conviction totale. Les thèmes délirants (mégalomanie, filiation, richesse, persécution, possession, catastrophe) sont multiples, se mélangent ou se succèdent les uns aux autres, sans qu'un thème particulier n'émerge. Les mécanismes du délire sont tous présents, à tour de rôle ou intriqués : intuitions surtout, hallucinations visuelles ou acousticoverbales, interprétations, imagination contribuent au polymorphisme du délire. Le sentiment de dépersonnalisation peut s'accompagner d'un syndrome d'influence.

À la diversité et à la labilité du délire sont associées des oscillations de l'humeur : exaltation maniaque lors des expériences mystiques ou mégalomaniaques, angoisse dépressive déterminée par des idées de persécution ou de fin du monde. L'agitation est très fréquente, ainsi que l'insomnie. Il peut exister des troubles hydro-électrolytiques.

Dans la bouffée délirante, la vigilance n'est pas modifiée et il n'existe pas de désorientation, à la différence de l'accès confusionnel.

Évolution

Dans la plupart des cas, l'évolution est favorable en quelques semaines, la disparition du délire étant favorisée par un traitement adéquat. En général, on assiste au retour à l'état psychique antérieur à l'épisode délirant, éventuellement après une phase dépressive. Ultérieurement, le sujet pourra se remémorer l'épisode délirant, à la différence de la confusion. Dans près de la moitié des cas, la bouffée délirante sera un épisode unique.

Cependant, une ou plusieurs récidives peuvent se produire, au cours desquelles le sujet présentera les mêmes symptômes, et qui évolueront elles aussi vers la rémission.

Enfin, dans environ 20 % des cas, la bouffée délirante constitue un mode d'entrée dans la schizophrénie.

Étiologie

Dans la plupart des cas, on ne retrouve pas de facteur déclenchant pouvant être relié à la survenue d'une bouffée délirante.

Les drogues hallucinogènes (LSD), le cannabis, les psychostimulants peuvent provoquer des états délirants aigus, de même que certains médicaments (corticoïdes, isoniazide).

Des troubles endocriniens (dysfonctionnement thyroïdien) ou des atteintes du système nerveux central (épilepsie, tumeur cérébrale) peuvent se manifester par des délires aigus. L'examen clinique et les explorations complémentaires permettront de rétablir le diagnostic.

Les bouffées délirantes réactionnelles à des traumatismes psychiques (situation de guerre, catastrophe, incarcération, deuils multiples) sont de pronostic généralement favorable.

Traitement

La prise en charge des bouffées délirantes passe par l'hospitalisation en urgence en milieu psychiatrique. On pourra être amené à hospitaliser le patient sans son consentement (hospitalisation sur demande d'un tiers ou hospitalisation d'office). L'environnement institutionnel, calme, contenant et rassurant va contribuer à la diminution des symptômes présentés par le patient, qui a été brusquement plongé dans l'expérience étrange et angoissante de la perte de la relation au monde.

Le traitement médicamenteux est à base de neuroleptiques antidélirants (*Haldol*, *Loxapac*) et sédatifs (*Nozinan*, *Largactil*), qui seront injectés par

© MASSON. La photocopie non autorisée est un délit

ÉTUDE DE CAS

BOUFFÉE DÉLIRANTE AIGUË

M. L., 19 ans, vient de passer son baccalauréat, avec succès. En vacances depuis quelques jours, son comportement intrigue ses parents : il est sur des projets fabuleux (il veut résoudre toutes les grandes questions scientifiques actuelles, posséder un savoir sans limites, soulager l'humanité de toutes ses misères). Il affirme pouvoir découvrir des sources d'énergie nouvelles inépuisables, mais ce qui est plus insolite encore, il prétend en découvrir la clé en captant des messages d'extraterrestres...

Toute cette effervescence se développe dans un climat à la fois fébrile et angoissé. M. L. mange et dort à peine, couvre des pages innombrables de formules algébriques, les déchire, feuillette des revues scientifiques, réfléchit à voix haute, tient des propos de plus en plus incohérents et fantastiques.

Ses parents appellent leur médecin de famille que M. L. connaît bien. L'accueil est plutôt froid, M. L. fanfaronne : « Qui es-tu ?....T'es le docteur ?... Bon, alors tu connais les fourmis... J'ai des fourmis... Ça me démange partout... D'accord, je vais vous la faire... Pour sauver le monde... » Le dialogue est impossible. M. L. parle fort, s'agite, fuit la maison et va errer quelques heures en ville. il est retrouvé par la police, alertée par les locataires d'un immeuble que M. L. vient de réveiller. Il vocifère, arrache les sonnettes, prétend qu'il y a des micros derrière, puis fait des calembours. On appelle le SAMU. M. L. accepte une injection, puis au moment de monter dans la voiture s'écrie : « C'est ma mort que vous voulez... » et détruit tout ce qui lui tombe sous la main.

Il arrive en psychiatrie en hospitalisation à la demande d'un tiers (signée par le père qui a été prévenu), il est extrêmement agité malgré l'injection faite par le médecin du SAMU. Ses propos sont totalement incohérents du fait du changement perpétuel de sujet.

En fait, il garde un contact avec la réalité, les personnes présentes, mais de manière totalement fluctuante, comme si son attention était incapable de se fixer sur quoi que ce soit. De plus, les échanges de propos, généralement violents, avec les médecins et infirmier(e)s, sont entrecoupés de silences pendant lesquels M. L. parfois perplexe, hébété ou quasiment absent, semble plongé dans des pensées angoissantes ou à l'écoute de phénomènes imperceptibles pour son entourage. Son agitation est par moment très intense ; il déambule alors, bouscule qui veut s'interposer, claque les portes, déchire les papiers qui lui tombent sous la main, ouvre les robinets, éclabousse toute la pièce sans même sans apercevoir. Cette agitation est une sorte de déferlement, faite de gestes sans suite et sans signification propre.

À d'autres moments, ce comportement prend une allure de jeu ou de provocation, par exemple, il « emprunte » la bombe de mousse à raser d'un autre malade et remplit de mousse le tiroir de la table de nuit... Quand on lui fait des remontrances, il s'apaise quelques secondes, puis recommence de plus belle et devient rapidement menaçant et violent si on prétend le ramener au calme.

Lors de l'entretien, le médecin diagnostique une bouffée délirante aiguë et prescrit :

- *Haldol* 5 mg IM : une ampoule le matin, une ampoule le soir ;
- *Nozinan* 25 mg IM : une ampoule trois fois par jour.

ANALYSE DE SITUATION

• *RÔLE INFIRMIER SUR PRESCRIPTION*

L'hospitalisation à la demande d'un tiers requiert de la part de l'infirmier une série de vérifications :

- identité du requérant et de la personne hospitalisée,
- validité des certificats médicaux initiaux, en particulier, celui du médecin extérieur au Centre hospitalier

M. L., 19 ans, présente une bouffée délirante aiguë. Le traitement prescrit par le médecin implique les actions suivantes :

❊ *Nozinan* 25 mg : 3 ampoules IM par jour : neuroleptique sédatif de l'angoisse ;

❊ *Haldol* 5 mg : 2 ampoules IM par jour : neuroleptique antihallucinatoire, antidélirant.

➞ Faire allonger M. L. pendant dix minutes, prendre la tension artérielle couché-debout (recherche d'une hypotension artérielle orthostatique) ; prendre la température (dépistage d'un éventuel syndrome malin des neuroleptiques).

➞ Préparer l'IM (respect de la prescription, des règles de l'asepsie, contrôle des dates de péremption).

➞ Effectuer l'IM : profonde dans le quart supéro-externe du muscle fessier (injection lente).

➞ Relever les éventuels effets secondaires : neurologiques ou végétatifs.

➞ Noter sur le dossier de soins infirmiers : soins effectués, comportement de M. L., l'efficacité et la tolérance du traitement.

➞ Surveiller le territoire d'injection (induration possible).

• *DIAGNOSTIC INFIRMIER - RÔLE PROPRE*

Diagnostic infirmier n° 1

Risque de violence envers soi ou envers les autres lié à son angoisse importante.

Objectif immédiat

Que M. L. soit capable de tenir des propos non agressifs et de contenir son agressivité.

Actions

➞ Installation de M. L. dans une chambre seule, à proximité du poste de soin.

➞ Surveillance infirmière quasi constante durant les premières quarante-huit heures.

➞ Soins de nursing (aide et stimulation à la toilette, aux repas, installation pour le coucher).

➞ Attitude ferme et rassurante (l'ensemble des intervenants de l'équipe devra avoir la même attitude et ce de manière constante).

Évaluation

L'agressivité verbale de M. L. ne deviendra pas une agressivité gestuelle. M. L. pourra exprimer ses émotions sans agressivité.

Diagnostic infirmier n° 2

Altération des opérations de la pensée liée à des difficultés à se situer dans la réalité se manifestant par : des propos incohérents, des hallucinations auditives, de l'agitation psychomotrice, des troubles de l'humeur, du sommeil et de l'alimentation, une angoisse massive.

ÉTUDE DE CAS

BOUFFÉE DÉLIRANTE AIGUË *(suite)*

Objectifs

Que M. L. soit capable d'ici **8 à 10 jours** de :

→ S'adapter à son nouvel environnement.

→ D'ébaucher une critique de son état antérieur.

→ Présenter un état somatique satisfaisant (alimentation sommeil).

Actions

→ Entretiens infirmiers en vue d'instaurer une relation de confiance : resituer le patient dans la réalité lorsqu'il délire et le rassurer par une écoute active (**NB** : ne pas approuver, voire renforcer le délire).

→ Lui exposer clairement les modalités de fonctionnement du service et l'aider à les respecter : sorties dans le parc accompagné (HDT), lui rappeler l'horaire des repas et du coucher...
Cette prise en charge s'effectuera par un binôme infirmier, dans le cadre du projet thérapeutique élaboré par l'équipe pluridisciplinaire.

→ Des entretiens de type relations d'aide effectués par ce binôme (attitude empathique) viseront à évaluer la qualité du contact de M. L. avec son entourage, son implication dans le réel, et la critique de ses troubles.

→ Ces informations seront transmises oralement lors des réunions d'équipe et sont écrites dans le dossier de soins infirmiers.

voie intramusculaire dans les premiers temps. L'évolution, habituellement favorable en quatre à six semaines, permet le passage à la voie orale, et la baisse progressive des doses de neuroleptiques sur une période de trois à quatre mois. Le malade sera revu régulièrement pendant au moins un an, afin de repérer les signes d'une éventuelle schizophrénie débutante.

Accès confusionnel

Signes cliniques

L'accès confusionnel peut être précédé par une période de quelques heures à quelques jours au cours de laquelle vont s'installer des symptômes annonciateurs du trouble : céphalées, insomnie, fatigue, sensations vertigineuses, algies diffuses, troubles digestifs, tristesse, irritabilité, difficultés de concentration, illusions brèves. Sueurs, cauchemars et tremblements caractérisent le pré-delirium.

La confusion mentale associe des troubles de la vigilance, un délire onirique et des signes physiques dont certains vont orienter vers l'étiologie du syndrome confusionnel.

Altération de la vigilance

Elle se traduit par des troubles de l'attention, de la mémoire et de la conscience. Le patient obnubilé a un air à la fois égaré et perplexe, son regard est vide. Sa tenue vestimentaire est négligée, avec quelquefois une absence de soins corporels. Les mouvements sont imprécis, hésitants, désordonnés. Il peut exister des automatismes professionnels, qui sont la répétition « à vide » des gestes quotidiens au travail.

L'atteinte du langage est variable, avec alternance de périodes de mutisme, de marmonnements incompréhensibles, de phrases incomplètes ou incohérentes, qui traduisent l'altération du cours de la pensée. Le trouble de l'attention entraîne de grandes difficultés à communiquer avec le patient, qui comprend plus ou moins les questions et répond difficilement, souvent à côté. Le contact reste cependant possible avec le sujet confus, qui exprime sa perplexité et son anxiété : « Que se passe-t-il ? », « Où suis-je ? ».

La désorientation temporo-spatiale est caractéristique de l'état confusionnel : le malade ne sait ni la date, ni où il est, ne retrouve pas sa chambre et ne reconnaît plus ses proches. Les troubles de la mémoire sont importants, le patient éprouvant des difficultés à mémoriser les faits récents ou les informations qui lui sont données (amnésie antérograde), à évoquer les faits plus anciens appartenant à sa biographie (amnésie rétrograde), et quelquefois manifestant des fausses reconnaissances. Il existe une grande fatigabilité intellectuelle.

Délire onirique

Variable dans le temps, il associe des illusions (déformation d'un objet réel) et des hallucinations (perception sans objet) surtout visuelles, mais aussi auditives, cénesthésiques (transformation corporelle), olfactives, caractérisées par leur recrudescence vespérale et nocturne. Les hallucinations sont désagréables, hostiles, voire effrayantes (zoopsies

© MASSON. La photocopie non autorisée est un délit

qui correspondent à la vision d'animaux monstrueux ou répugnants, particulièrement fréquentes dans le delirium tremens). Le sujet adhère totalement au délire, ce qui peut entraîner de graves troubles du comportement : agitation, passages à l'acte hétéro-agressifs, fuite, précipitation par une fenêtre, errance pathologique.

Syndrome physique

Il est reconnu à l'examen clinique, rendu parfois difficile par la non-coopération du patient. On constate une élévation de la température, même en l'absence de contexte infectieux, et des signes de déshydratation (oligurie, bouche sèche, pli cutané, hypotonie des globes oculaires, hypotension) et de dénutrition, qui font la gravité de l'accès confusionnel.

L'examen clinique permet aussi de retrouver des signes en rapport avec l'étiologie du syndrome confusionnel, qui peut nécessiter un geste thérapeutique immédiat en milieu spécialisé. L'examen neurologique recherche particulièrement une raideur de la nuque, des signes focaux, des mouvements anormaux. L'interrogatoire détaillé de l'entourage et les examens complémentaires (ionogramme, numération formule sanguine, bilan hépatique, créatinine, fond d'œil, électroencéphalogramme, scanner cérébral) permettent de compléter en urgence le diagnostic étiologique de l'accès confusionnel.

Évolution

L'évolution est habituellement favorable, sans séquelles, en quelques jours, grâce à une prise en charge adéquate en milieu hospitalier. L'agitation diminue, le sujet critique ses hallucinations, le sommeil se normalise. Habituellement, le sujet ne conserve aucun souvenir de l'épisode confusionnel (amnésie lacunaire).

Dans certains cas, le malade peut rester perplexe et doit être aidé pour reconstituer ses repères dans le temps et dans l'espace. Dans les formes graves avec un délire onirique très important, il peut persister des idées fixes post-oniriques, le patient restant persuadé de la réalité des hallucinations qu'il a vécues pendant l'accès confusionnel.

Étiologie

Les syndromes confusionnels peuvent être provoqués par de nombreuses affections, au premier rang desquelles il faut placer les causes toxiques, et notamment l'alcoolisme.

Delirium tremens

Le delirium tremens ou le délire alcoolique aigu est la forme la plus fréquente d'accès confusionnel. Il survient le plus souvent dans les quarante-huit heures après un sevrage alcoolique brutal. Les encéphalopathies alcooliques, quant à elles, associent au syndrome confusionnel des signes neurologiques.

Ivresses pathologiques

Certaines ivresses pathologiques, survenant après une intoxication alcoolique aiguë et massive, peuvent entraîner un état confusionnel qu'il ne faut pas confondre avec un delirium. Les ivresses pathologiques sont souvent le fait de sujets dont l'alcoolisme est ancien et sont favorisées par la prise concomitante de psychotropes. Les risques de passage à l'acte sont les mêmes qu'au cours d'un delirium.

Intoxications médicamenteuses

Elles sont aussi une cause fréquente de confusion mentale, en particulier chez les sujets âgés polymédicamentés et facilement déshydratés. Les médicaments entraînant souvent une confusion sont les psychotropes (antidépresseurs imipraminiques, tranquillisants, hypnotiques, lithium, certains neuroleptiques), les antiparkinsoniens de synthèse, la L-dopa, les corticoïdes, l'isoniazide, la digitaline, les antipaludéens, les antihelminthiques, les antibilharziens, la cimétidine et la colimycine.

Tous les produits toxicomanogènes peuvent entraîner des états confusionnels, notamment le LSD, la cocaïne, les solvants. Le sevrage des barbituriques, des opiacés, des benzodiazépines peut aussi déclencher une confusion mentale.

Intoxications accidentelles ou professionnelles

Les intoxications à l'oxyde de carbone, aux organophosphorés, au mercure, à l'arsenic, au plomb, au tétrachlorure de carbone peuvent être à l'origine d'accès confusionnels.

Fièvres

Toute fièvre par la déshydratation qu'elle est susceptible d'entraîner peut provoquer une confusion. Les étiologies infectieuses sont notamment

ÉTUDE DE CAS

SYNDROME CONFUSIONNEL

M. Jean R., 46 ans, ingénieur en informatique, est amené au service d'accueil des urgences, car il présente depuis plusieurs jours des troubles du comportement repérés par sa famille. Cela a commencé par des céphalées, une insomnie de plus en plus importante, des sensations vertigineuses, une intolérance grandissante au bruit. Aux yeux de l'entourage du patient, ces troubles variaient d'un moment à l'autre, avec une recrudescence dans la soirée. Dans la journée précédant l'arrivée aux urgences, le patient a vomi à deux reprises.

À l'examen clinique, le patient a un air égaré, il exprime une tristesse plus ou moins importante, ainsi qu'une certaine surprise par rapport au lieu où il se trouve. Sa tenue vestimentaire est négligée. Les mouvements sont imprécis, hésitants, désordonnés.

Il existe une atteinte du langage, avec des périodes de mutisme, des marmonnements incompréhensibles, ou des phrases incomplètes, courtes, incohérentes, en réponse aux sollicitations de l'équipe médicale. On éprouve de grandes difficultés à communiquer avec ce patient distrait, qui comprend plus ou moins les questions et répond difficilement, souvent à côté. Le contact reste cependant possible et il exprime à certains moments sa perplexité et son anxiété, en demandant ce qui lui arrive.

Le malade ne sait ni la date, ni le mois, ni où il se trouve, et reconnaît plus ou moins ses proches. Le patient éprouve de grandes difficultés à mémoriser les informations qui lui sont données, comme par exemple le nom de l'hôpital où il a été amené. Il se souvient par contre de son âge, des prénoms de ses enfants, et indique facilement le nom du président de la République. Le patient est incapable de réaliser des opérations arithmétiques simples, ou bien d'expliquer des proverbes, tels que « pierre qui roule n'amasse pas mousse ». Il a visiblement du mal à maintenir un niveau acceptable de concentration au cours de l'entretien.

Il existe des hallucinations olfactives, avec perception d'odeurs « de pourriture », que le patient attribue à un moment de l'entretien à « des camions bâchés qui circulent dans les égouts », pour oublier cinq minutes plus tard avoir prononcé ces paroles.

L'examen physique, que le patient accepte en montrant des signes d'impatience, retrouve un pli cutané, une hypotension artérielle et des signes neurologiques (myoclonies, raideur de la nuque). Il existe une hyperthermie à 38 °C.

Dans ses antécédents, on note une appendicectomie à l'âge de 17 ans, et un accident de voiture, il y a deux ans, avec perte de connaissance brève, traumatisme de la face et du bras gauche.

Le médecin de garde décide d'hospitaliser M. R., diagnostiquant un syndrome confusionnel.

Un scanner, une ponction lombaire, et un bilan complet sont programmés en urgence.

ANALYSE DE SITUATION

M. Jean R., 46 ans, présente un syndrome confusionnel d'étiologie inconnue et, devant de graves troubles du comportement, est hospitalisé dans le service porte pour observation et recherche diagnostique.

NB : Nous ne développerons ici qu'une prise en charge sur les premières vingt-quatre heures, étant donné l'absence d'étiologie.

• *DIAGNOSTIC INFIRMIER - RÔLE PROPRE*

Risques d'accidents : altération rapide de l'état général, aggravation des troubles de la conscience, fugue, chute, agitation psychomotrice..., liés à la déshydratation, à l'hyperthermie, à l'obnubilation, aux troubles du sommeil, et à l'altération des opérations de la pensée.

Objectif immédiat

Que M. R. soit en situation de ne pas porter atteinte à son intégrité physique.

Actions

→ Présence effective et rassurante d'un soignant dans les premières vingt-quatre heures, et ce toutes les demi-heures.

→ Installation de M. R. en décubitus latéral (vomissements et troubles de la conscience) dans une chambre seule, calme avec veilleuse.

→ Élimination de tous les dangers potentiels de l'environnement (ceinture, rasoirs...).

→ Soins de confort et d'hygiène (soins de bouche...).

→ Réhydratation, faire boire deux à trois litres, surveiller son alimentation, et faire le bilan des entrées et des sorties.

→ Contrôle des paramètres toutes les deux heures : pouls, tension, température, fréquence respiratoire, et les noter sur une feuille de surveillance.

→ Orienter M. R. dans le temps et l'espace en se présentant, en restituant l'heure et le lieu où il se trouve, en l'appelant par son nom, en lui parlant calmement et clairement.

→ Évaluer toutes les demi-heures, le degré de conscience par l'observation du comportement. Relever toutes les manifestations de perte de contact avec la réalité, les troubles du langage, des praxies, les manifestations anxieuses et les noter sur le dossier de soins infirmiers.

→ En cas d'aggravation, appeler le médecin.

les pneumopathies, les septicémies, le paludisme, la typhoïde, la brucellose, les infections virales.

Origines neurologiques

Les confusions d'origine neurologique sont nombreuses et vont parfois nécessiter un geste spécifique : méningites, encéphalites, traumatismes crâniens (fréquents chez l'alcoolique) ayant entraîné un hématome extradural ou sous-dural, accidents vasculaires cérébraux, hypertension intracrânienne, épilepsie.

Causes métaboliques

Elles sont multiples. On peut citer les cirrhoses hépatiques, les atteintes pancréatiques, les compli-

© MASSON. La photocopie non autorisée est un délit

cations du diabète, les hypercalcémies, les porphyries aiguës, les insuffisances respiratoires, les désordres endocriniens (thyroïdiens, surrénaliens ou hypophysaires), les troubles hydro-électrolytiques. L'hypoglycémie est une cause de confusion rapidement repérable (glycémie au doigt) et facilement curable.

Origines psychiques

Enfin, on décrit des états confusionnels d'origine psychique, notamment au décours des traumatismes psychiques intenses : guerre, catastrophe naturelle ou industrielle, actes de terrorisme.

Traitement

Le traitement d'un accès confusionnel passe par l'hospitalisation. Celle-ci permet la surveillance du patient, qui peut à tout moment passer à l'acte, la recherche de la cause de la confusion, et l'instauration du traitement symptomatique : réhydratation contrôlée, et, en cas d'agitation ou d'angoisse massive, chimiothérapie anxiolytique ou neuroleptique. Bien entendu, un traitement étiologique, médical ou chirurgical, s'il est nécessaire, est mis en route en urgence, en fonction de l'origine de la confusion.

Dans le cas, très fréquent, d'un pré-delirium ou d'un delirium tremens, le traitement passe par la réhydratation orale ou parentérale, qui doit apporter cinq à six litres de liquide par jour. Les tranquillisants (*Équanil*, *Tranxène*, *Valium*) sont utilisés à forte dose par voie intramusculaire.

En cas d'agitation importante, les neuroleptiques (*Haldol*, *Largactil*, *Tiapridal*) peuvent être utilisés pour calmer l'angoisse du patient et réduire le délire.

Le traitement du delirium est complété par des apports vitaminiques prévenant l'encéphalopathie de Gayet-Wernicke : vitamines B_1 et B_6 (500 mg/j. par voie intramusculaire), vitamine PP.

En cas d'ivresse pathologique, l'hospitalisation est nécessaire, permettant la surveillance clinique du patient (conscience, température, tension), un bilan biologique, et une éventuelle sédation en cas d'agitation clastique. La phase d'endormissement, qui termine habituellement une ivresse, peut parfois aboutir à un coma éthylique (à partir d'une alcoolémie de plus de 3 g/l). Ce coma risque d'être compliqué par une hypothermie, une inhalation ou un collapsus pouvant nécessiter une prise en charge en réanimation.

Pathologie psychique subaiguë ou au long cours

Accès mélancolique

Définition

La mélancolie est une forme grave de dépression. La présence fréquente d'idées délirantes, l'attitude et l'aspect du malade, l'intensité des idées suicidaires et la méconnaissance totale du caractère pathologique de son état ont fait classer ce trouble dans la catégorie des psychoses. Cependant, il ne s'agit pas d'un trouble psychotique chronique. Le sujet, dans la plupart des cas, sortira de son accès mélancolique pour retrouver une existence normale. Et un sujet qui a présenté un état mélancolique peut présenter, à un autre moment, un état dépressif banal.

Mode de début

Le début est souvent rapide, en particulier chez les sujets maniaco-dépressifs, en quelques jours. Parfois, il survient au milieu d'un accès maniaque : c'est le virage de l'humeur. Le début est volontiers insidieux, inapparent, car le mélancolique cache ses sentiments, qu'il ne veut pas montrer, ni infliger aux autres. Il peut s'installer à partir d'un état dépressif banal, ou même névrotique, dont il constitue une complication.

Symptômes à la phase d'état

L'état du sujet est impressionnant. Le sujet est désespéré, au plus profond de la tristesse, du pessimisme et de la culpabilité. Les idées suicidaires sont constantes. Le sujet ne comprend pas le caractère pathologique de son état. Il le rattache éventuellement à une cause qui n'est pas exacte, par exemple une faute minime qu'il a commise, et dont il se sent puni. Le sujet doit être hospitalisé.

▶ **L'ASPECT DU MÉLANCOLIQUE EST ÉVOCATEUR.** Le patient est inerte, silencieux, muet, pétrifié, prostré ; il donne l'impression de souffrir. Il regarde son interlocuteur sans répondre, le front plissé, les sourcils froncés, les yeux pleins de larmes. Il est difficilement accessible à un entretien, n'écoute pas, est indifférent, ne répond pas ou lentement, ne croit pas que l'on puisse l'aider, méprise toute possibilité thérapeutique.

L'humeur dépressive est au premier plan. Le mélancolique est profondément triste, désespéré. Il se sent seul, isolé, au milieu d'un monde qui a perdu tout relief, toute tonalité affective, toute chaleur, toute couleur. Les objets sont sans relief, les visages vides, les êtres insignifiants. Plus rien n'a d'intérêt. Tout est monotone. Le mélancolique souffre profondément, mais paraît désaffecté, en dehors du monde. Il éprouve une douleur morale intense : il a mal comme s'il avait commis une faute grave ou perdu quelqu'un de très cher. Cette douleur intense peut se raviver par accès. Elle est plus importante le matin ; elle s'atténue le soir et la nuit. Le temps n'avance plus. Tout est immobile, le temps est figé. Le passé lui pèse, l'avenir n'apporte rien, sauf la mort.

▶ **C'EST DANS CE CONTEXTE QUE SURVIENT LE SUICIDE,** solution à tous les problèmes. C'est la punition des fautes, et c'est le moyen d'échapper à la mort qui menace le sujet (suicide escapiste) ou qui menace sa famille (suicide collectif ou altruiste). Il préfère une mort personnelle, immanente, qui vient de lui-même, à une mort exogène, infligée par un autre ou provenant d'une catastrophe inéluctable. Le suicide est commis de façon imprévue et brutale par des moyens radicaux : défenestration, arme à feu, pendaison, médicaments pris en excès, suicide par le feu, accident de voie publique volontaire. Il est souvent prémédité, soigneusement organisé. Le sujet prend sa décision de façon secrète, et à partir de ce moment son état paraît s'améliorer, ce qui trompe son entourage.

Le suicide est d'autant plus fréquent que le sujet est mélancolique, âgé, masculin, isolé, qu'il a un niveau social bas. La fréquence des suicides était de 22,7 pour 100 000 personnes en France en 1986. La fréquence des tentatives de suicide était de 2,2 ‰ (INSERM). Le mélancolique doit être hospitalisé. Les projets suicidaires rendent cette hospitalisation encore plus nécessaire.

▶ **LES IDÉES DU MÉLANCOLIQUE SONT DOMINÉES PAR L'INDIGNITÉ, LA DÉVALORISATION, L'INCAPACITÉ ET LA CULPABILITÉ.** Le sujet est dévalorisé — par rapport à son état antérieur — indigne, déprécié, incapable, idiot, mis en échec ; dans certains cas il a l'impression que l'on se moque de lui, que l'on ne lui attache plus aucune importance : la dévalorisation est interne et externe ; il se méprise et il méprise le monde. Toute son existence lui paraît vaine, sans intérêt, sans résultats, sans œuvres. Ses bonnes actions, ses joies, sa vie de famille lui paraissent dérisoires, trompeuses, stupides, sans réalité. À l'extrême, il se croit ruiné, condamné. Il se sent coupable, responsable de quantités d'actions mauvaises. Il se cristallise sur des petites fautes infantiles et mesquines, sur des oublis, des négligences. La faute invoquée est souvent une culpabilité par défaut, un péché par omission. Par exemple, il était absent, en voyage lors du décès d'un de ses proches. Lors d'une crise familiale ou professionnelle, il n'a pas su faire face.

Cette culpabilité le ronge, elle l'obsède. Elle peut devenir tout à fait délirante. C'est le délire congruent à l'humeur. Le sujet croit ainsi : que l'on parle de lui à la radio comme d'un grand criminel, qu'il est en relation avec des terroristes, qu'il va être jugé et condamné, que sa famille l'a fait hospitaliser pour l'exécuter, que l'on monte un échafaud dans la cour pour lui ; il entend des hallucinations, des voix qui affirment ces menaces. Il peut avoir l'impression d'avoir contaminé le monde entier avec ses fautes. Il se sent hyperresponsable. Il vit souvent l'électrochoc, nécessaire alors, comme une exécution. À côté de la culpabilité, se situent le regret aigu du passé, le désir intense de le revivre lorsqu'il était heureux, de le revivre autrement lorsqu'il était malheureux. Le passé peut peser de façon intense, presque hallucinatoire, avec l'obsession d'un souvenir.

▶ **ENFIN, LE MÉLANCOLIQUE EST OBSÉDÉ PAR DES IDÉES HYPOCONDRIAQUES.** Il se croit atteint d'une maladie incurable. Il a le cancer, la tuberculose, le Sida et sa mort est imminente. Dans certains cas, il pense être déjà mort et damné, ou certains de ses organes sont déjà morts : son foie se

© MASSON. La photocopie non autorisée est un délit

ÉTUDE DE CAS

ACCÈS MÉLANCOLIQUE

M. Jean-Pierre Lef, 60 ans, est hospitalisé dans un état de prostration. Depuis plusieurs semaines, il reste affalé dans un fauteuil où il rumine des idées noires. Il est persuadé d'avoir entraîné la faillite de l'entreprise dans laquelle il travaille. Il considère qu'il a mal géré ses affaires, que la ruine le menace ainsi que sa propre famille, qu'il va être amené en prison. Il ne voit rien de positif dans l'avenir, reste inaccessible à tout raisonnement. Il pense à se suicider. Incapable de prendre soin de lui-même, incurique, il ne se rend plus sur les lieux de son travail, ne répond plus au courrier, refuse de prendre les appels téléphoniques. Cet abandon accentue encore sa culpabilité. Les visites de ses proches, enfants et petits-enfants paraissent ne plus guère le toucher; il reste lointain, désabusé; mais son attitude traduit la souffrance et la préoccupation. Insomniaque, épuisé, M. Lef se nourrit mal depuis plusieurs jours. Interrogée, son épouse contredit nettement les dires du patient: l'entreprise dans laquelle il travaille se porte bien et il est très apprécié par ses collègues. Elle nous apprend aussi qu'une dizaine d'années auparavant il avait souffert d'un état dépressif semblable. Enfin, trois ans plus tôt, il a souffert d'un infarctus du myocarde qui a nécessité une hospitalisation au cours de laquelle une intervention angioplastique a été pratiquée.

Étant donné l'urgence et la gravité de la situation, le psychiatre propose de pratiquer six séances d'électroconvulsivothérapie. En attendant que ce traitement se mette en place, il prescrit des psychotropes sédatifs: *Tercian* 25 mg, un comprimé matin et midi, deux comprimés le soir; *Tranxène* 10 mg, une gélule matin, midi et soir; *Théralène*: vingt gouttes au coucher. Ce traitement sédatif est maintenu pendant la durée des électrochocs. Au-delà de cette période, un traitement antidépresseur est prévu.

Lors de la réunion d'équipe, le projet thérapeutique suivant est élaboré:

- traitement de l'accès mélancolique,
- réinvestissement personnel dans la perspective d'une cessation prochaine de ses activités professionnelles.

ANALYSE DE SITUATION

M. Lef présente un accès mélancolique lors d'une période charnière de sa vie: problèmes de santé, retraite prochaine, 3e âge.

• *RÔLE SUR PRESCRIPTION MÉDICALE*

Le traitement prescrit par le médecin implique les actions suivantes:

❊ *Tercian* 25 mg comprimés: neuroleptique sédatif à visée anxiolytique, afin de prévenir le risque suicidaire: un comprimé le matin, midi, deux comprimés le soir.

→ Donner les comprimés et surveiller la prise.

→ Relever les éventuels effets secondaires (sécheresse de la bouche, constipation, rétention urinaire, hypotension orthostatique):
- prendre TA, couché et debout,
- faire un bilan des entrées et des sorties.

→ Surveiller l'éventualité d'un raptus anxieux.

❊ *Tranxène* 10 mg gélules: tranquillisant à action anxiolytique: une gélule matin, midi et soir.

→ Donner les gélules à M. Lef et surveiller la prise.

→ Relever les éventuels effets secondaires: somnolence diurne.

❊ *Théralène* gouttes: neuroleptique sédatif à visée anxiolytique utilisé ici comme inducteur de sommeil: 20 gouttes au coucher.

→ Donner les gouttes.

→ Relever les éventuels effets secondaires, principalement végétatifs.

L'objectif de la prescription étant une diminution notable de l'angoisse de M. Lef, l'infirmier(e) surveillera l'efficacité du traitement en observant et en relevant une diminution: des propos négatifs, de l'autoaccusation, de la rumination anxieuse et une amélioration du sommeil. Ceci est noté sur le dossier de soins infirmiers (DSI).

❊ Sismothérapie: 6 séances.

L'électroconvulsivothérapie est un traitement électrique, qui provoque une crise comitiale. Pratiqué sous anesthésie générale, il est utilisé ici dans le cadre d'un état mélancolique sévère.

Les séances seront effectuées en présence d'un médecin anesthésiste-réanimateur après curarisation (prévention des risques de fractures multiples).

RÔLE INFIRMIER

→ S'assurer que la famille et M. Lef ont été informés des modalités et des effets secondaires du traitement (voir *Protocole de soins*, page 92).

→ S'assurer que l'autorisation d'anesthésie générale a bien été signée.

→ S'assurer du bon retour des examens prévus dans le bilan présismothérapie, qui comprend:
- une consultation d'anesthésie;
- un bilan sanguin (groupe Rhésus, urée, ionogramme, créatinine, TP, TCK, enzymes, NFS, VS);
- une radiographie pulmonaire;
- l'ECG.

→ Préparation et surveillance de la sismothérapie:

M. Lef est à jeun depuis la veille. Il est en chambre individuelle.

L'infirmier(e):
- enlève toute nourriture et boissons;
- ferme les toilettes;
- laisse à portée un bassin ou un urinal;
- la toilette est faite de préférence le soir avant l'examen pour éviter que le malade n'ait accès à la salle de bain le matin.

→ Installation de l'électroconvulsivothérapie (ECT):
- l'infirmier(e) installe M. Lef à plat dans le lit dans la salle spécifique réservée à cette activité;
- facilite la circulation autour du lit;
- pose un glucose 5 % avec un KT court, en évitant le pli du coude, les poignets;
- prend et note la tension;
- place le malade sous surveillance électrocardioscopique et vérifie l'arrivée des fluides médicaux (oxygène et vide).

→ Surveillance immédiate.

La surveillance de l'anesthésie est principalement:
- respiratoire;
- neurologique;
- cardio-vasculaire (monitoring). Le malade est surveillé pendant toute la séance: pouls, TA, scope, (débit de la perfusion);
- aspiration bronchique si encombrement;
- le réveil est rapide, le scope est arrêté sur l'ordre de l'anesthésiste et le malade mis en position latérale de sécurité.

ÉTUDE DE CAS

ACCÈS MÉLANCOLIQUE (suite)

→ *Prise en charge post-ECT*
– rester près de M. Lef;
– attendre la reprise de la conscience, puis réinstaller M. Lef dans sa chambre;
– dialoguer avec le malade afin de l'aider à reprendre conscience du milieu environnant;
– le rassurer en répondant à ses questions;
– donner des repères dans le temps (l'ECT occasionne des troubles de mémoire régressifs);
– réitérer les conseils de ne pas boire, ne pas manger, ne pas fumer : M. Lef restera 6 heures à jeun après le traitement; à la 6e heure, on testera la déglutition avec un peu d'eau.

→ L'infirmier(e) surveille les constantes, les note sur le dossier de soins infirmiers. Il/elle note également l'intensité de la crise. Il/elle participera à l'évaluation de l'efficacité du traitement en notant la diminution de l'angoisse, des idées suicidaires, du délire et des propos autoaccusateurs.

• *RÔLE PROPRE - DIAGNOSTIC INFIRMIER*

Diagnostic infirmier n° 1

Risque de violence envers soi ou envers les autres lié à son angoisse : obsession de la ruine et de l'échec, culpabilité, proximité de la retraite, état de santé préoccupant.

Objectif

M. Lef sera capable d'ici à **15 jours** d'émettre des propos plus positifs quant au passé et à l'avenir.

Actions

→ Installation dans une chambre à proximité du poste de soins.
→ Surveillance régulière : présence infirmière tout en respectant l'intimité, la pudeur.
→ Tenir hors de portée les objets dangereux.
→ Évaluation de la thymie par le recueil des propos de M. Lef, par l'observation infirmière du comportement et des mimiques, et transmission sur le dossier de soins infirmiers.
→ Entretien infirmier de type relation d'aide (reformulation) afin de lui permettre de verbaliser et d'identifier ses sentiments.
→ Noter le contenu et transmettre les informations sur le dossier de soins infirmiers.

Diagnostic infirmier n° 2

Perturbation situationnelle de l'estime de soi liée à une incapacité à gérer la situation, des difficultés à assumer ses rôles, se manifestant par des propos négatifs, délirants, suicidaires, une dévalorisation systématique, une incurie des troubles du sommeil et de l'alimentation, une indifférence affective.

Objectifs

D'ici 5 jours, M. Lef sera capable de s'alimenter de façon adaptée (ration énergétique suffisante en fonction de son activité et de son rapport taille/poids).

Actions

→ S'enquérir de ses habitudes et goûts alimentaires.
→ Lui proposer des mets en conséquence.
→ Organiser le temps du repas de façon agréable et comme un temps de partage (exemple : repas thérapeutique).
→ Assumer une hydratation suffisante (1,5 litre/24 heures).
→ Établir une feuille de poids comprenant un bilan des entrées et des sorties.
→ Participer activement à ses soins d'hygiène.

Actions

→ S'assurer qu'il possède le matériel nécessaire à sa toilette (trousse de toilette, linge de rechange, rasoir électrique).
→ L'assister au départ lors des soins d'hygiène, l'inciter à se coiffer seul, le valoriser lorsque sa participation sera acquise et active.

Évaluation

M. Lef d'ici **5 jours** participe à ses soins d'hygiène et s'alimente de façon adaptée.

D'ici 10 jours, M. Lef sera capable de s'intéresser, puis de participer à quelques activités proposées dans le service.

Actions

→ Lutter contre la clinophilie (tendance à rester au lit de façon prolongée).
→ Lui présenter le panel des activités existantes.
→ L'aider à choisir en fonction de ses goûts et centres d'intérêt.
→ Évaluer son degré d'implication et sa satisfaction par des observations infirmières et noter sur le dossier de soins infirmiers.

Évaluation

D'ici 10 jours, M. Lef manifeste de l'intérêt quant à au moins une activité et y participe.

D'ici 1 mois, M. Lef sera capable de réintégrer son foyer et de ressentir de nouveau de l'intérêt pour les siens.

Actions

→ Reprise de contacts avec sa famille, évocation du contexte familial lors d'entretiens infirmiers, demander aux proches d'apporter des effets personnels, des photos, permissions d'essais, puis bilan après ces permissions de sortie.

décompose, ses organes sont pourris. Cette hypocondrie gravissime constitue le syndrome de Cotard, avec négation des organes. Le mélancolique se considère comme totalement incurable; il ne comprend ni la nécessité d'une thérapeutique, ni celle de l'hospitalisation.

▶ L'INHIBITION PSYCHOMOTRICE EST TRÈS IMPORTANTE. Il existe un ralentissement moteur impressionnant. Le sujet est inerte et inactif, il se sent complètement incapable. Il a perdu toute volonté pour accomplir son travail et les tâches de la vie quotidienne qui le submergent sans qu'il

© MASSON. La photocopie non autorisée est un délit

PHARMACOLOGIE

THYMORÉGULATEURS

Neurolithium	gluconate de lithium	amp. buvables : 5 mL = 4,95 mmol/L — 10 mL = 9,92 mmol/L
Téralithe	carbonate de lithium	comp. 250 mg ; 1 comp = 6,8 mmol de lithium
Téralithe LP	carbonate de lithium	comp. 400 mg
Tégrétol	carbamazépine	comp. 200 mg
Tégrétol LP	carbamazépine	comp. 200 mg ou 400 mg
Dépamide	valpromide	gél. 300 mg
Dépakote	divalproate de sodium	comp. 250 mg ou 500 mg

ACTION

Les thymorégulateurs ont un effet stabilisant de l'humeur, dont le mécanisme est encore mal connu, notamment pour le lithium.

INDICATIONS

Prévention des variations de l'humeur dans les psychoses maniaco-dépressives uni- et bipolaires (il s'agit pour le patient d'un traitement de longue durée).

Prévention des variations de l'humeur dans les troubles schizo-affectifs.

Lithium seulement : traitement des accès maniaques, le plus souvent en association avec les neuroleptiques.

CONTRE-INDICATIONS

Lithium

- 1er trimestre de la grossesse.
- Allaitement.
- Insuffisance rénale sévère.
- Troubles du rythme cardiaque.
- Hyponatrémie.
- Régime désodé, traitement par les salidiurétiques.

Carbamazépine

- 1er trimestre de la grossesse.
- Allaitement.
- Bloc auriculo-ventriculaire.
- Insuffisance hépatique sévère.
- Glaucome par fermeture de l'angle.
- Adénome prostatique.
- Traitement par les IMAO ou le dépamide.

Valpromide

- Traitement par le *Tégrétol*.

PRÉCAUTIONS D'EMPLOI

Lithium

- Bilan préthérapeutique : ECG, NFS, ionogramme sanguin, créatininémie, clairance de la créatinine, protéinurie, hématies-leucocytes/minute, TSH ultrasensible, test de grossesse.
- Surveillance : lithiémie (une fois par semaine pendant le premier mois, une fois par mois pendant le premier trimestre, une fois par trimestre ensuite), qui doit se situer entre 0,6 et 1 mmol/L.

Tous les semestres pendant la première année, puis tous les ans : NFS, ionogramme sanguin, créatininémie, protéinurie, TSH ultrasensible.

Carbamazépine

- Bilan préthérapeutique : ECG, NFS, ionogramme sanguin, créatininémie, bilan hépatique, test de grossesse.
- Surveillance : ECG, NFS, ionogramme sanguin, créatininémie, bilan hépatique.

EFFETS SECONDAIRES

Lithium

Nausées, vomissements, tremblement des mains, vertiges, sédation, confusion, hypotonie musculaire, goitre euthyroïdien (plus rarement hypo- ou hyperthyroïdien), prise de poids, polyurie-polydipsie, troubles du rythme cardiaque, hyperleucocytose, acné, baisse de la libido.

Carbamazépine

Somnolence, vertiges, sécheresse de la bouche, troubles digestifs, diplopie, céphalées, confusion, agranulocytose, leucopénie, thrombopénie, anémie, hépatite, troubles de la conduction cardiaque, protéinurie, réaction cutanée allergique.

Valpromide

Sédation, hypotonie musculaire, confusion.

SIGNES DE SURDOSAGE

Lithium (lithiémie > 1,2 mmol/L)

Asthénie, tremblements, hypotonie musculaire, vertiges, nausées, diarrhée, confusion, coma hyperréflexique avec oligo-anurie.

Carbamazépine

Somnolence, coma, convulsions, tremblements, vertiges, tachycardie, hypotension, troubles de la conduction, troubles respiratoires, état de choc.

Valpromide

Somnolence, coma.

INTERACTIONS

Le traitement par les sels de lithium ne peut être associé avec les diurétiques et les anti-inflammatoires non stéroïdiens.

L'association avec la carbamazépine et avec les neuroleptiques sera prudente, car il existe un risque de somnolence et de confusion.

neuroleptiques, à des antidépresseurs, et des hospitalisations sont nécessaires. Les modifications d'évolution de la psychose maniaco-dépressive — accélération, chronicisation, névrotisation — sont particulièrement éprouvantes pour le malade et sa famille qui doivent sans cesse réorganiser leurs projets et leur existence en fonction de la survenue inopinée d'un accès. C'est dire qu'aux thérapeutiques médicamenteuses doit s'ajouter une prise en charge psychologique attentive et proche.

Délires chroniques

Les délires chroniques regroupent la paranoïa, la paraphrénie, la psychose hallucinatoire chronique.

Paranoïa

Généralité

▶ HISTORIQUE

Le terme de paranoïa est connu et identifié par le grand public : le paranoïaque est un personnage mégalomane et persécuté.

Pendant longtemps, au siècle dernier, le terme de paranoïa, pensée à côté, a désigné les délires en général, quels qu'ils soient. Mais à la même époque, en France, Lasègue, puis Falret décrivaient des délires systématisés, se déroulant de façon logique.

Kahlbaum définit en 1863 le délire paranoïaque comme un délire de persécution et de grandeur. Kraepelin, en 1883, sépare nettement le délire paranoïaque de la démence précoce (appelée depuis schizophrénie) : c'est un délire persécutif sans hallucinations qui se développe de façon claire et logique.

Par la suite, en France, Sérieux et Capgras (1909) décrivent les délires chroniques interprétatifs (ou folies raisonnantes), qui correspondent tout à fait à la paranoïa de Kraepelin. Ces délires vont s'opposer à la schizophrénie, qui est hallucinatoire et discordante.

Mais Gaétan Gatian de Clérambault veut en isoler les psychoses passionnelles : la jalousie et l'érotomanie. Et Maurice Dide décrit en 1913 l'idéalisme passionné.

Ainsi avons-nous trois pôles qui se distinguent : des délires paranoïaques endogènes, des délires de préjudice, des délires passionnels.

Parallèlement, la personnalité paranoïaque est décrite par Kraepelin qui, le premier, comprend que dans certains cas il existe des tendances paranoïaques sans véritable délire.

Freud, avec l'analyse des écrits du président Schreber (1911), apporte un éclairage nouveau sur cette question. Il voit le paranoïaque projetant ses problèmes à l'extérieur, prêtant à son persécuteur des tendances qui sont en lui.

▶ PSYCHOPATHOLOGIE

Naïvement, on pourrait voir le paranoïaque obsédé par les autres et par l'extérieur : il est persécuté, il est jaloux, il est envieux.

En fait, le paranoïaque est obsédé par lui-même ; il n'est qu'à l'intérieur de lui-même, il ne peut pas en sortir. Il est totalitaire, unifié, monolithique. Il n'imagine pas avoir deux points de vue différents, changer d'avis, se critiquer, se culpabiliser. Il n'est qu'un, il est homogène. Il n'a pas de dialectique interne, pas de duplicité, pas d'humour. Il est donc tout à fait rigide.

Dans cette perspective, l'avis de l'autre existe peu pour lui. Il n'imagine pas que l'autre ait une opinion différente de lui. Il ne s'intéresse aux autres que dans la mesure où ils partagent son avis ; ses échanges sont confirmatifs.

Pourtant, en lui-même, tout ne se passe pas si bien. Il existe des remous internes, des pulsions, des désirs qu'il a du mal à maîtriser. Pour Freud, il s'agissait-là de désirs homosexuels. À partir du cas princeps, le président Schreber, Freud explique que les pulsions homosexuelles du sujet destinées à l'objet de son amour — en l'occurrence il s'agissait du professeur Fleschig — subissent une série de transformations : « je l'aime » devient « je le hais », qui devient ensuite « il me hait ». La relation pulsionnelle devient acceptable par le moi conscient. Le délire a ainsi une fonction défensive. Cependant, une lutte interne demeure, qui apporte toute sa violence et son anxiété. C'est contre lui que le paranoïaque est en lutte.

Différents processus dès lors se mettent en place :

- **La mégalomanie, la domination** : je veux que les autres soient comme moi ; tout ce qui est autour de moi, c'est encore moi, et je vais le prouver.
- **La persécution, l'indignation, la dénonciation, le mépris** : tout ce qui est mauvais en lui est projeté sur l'autre.
- **L'adoration idolâtre d'un modèle, le culte d'une idée, l'idéalisme passionné, le culte d'un système politique** : tout ce qui est bon en soi est projeté sur l'autre, et ce qui n'en dépend pas est rejeté. Le paranoïaque ignore les nuances ; il est manichéen ; rien ne se situe entre le bien et le mal.
- **La jalousie, l'érotomanie** : l'amour que l'on porte en soi est projeté sur l'autre : le désir d'être infidèle, l'attirance homosexuelle ou mimétique pour le troisième personnage amènent la jalousie, l'amour pour l'autre devient l'amour de la part de l'autre dans l'érotomanie.
- **La revendication pour l'autre** : défendre l'opprimé. « Moi l'orgueilleux je ne me plains pas ;

© MASSON. La photocopie non autorisée est un délit

mais je me plains pour l'autre. » En fait il projette sur l'autre sa propre plainte et se moque bien de l'autre.

En cas de conflit, le paranoïaque gagne souvent la première manche : il est massif, violent, sans faiblesse, sans pitié. Mais il perd la deuxième manche car il n'est pas capable d'imaginer comment l'autre va réellement se comporter. Il ne sait « se mettre à la place de l'autre ».

Caractéristiques du délire paranoïaque

Délirer veut dire sortir du sillon, expression que l'on retrouve dans dérailler. Cela veut dire quitter la croyance commune, croire des choses que les autres ne croient pas. Le délire peut aller contre la logique physique et naturelle, comme il peut être contre les lois, les usages, les coutumes et les croyances habituelles. Sa définition est donc culturelle.

Le délirant n'est pas accessible à la critique, ni celle des autres, ni la sienne propre. Il n'entend pas. Il ignore la réalité; il est dans son système. De ce fait, il ne se modifie pas, il est stéréotypé, immuable.

Le délire paranoïaque a un mécanisme intuitif ou interprétatif. Il n'est pas hallucinatoire et ne comporte pas d'automatisme mental.

Le délire paranoïaque se développe dans l'ordre, la cohérence, la clarté. C'est un trouble majeur du jugement, mais il existe une logique interne; le raisonnement du sujet est charpenté. Alors que le schizophrène délire deux fois, dans le fond et dans la forme, le paranoïaque délire dans le fond, pas dans la forme. Sa pensée reste généralement claire et ordonnée.

Le délire paranoïaque a souvent un mécanisme interprétatif. Il peut rester en secteur, n'impliquer qu'une partie de l'existence ou de l'idéologie d'un sujet. Dans ce cas, le reste de l'existence du sujet reste normal. Il peut s'étendre en réseau et dévorer toute les relations, toute la vie du sujet.

Dans tous les cas, le délirant paranoïaque peut être dangereux.

Évolution du délire paranoïaque

Le délire paranoïaque peut être court, durer moins de six mois et plus d'une semaine.

Le délire paranoïaque peut durer plus de six mois. C'est alors un délire paranoïaque chronique. Il commence alors vers quarante à cinquante ans sur une personnalité normale ou paranoïaque et en général ne s'arrête plus.

Enfin, il existe un délire paranoïaque partagé. Le système délirant se développe dans le contexte d'une relation avec une ou plusieurs personnes qui sont atteintes de délire chronique. Ce phénomène peut être extensif. C'est le délire collectif.

Délires paranoïaques classés par thèmes

▶ MÉGALOMANIE ET PERSÉCUTION

● **Le délire paranoïaque de persécution est le plus caractéristique**

Le sujet croit qu'on lui en veut : on en veut à ses biens, à sa vie, à sa personne, à sa situation. Certaines personnes sont jalouses de lui, veulent régler un compte, supportent mal son pouvoir.

Les persécuteurs sont plus ou moins nombreux et définis. Ce peut être une personne désignée : un voisin, un collègue; un groupe de personnes ou d'amis; un éléments du corps social : les notaires, les juges, la police, les francs-maçons, les communistes, etc. Ces personnes se sont liguées dans un complot, elles sont de connivence, elles échangent des regards entendus, etc. Dans certains cas, c'est le monde entier qui est contre le sujet, le soupçonne et l'observe. Parfois le persécuteur est mal désigné : on m'en veut, quelqu'un, je ne sais pas qui, on m'observe.

Le délire de persécution est le plus souvent de nature interprétative. Il se développe dans une ambiance de roman policier ou d'espionnage. Les détails, les sourires, les allures, les gestes sont interprétés par le patient dans un sens hostile. La construction est plus ou moins charpentée, plus ou moins crédible.

Le sujet croit qu'on parle de lui (idée de référence), qu'on le surveille, qu'on le suit, qu'on veut l'empoisonner, qu'on pose des micros et des caméras, qu'on devine ses pensées. Il interprète ce qui est dit à la radio ou à la télévision comme des allusions à son égard. La pensée magique, les coïncidences, les éléments dus au hasard sont interprétés dans le sens du délire.

Dans tout cela, il n'existe aucun élément de culpabilité. L'humeur reste assez stable en dehors de quelques éléments d'exaltation. En dehors du sujet principal de préoccupation, le sujet peut rester assez normal.

Cependant, des troubles du comportement peuvent survenir avec en particulier une certaine hostilité :

– le sujet peut s'isoler, s'enfermer, refuser de se nourrir par crainte d'empoisonnement, se barricader;

– il peut devenir agressif contre ses persécuteurs, de façon physique, ou de façon légale : il écrit au procureur, porte plainte ;

– il peut vouloir rendre la justice lui-même.

Souvent ce patient trouble l'ordre public et il est l'objet d'une hospitalisation d'office. Et c'est la meilleure solution, car il est préférable de ne pas pratiquer d'hospitalisation à la demande d'un tiers pour ce type de malade ; il risquerait de se venger plus tard.

Délire de relation ou paranoïa sensitive

C'est une forme mineure de délire de persécution. On l'appelle encore délire sensitif de relation.

Ces sujets sont des paranoïaques, orgueilleux, vaniteux et obstinés, mais ils n'ont pas l'assurance, la sthénicité et la mégalomanie des autres paranoïaques. C'est donc un délire hyposthénique chez des sujets vulnérables, timides et très susceptibles. Ils sont sournois et hypocrites ; ils agissent silencieusement.

Le délire se développe dans d'authentiques difficultés : le sujet a subi un échec, une frustration, il est isolé, n'a aucun succès, se brouille avec tout le monde, attire les critiques. Il est maladroit et se fait rejeter à tout propos. Sa vie sentimentale est pauvre et triste ; les pulsions sont très refoulées. Il vit dans un monde d'irrésolution et d'insatisfaction.

Le sujet se sent persécuté, méprisé, brimé. Mais il le ressent douloureusement, se trouve déprimé, n'arrive pas à se défendre, se replie, regrette qu'on ne l'aime pas.

Le sujet est hyperesthésique. Il ne tolère pas la moindre remarque, la moindre critique, le moindre incident, même minime. Ces malades font une histoire de tout. Ce sont des sujets qui démissionnent, déménagent à tout propos, se séparent de leurs amis et connaissances.

En général, l'entourage soignant est facilement en confiance avec eux et peut les aider, les conseiller, leur éviter des commettre des erreurs.

Délire mégalomaniaque

C'est un délire volontiers intuitif. Le patient se croit investi d'une puissance extraordinaire. Il est destiné à accomplir une mission.

Dans certains cas, le délire mégalomaniaque prend des aspects particuliers :

– *Délire mystique* : le sujet se croit en contact avec une divinité et se considère comme la réincarnation d'un prophète ou comme un nouveau prophète. Il crée une secte, fait des adeptes. Il peut se croire la réincarnation d'un personnage historique important (Napoléon).

– *Délire de filiation* : il se considère comme le fils d'un personnage célèbre. Au XIXe siècle, les sujets se présentaient comme Louis XVII, aux XXe siècle comme les enfants du tsar de Russie. On trouve toujours des paranoïaques qui prétendent faire partie d'une famille royale.

– *Délire politique* : le sujet croit influencer les événements politiques, influencer les hommes politiques.

– *Délire scientifique* : le sujet croit avoir trouvé une théorie qui explique tout, qui résout tous les problèmes, et cela sans le moindre souci de vérification.

▶ Délires passionnels

Délire de jalousie

Le sujet croit fermement que son conjoint lui est infidèle. Ce délire est intuitif ou interprétatif. Il s'installe de façon insidieuse. Le paranoïaque accumule les multiples preuves qui vont dans le sens de son délire : le moindre retard, les sourires et les gestes équivoques, les coups de téléphone banals, les façons de s'habiller. Le sujet imagine que son conjoint a de multiples complices. Le passé est reconstruit en fonction du délire. Le conjoint est donc soumis à une surveillance et à des interrogations épuisantes. Des scènes plus ou moins agressives en résultent. La conviction est tenace et résiste aux raisonnements. C'est un délire dangereux qui peut aller jusqu'au meurtre du conjoint ou du rival supposé. Le suicide est possible.

Délire érotomaniaque

L'érotomanie est l'illusion délirante d'être aimé. Elle affecte plus souvent les femmes que les hommes. Le sujet est convaincu d'être aimé par une personne avec laquelle il n'a aucune relation véritable. Il peut s'agir d'une personne du voisinage. Il peut s'agir d'un personnage illustre : actrice de cinéma, homme politique, directeur d'entreprise, médecin, prêtre.

Le délire démarre souvent à partir d'un événement insignifiant : regard, serrement de main, distribution d'un autographe. Ensuite, c'est un délire interprétatif qui s'organise. Le sujet poursuit sa proie et cherche sans fin à prouver cet amour : lettres, coups de téléphone, attente auprès du domicile, cadeaux. La moindre réaction de l'objet de l'érotomanie est interprétée dans le sens du délire : la protestation est une ébauche de relation, le

© MASSON. La photocopie non autorisée est un délit

silence est une approbation. La conviction reste inébranlée. Avec le temps, cependant, les sentiments du malade évoluent. À la phase d'espoir succèdent le dépit, puis la rancune. C'est alors que l'érotomane devient dangereux : il veut se venger de tous les malheurs qu'il a subis.

▶ Idéalisme passionné

Les idéalistes passionnés vont investir de façon exagérée un système d'idées politiques, religieuses ou scientifiques. Ce système est surinvesti de façon disproportionnée par rapport à la réalité.

Ces idées sont volontiers des idées généreuses, altruistes. Du fait de la passion qui les anime, de l'aspect que le paranoïaque lui donne, l'idéalisme devient redoutable. Il devient une arme de combat, un système, destiné à soumettre les autres à son propre pouvoir. Ces idéalismes sont donc des systèmes totalitaires.

Les sujets sont convaincus de leur bon droit, sont persuadés qu'ils détiennent la vérité, méprisent l'avis des autres et la réalité. Ils pensent que tous ceux qui ne sont pas de leur avis sont contre eux et personnifient le mal. Il ne peut exister qu'une vérité.

Les idées qui les animent sont des idées de pureté (système aristocratique), de fusion (système égalitaire), de bonheur et de paix universelle, des idées négativistes (tout est mauvais, c'est le nihilisme, il faut tout détruire).

Parmi les idéalistes, citons quelques exemples :

- **Les régicides**, qui tuent les rois, et auquel il faut rattacher les terroristes.
- **Les idéalistes politiques** farfelus qui prêchent des systèmes utopiques. Ils se perdent dans des écrits illisibles, méconnus, agressifs, envieux, hors de la réalité et de la critique. Ils sont philanthropes, prêchent la paix et le bonheur; mais si ils ont le pouvoir, ils deviennent des dictateurs pour imposer leur conception du bonheur et de la liberté.
- **Les prédicateurs et les gourous** qui fondent des sectes et des communautés, dans lesquelles ils se comportent de façon totalitaire, exerçant un pouvoir sur tous leurs adeptes, et constituant un monde fermé et séparé qui vit dans le mépris de l'extériorité. Leurs disciples sont de grands naïfs qui en fait rêvent d'avoir le pouvoir de ceux qu'ils adorent.

▶ Délires de revendication

Ils sont particulier en ce sens qu'ils ont une allure psychogène et réactionnelle. Ils se développent dans une ambiance de justice, de vérité, de réparation d'un dommage ou d'une frustration. Ce sont les délires de préjudice.

Ainsi, le sujet a perdu son travail, a subi un accident, un vol, a perdu un procès, s'est vu refuser un avancement.

Il a été malade, a été mal soigné, on s'est trompé, on a commis une erreur.

À partir de ce traumatisme, tout un système se met en branle de façon stéréotypée et rigide. Cette activité dévore l'existence du malade, il ne fait plus que cela.

C'est un délire qui se développe dans les conflits relationnels et juridiques, qui est bruyant, public, animé, volontiers agressif. Il se réalimente sans cesse du fait de ces mouvements divers. Il est plus ou moins nettement délirant ou extravagant.

Délire de quérulence

Les sujets font des procès, soit pour des raisons inexistantes, soit pour des raisons anodines. Ils se coupent de tous leurs amis, sont de plus en plus malheureux, parlent de faire la justice eux-mêmes, peuvent être violents.

Hypocondriaques délirants et sinistrose

Les sujets ont subi un accident de travail, il en ont gardé des séquelles qu'ils exagèrent considérablement et ils revendiquent une réparation exagérée. Dans certains cas, ils ont été mal opérés ou mal traités par un médecin ou un chirurgien et ils demandent des dommages et intérêts. Ils poursuivent le praticien.

Tout un processus hystérique se rajoute à cela avec des bénéfices secondaires, une culpabilité sous-jacente, la peur et le refus de reprendre le travail et souvent l'incapacité psychique réelle de reprendre ce travail. Le patient a alors tout intérêt à rester dans un combat qui n'en finisse jamais — et il fait tout pour l'entretenir.

Cette pathologie ne doit pas être induite par des remarques critiques vis-à-vis d'un autre confrère. Il faut être prudent et explicite avec les patients; en particulier ne jamais leur promettre l'impossible et toujours rester dans la réalité.

Inventeurs méconnus

Ce sont des sujets qui croient avoir fait une découverte importante et ne sont pas reconnus à leur véritable valeur. Ils s'épuisent dans des démarches infinies, dans la rancœur, la jalousie, l'agressivité, et la médiocrité, car ils ne peuvent convaincre personne.

Revendication politique

La revendication peut se cristalliser sur une idée politique et emmener le sujet dans des aventures incontrôlées. Cette fois-ci, le sujet revendique pour d'autres personnes. Mais ce n'est pas sincère. En fait, il projette sur d'autres les revendications qui l'habitent. Le manichéisme, la désignation des bons et des mauvais, tranchée comme souvent chez le paranoïaque, peuvent entraîner des actes violents, souvent dans un contexte collectif.

Diagnostic différentiel

▶ **LE DÉLIRE PARANOÏAQUE CHRONIQUE NE DOIT PAS ÊTRE CONFONDU AVEC LE DÉLIRE PARANOÏDE D'UNE SCHIZOPHRÉNIE.** Dans ce cas, il existe une discordance qui rend le délire beaucoup plus incohérent. Il existe souvent un automatisme mental et des hallucinations. En général, le schizophrène est beaucoup plus désocialisé et sa maladie s'est installée plus tôt.

▶ **LE DÉLIRE PARANOÏAQUE NE DOIT PAS ÊTRE CONFONDU AVEC LE DÉLIRE D'UNE MÉLANCOLIE.** Dans ce cas, les idées persécutives ou hypocondriaques sont la conséquence d'une culpabilité sous-jacente et s'accompagnent de symptômes dépressifs.

▶ **LE DÉLIRE PARANOÏAQUE NE DOIT PAS ÊTRE CONFONDU AVEC UN DÉBUT DE DÉMENCE SÉNILE OU PRÉSÉNILE.** La paralysie générale, en particulier, s'accompagne d'idées mégalomaniaques. Mais il existe des signes de détérioration. Le scanner doit être pratiqué au moindre doute.

Traitement

▶ **LES DÉLIRANTS PARANOÏAQUES SONT SOUVENT DANGEREUX POUR LES AUTRES ET POUR EUX-MÊMES.** Ils peuvent être agressifs de façon juridique — ce qui n'a aucune conséquence — ou de façon directe. Du fait de leur obstination, leurs ressources financières peuvent se trouver réduites et ils se retrouveront dans des conditions précaires. Le risque suicidaire existe. Dans toutes ces conditions, l'hospitalisation est justifiée. Mieux vaut utiliser une hospitalisation d'office qu'une hospitalisation à la demande d'un tiers, car elle utilise la force de la loi. Mais il est possible aussi que le paranoïaque accepte avec soulagement la protection de l'hôpital.

▶ **L'USAGE DES NEUROLEPTIQUES EST INDISPENSABLE.** Des produits comme l'*Haldol* (10 à 15 mg/j.), le *Largactil* (100 à 150 mg/j.), ou le *Modécate* (neuroleptique retard) à la dose de 100 mg par mois seront très utiles pour réduire le délire et l'agressivité. On y associera les correcteurs habituels (antiparkinsoniens, correcteurs de la tension artérielle). Tout doit être fait pour que ce traitement soit poursuivi de façon régulière (consultations, visites à domicile). Des antidépresseurs sédatifs (*Laroxyl, Prothiaden, Ludiomil, Athymil*) peuvent être utilisés de façon complémentaire.

▶ **LA PSYCHOTHÉRAPIE DES PARANOÏAQUES DOIT ÊTRE PRUDENTE.** Il n'est pas question d'aller soulever quelque instinct refoulé et inconscient. Le thérapeute doit rester neutre et contrôler à la fois son agressivité, son affectivité, sa curiosité. En effet, le paranoïaque supporte mal l'intrusion, même si elle est de l'ordre de la sympathie. Ce sera en fait une psychothérapie de retour à la réalité, abordant les questions les plus simplement matérielles. Il n'est pas question bien sûr d'adhérer au délire pour faire plaisir au malade. Mieux vaut lui expliquer que ses propos ne sont pas crédibles. Une mise en place bien ordonnée des relations, des rendez-vous, des ordonnances, des démarches sociales, etc., satisfera la rigidité du paranoïaque.

Personnalité paranoïaque

La personnalité paranoïaque se caractérise par quatre éléments : l'hypertrophie du moi, la méfiance, la psychorigidité, l'inadaptation sociale.

L'hypertrophie du moi rassemble à la fois l'orgueil et l'égoïsme. Le sujet a un net sentiment de supériorité. Il est persuadé qu'il a toujours raison ; il proclame ses opinions avec ostentation et fait du prosélytisme. Il veut que les autres pensent comme lui. Si on le contredit, il se fâche. Il est dominateur vis-à-vis de ses proches, membres de la famille et collaborateurs.

Le paranoïaque est méfiant. Il est sur ses gardes, prêt à répondre à toute attaque de la part des autres, attentif à toute rivalité. Il tient les autres à distance avec un air hautain, guindé et conventionnel. Il ne se confie pas facilement et reste secret.

Le paranoïaque est psychorigide. Il a des principes inaltérables, ne change pas d'avis et développe tous les raisonnements nécessaires à défendre sa conviction. Il est respectueux de la morale traditionnelle ; il est honnête et rigoureux. Il dénonce volontiers les fautes des autres et vit dans un monde manichéen où il oppose de façon

© MASSON. La photocopie non autorisée est un délit

ÉTUDE DE CAS

DÉLIRE PARANOÏAQUE

Géraldine S., célibataire, âgée de 32 ans, est hospitalisée à la suite d'une absorption excessive d'hypnotiques réalisée dans un moment de désarroi. N'en pouvant plus, ne parvenant plus à dormir, presque suicidaire, elle a avalé dix comprimés de Rohypnol *à 1 mg, médicament prescrit par son médecin traitant, puis s'est affolée et s'est présentée aux urgences de l'hôpital. Au bout de quelques jours, après une réanimation légère et une surveillance attentive, elle fait part de ses préoccupations.*

Géraldine est enseignante, professeur d'anglais dans un collège de la banlieue d'une grande ville. Elle vit seule, ses parents et ses frères et sœurs résident dans une autre région. Depuis six ans, elle a souvent changé d'établissement, n'arrivant pas à s'insérer de façon régulière et rentrant en conflit avec ses collègues qui se moquent d'elle, la méprisent et la tiennent à l'écart. À plusieurs reprises, dit-elle, au cours des années précédentes, des collègues se sont ligués contre elle, au point qu'elle a dû demander sa mutation. Cette fois-ci, elle a compris qu'un complot s'organise et implique la plupart des enseignants du lycée. Elle a perçu des allusions particulières, des regards soupçonneux, des remarques blessantes. Elle est persuadée que plusieurs de ses collègues parlent d'elle quand elle les voit bavarder ensemble dans la cour. À plusieurs reprises, elle a cru égarer des livres et des copies, mais elle est sûre à présent que ces objets lui ont été dérobés.

Ces phénomènes sont limités au lycée et ne se produisent ni dans la rue, ni dans son immeuble. Géraldine n'a pas de relations sentimentales; elle se méfie des hommes; ils risqueraient de l'exploiter. Elle s'exprime clairement, très persuadée de ce qu'elle affirme. Elle se sent nerveuse, excitée, ayant du mal à trouver le sommeil. Elle a parfois envie de se déchaîner contre l'une de ses collègues, pense la frapper ou porter plainte auprès de l'administration. Au cours des entretiens avec les infirmier(e)s et les médecins, elle est aimable mais réservée, vigilante et pose souvent des questions: pourquoi notez-vous tout ça dans le dossier? Les autres malades vont-ils rentrer dans ma chambre? Est-ce que l'on va savoir que je suis hospitalisée en psychiatrie?

Le psychiatre prescrit le traitement suivant: *Melleril* 25 mg, un comprimé matin et soir; *Haldol* 5 mg : un comprimé le soir; *Parkinane* 5 mg : une gélule le soir.

Quinze jours plus tard, la patiente se trouve plus apaisée. Elle a retrouvé le sommeil, est sortie plusieurs fois en permission, a revu quelques amies. Elle s'est bien entendue avec les autres patients du service. Elle semble oublier peu à peu ses soucis professionnels. Elle est disposée à être suivie par un des médecins du service, qu'elle a rencontré et avec qui elle a rendez-vous. Par conséquent, elle sort de l'hôpital pour reprendre son travail après quelques jours d'arrêt de travail.

ANALYSE DE SITUATION

Mme Géraldine S. présente une psychose paranoïaque évoluant depuis 5 à 6 ans.

La demande d'aide (pseudo-TS) peut s'expliquer, ici, par « l'effondrement brutal de son système défensif » et par son manque paradoxal de confiance en elle.

NB: le diagnostic infirmier de risque de violence envers soi ou envers les autres ne sera pas traité dans l'analyse de situation, car n'est plus actuel.

• *RÔLE SUR PRESCRIPTION MÉDICALE*

Le traitement médicamenteux prescrit par le médecin implique les actions de soins suivantes:

❊ *Melleril* 25 mg comprimés

Un comprimé matin et soir (neuroleptique polyvalent). Vise à contenir l'agressivité possible liée à l'angoisse, et à abraser la conviction délirante.

❊ *Haldol* 5 mg comprimés

Un comprimé le soir.

Neuroleptique antidélirant, vient compléter l'action du *Melleril,* vise à réduire la méfiance, à combattre le délire; de plus facilitera l'endormissement.

→ Donner le traitement et surveiller la prise.

→ Surveiller l'efficacité du traitement: Mme S. est plus détendue, elle accepte les règles de fonctionnement du service, elle est moins méfiante.

→ Dépistage des éventuels effets secondaires (syndrome parkinsonien, hypotension orthostatique, aménorrhée).

→ Expliquer à Mme S. que le traitement prescrit par le médecin est une aide qui devrait lui permettre de gérer, au mieux, ses craintes; que la prise de ce traitement doit être régulière et suivie.

→ Noter les observations sur le dossier de soins infirmiers et les transmettre au médecin.

❊ *Parkinane* 5 mg : une gélule le soir.

Correcteur des effets secondaires neurologiques induits par les neuroleptiques prescrits.

→ Donner le traitement.

→ Vérifier son efficacité : apparition ou non de tremblements, de dyskinésies.

→ Dépister les éventuels effets indésirables (sécheresse de la bouche, constipation...).

→ Faire boire Mme S. (1,5 l/24 heures).

→ Noter sur le dossier de soins infirmiers.

• *RÔLE PROPRE*

Diagnostic infirmier n° 1

Peur liée à une menace imaginaire (les collègues, les hommes, les autres...) se manifestant par une conviction délirante, des difficultés à gérer sa nervosité, son agressivité, des troubles du sommeil, l'instabilité socioprofessionnelle.

Diagnostic infirmier n° 2

Isolement social lié à son incapacité à :
- s'engager durablement dans des relations personnelles;
- créer des liens;
- communiquer efficacement;
- se manifestant par une vie affective désertique, des conflits professionnelles incessants.

Objectifs

Mme S. sera capable d'ici **5 jours** :
- d'exprimer sa méfiance, ses craintes;
- de manifester des marques de confiance au personnel infirmier;
- de présenter des manifestations relationnelles adaptées avec les autres personnes hospitalisées;
- de manifester du contentement.

ÉTUDE DE CAS

DÉLIRE PARANOÏAQUE *(suite)*

Actions

→ Conduire des entretiens infirmiers type relations d'aide : reformulation.

→ Expliquer systématiquement et clairement la dynamique de la prise en charge (les notes dans le dossier répondent aux besoins d'information des collègues, le traitement est une aide, les soignants ne sont ni des juges, ni des policiers...).

→ Intégrer Mme S. aux activités du service.

→ Observer, noter le comportement, transmettre sur dossier de soins infirmiers.

→ Proposer des soins corporels : maquillage, coiffure, relaxation.

Objectif :

Mme S. sera capable d'ici **12 jours** :

– de participer activement et positivement à une activité de groupe proposée dans le service qu'elle aura choisie (mixité systématique) ;

– de participer à son projet de réinsertion socio-professionnelle.

Actions

→ Proposer à Mme S. le panel des activités du service.

→ La faire choisir, présenter les objectifs de l'activité (socialisation).

→ Observer, noter le comportement sur le dossier de soins infirmiers.

→ Valoriser les réussites de Mme S.

→ Noter sur le dossier de soins infirmiers les répercussions des permissions d'essai sur le comportement de Mme S.

→ Mener des entretiens infirmiers visant à vérifier si des craintes quant à son avenir socioprofessionnel persistent, noter sur le dossier de soins infirmiers et transmettre au médecin chargé du suivi.

→ Vérifier que la patiente a pris un rendez-vous auprès d'un psychothérapeute à sa sortie.

schématique les bons et les méchants. Indigné, revendiquant, regrettant que le monde ne soit pas autrement, il peut adhérer sans retenue à telle ou telle cause politique qui pourrait remettre enfin les choses en place.

- **Le paranoïaque est fort mal adapté à la société**. Il se fait rejeter par les uns et les autres. Derrière ses rugissements, il est souvent timide, maladroit, mal à l'aise, anxieux. Sa situation professionnelle et sociale est souvent précaire, car il est réellement mal compris. Sur le plan sentimental, c'est un timide qui cultive l'amour platonique.

- **La psychothérapie de ces sujets n'est pas facile**. Ils tolèrent mal la discussion et la contradiction. Ils peuvent se laisser aller à des confidences, à des effusions affectives qu'ils vont regretter ensuite. Et pourtant, ils ont besoin d'être rassurés et confortés. Une fois de plus, il faudra être neutre et réaliste. Les antidépresseurs sédatifs seront fort utiles.

Paraphrénie

La paraphrénie est un délire chronique qui survient entre trente et quarante-cinq ans.

C'est un délire qui est marqué par des thèmes fantastiques et imaginatifs. Le sujet raconte un délire qui ressemble à un roman de science-fiction ou à un conte. Il prétend avoir vécu des aventures extravagantes à travers le temps et l'espace : il a vécu à d'autres périodes, a connu des personnages extraordinaires, a eu d'autres incarnations, a eu des nombreux enfants. Ce délire est confabulant, il se nourrit à des circonstances réelles ; il est alimenté par des hallucinations diverses (visions, extases, communications télépathiques avec l'au-delà) et s'exprime volontiers avec richesse dans une ambiance euphorique et grandiose. Il comporte des éléments mégalomaniaques et persécutifs. Son mécanisme peut être à la fois imaginatif, interprétatif et hallucinatoire.

Le sujet reste — classiquement — longtemps adapté à la réalité. En fait, au bout d'un certain temps, le délire s'appauvrit et l'évolution peut se faire sur un mode schizophrénique. Le traitement neuroleptique n'est pas très efficace sur le délire mais permet de contrôler les débordements thymiques et les troubles du comportement.

Psychose hallucinatoire chronique

La psychose hallucinatoire chronique est un délire chronique qui survient entre trente et cinquante ans et qui est plus fréquent chez la femme que chez l'homme. C'est un délire dans lequel les hallucinations sont au premier plan et paraissent être à l'origine du délire, celui-ci se développant en fonction de la culture et des croyances du sujet. Par exemple, une malade a des hallucinations olfactives et en déduit que ses voisins veulent l'intoxiquer. Dans un autre cas, le malade entend des voix et pense qu'un émetteur parvient à influencer son cerveau. Un autre ressent dans son corps des courants électriques anormaux et pense

© MASSON. La photocopie non autorisée est un délit

qu'il est envoûté par un personnage religieux. Les hallucinations sont le plus souvent auditives et verbales, elles peuvent être visuelles, olfactives, gustatives, cénesthésiques. Le délire se structure sur un mode persécutif, parfois sur une mode mégalomaniaque ou religieux. Le sujet se défend de façon naïve contre ses voix : il convoque le Gaz de France, se met du coton dans les oreilles, change ses serrures, déménage. Cela dit, la psychose hallucinatoire chronique constitue un délire en secteur qui ne s'accompagne pas de discordance ni de dégradation sociale. Pour ces raisons, les psychiatres français ont tenu à la séparer de la schizophrénie paranoïde chronique.

La psychose hallucinatoire chronique s'accompagne d'un automatisme mental tout à fait caractéristique. Cet automatisme mental, décrit par Gaétan Gatian de Clérambault, comporte plusieurs symptômes.

Hallucinations

Le malade entend des voix, une ou plusieurs, qu'il attribue à ses voisins, à des haut-parleurs cachés dans les murs, à des émetteurs ; ces voix expriment des propos injurieux, grossiers, menaçants. Elles ont tendance à répéter les pensées du malade. Les hallucinations peuvent également être olfactives (odeur de gaz ou d'excréments), gustatives (goût de sang), cénesthésiques (fourmillements, courants électriques, sensations sexuelles).

Phénomène d'automatisme

Le sujet a l'impression que ses gestes, ses paroles, ses idées se font automatiquement sans qu'il les commande, comme si quelqu'un d'autre les commandait à sa place. Il existe donc un sentiment d'influence extérieure, de possession.

Phénomènes de dédoublement mécanique de la pensée

Les actes, les paroles et les pensées du malade sont commentés par les voix hallucinatoires après avoir été accomplis. Ils peuvent également être énoncés avant l'action. Ce phénomène répétitif est désagréable pour le patient qui demande à en être soulagé.

▶ L'ÉVOLUTION se fait par poussées sur un fond chronique qui amènent finalement une extension du délire et une dégradation sociale.

Sous neuroleptiques, à des doses éventuellement modérées (5 à 10 mg d'*Haldol*, 4 à 8 mg *d'Orap*, 25 à 50 mg de *Moditen* ou de *Modecate* en intramusculaire), les hallucinations disparaissent et les éléments délirants s'apaisent. Le traitement doit être prescrit de façon permanente, au risque d'une rechute lors de l'arrêt.

Troubles schizophréniques

Définition

Sous le terme de schizophrénie on regroupe un ensemble de troubles mentaux hétérogènes quant à leur étiologie, leur présentation clinique, leur évolution. Cependant, il existe un consensus sur les caractéristiques symptomatiques communes de ces troubles, consensus aboutissant à la définition des critères diagnostiques de schizophrénie que l'on peut résumer ainsi :

- **Existence de symptômes psychotiques** à un moment ou l'autre de la maladie (idées délirantes, hallucinations).
- **Évolution sur plusieurs mois** vers une baisse de l'efficience et un appauvrissement progressif de la personnalité.
- **En l'absence de cause organique décelable ou de troubles thymiques** à l'origine du tableau symptomatique.

En 1893, Emil Kraepelin avait introduit la notion de « démence précoce ». Il voulait regrouper sous ce terme plusieurs troubles se caractérisant selon lui par une baisse permanente et irréversible de l'activité mentale, par opposition à la « folie maniaco-dépressive », caractérisée par une évolution périodique avec préservation de la personnalité et rémission complète entre les crises.

Eugen Bleuler rebaptise la démence précoce du terme de schizophrénie en 1908, car pour lui il n'existe pas de démence au vrai sens du terme. Ce qui caractérise de façon fondamentale ces troubles est la dissociation, c'est-à-dire des troubles des processus associatifs de la pensée ; le terme de schizophrénie vient du grec *schizein*, divisé, et *phrên*, esprit.

De nos jours, on en revient à des considérations proches de celles d'Emil Kraepelin, puisque pour le DSM-IV[1], paru en 1994, l'accent est mis sur l'évolutivité péjorative des troubles avec présence

1. American Psychiatric Association. *DSM-IV. Manuel diagnostique et statistique des troubles mentaux*. 4e édition (version internationale, Washington DC, 1995). Traduction française par J.-D. Guelfi et coll., Masson, Paris, 1997.

de symptômes psychotiques à un moment ou un autre de l'évolution.

Comme on le voit, le diagnostic de schizophrénie pose toujours des difficultés. Il ne doit pas être fait avant une durée minimale d'observation clinique de six mois. Il faut savoir enfin qu'il n'existe aucun symptôme pathognomonique, c'est-à-dire aucun symptôme dont la présence implique automatiquement le diagnostic de schizophrénie.

Épidémiologie

Les grandes études épidémiologiques menées au cours des trente dernières années par l'OMS dans différents pays et différentes cultures montrent que la fréquence des troubles schizophréniques est à peu près constante lorsque l'on en pose le diagnostic à l'aide de critères bien définis, avec une prévalence comprise entre 2,5 et 5,3 pour 1 000 habitants et un risque vital cumulé d'environ 0,8 %. Il n'existe pas de différence significative entre les deux sexes.

Clinique

Modes d'entrée dans la schizophrénie

Habituellement l'âge de début se situe entre 15 et 25 ans pour les hommes, un peu plus tard pour les femmes, chez qui s'observe un second pic de déclenchement autour de la ménopause. On distingue habituellement trois modes d'entrée dans la schizophrénie : les débuts aigus, les débuts insidieux, les débuts sous une sémiologie d'emprunt. Surtout en cas de début aigu, il faut se garder de porter trop hâtivement un diagnostic de schizophrénie, mais se laisser un temps d'observation prolongé, au minimum six mois à un an, avant de se prononcer avec suffisamment de certitude.

▶ DÉBUTS AIGUS

Il peut s'agir soit :

- **De délires aigus**, d'apparition brutale et de caractéristique paranoïde, c'est-à-dire multiples dans leurs thèmes et leurs mécanismes, flous, mal systématisés. Ces modes d'entrée aigus peuvent s'accompagner de troubles du comportement, voire d'actes médico-légaux. Habituellement il existe une note hallucinatoire, auditive le plus souvent. Le délire se développe sur une thématique de persécution, mystique. Il peut aussi s'agir d'un délire de filiation, d'influence, mégalomaniaque, hypocondriaque, érotomaniaque, etc. Il n'est pas rare non plus d'observer un automatisme mental.
- **De troubles thymiques** : états maniaques ou dépressifs atypiques, accompagnés de symptômes psychotiques (idées délirantes, discordance).
- **D'un syndrome catatonique aigu** : décrite initialement par le psychiatre allemand Karl Kahlbaum en 1874, la catatonie est constituée d'une stupeur, c'est-à-dire de l'absence complète de mouvements spontanés, accompagnée en cas de sollicitation extérieure par une résistance à l'action (raidissement musculaire, refus d'aliments, mutisme) : c'est l'oppositionisme négativiste du catatonique. Parfois, il existe de façon transitoire une suggestibilité, c'est-à-dire l'adoption passive des sollicitations de l'entourage sous la forme d'une flexibilité cireuse, où le corps se laisse imposer n'importe quelle position, d'une catalepsie, qui est la tendance à conserver indéfiniment des attitudes imposées, enfin d'une reproduction automatique des paroles d'autrui (écholalie), de la mimique (échomimie), des gestes (échopraxie). Enfin, sur ces graves troubles de l'initiative motrice, peut se manifester une excitation catatonique : impulsion verbale ou gestuelle soudaine souvent coléreuse et bizarre, ainsi que des parakinésies, c'est-à-dire des mouvements parasites. La catatonie est rare de nos jours et peut se voir également au cours de certains états organiques ou dans d'autres pathologies mentales.

Lors de ces débuts aigus, on peut soupçonner une schizophrénie lorsque la désorganisation de la personnalité est marquée, lorsque la récupération n'est pas complète après plusieurs semaines de traitement, lorsque les symptômes psychotiques persistent de façon minime, avant que ne se dévoilent progressivement les symptômes négatifs et discordants.

▶ DÉBUTS INSIDIEUX

Progressivement et s'aggravant lentement, on peut observer, dès l'adolescence :

- **Un repli** avec asthénie et désintérêt pour le monde environnant, apragmatisme, baisse du rendement scolaire.
- **Des modifications du caractère**, en particulier une bizarrerie et une méfiance exagérée.
- **Des idées délirantes** évoluant à bas bruit, marquées par des préoccupations inadaptées dans les domaines occultes, philosophiques, politiques, mystiques. On observe aussi des délires érotomaniaques, hypocondriaques, fantastiques, etc.

© MASSON. La photocopie non autorisée est un délit

ÉTUDE DE CAS

SCHIZOPHRÉNIE PARANOÏDE

M. F., 23 ans, est hospitalisé dans le service de psychiatrie, en raison de troubles sur la voie publique. Il a suivi une femme âgée et l'a agressée verbalement, l'accusant de se moquer de lui, et d'être chargée de le surveiller. Il a entendu cette femme dire « voyou » dès qu'il l'a rencontrée dans une grande surface.

Depuis plusieurs semaines, le comportement de M. F. s'est progressivement altéré : il se replie sur lui, rit fréquemment sans raison apparente, semble absent, ne va plus en cours, tient des propos incohérents.

M. F. vit en résidence universitaire depuis le début de l'année, où il a repris ses études de droit après un an d'interruption. Auparavant, il habitait chez ses parents. Il a un frère plus jeune de deux ans, encore au domicile parental.

Il y a deux ans, M. F. avait été hospitalisé dans un service d'ORL parce qu'il entendait des bruits bizarres. Les examens n'avaient rien montré d'anormal et le patient avait été dirigé vers un psychiatre. Celui-ci lui avait prescrit de l'halopéridol (Haldol) *pendant plusieurs mois, puis du pimozide* (Orap). *Le traitement a toujours été mal accepté par le patient, malgré une bonne efficacité sur les symptômes qu'il présentait alors : hallucinations auditives, discordance, perte de l'élan vital, isolement social, idées délirantes mal systématisées, à thème surtout persécutif. Il avait finalement décidé de reprendre ses études, et il a arrêté tout traitement et toute prise en charge quatre mois avant l'hospitalisation.*

À l'entretien, M. F. a des attitudes d'écoute et répond souvent à côté. Ses propos sont difficiles à suivre et manifestement délirants. Il explique qu'une voix commente ses actes, ses pensées, qu'une force extérieure le dirige et lui donne des ordres. Ses compagnons d'étude font des remarques lorsqu'il entre dans l'amphithéâtre, surtout les filles, qui le repoussent. M. F. se plaint d'être fatigué, d'avoir du mal à travailler, à prendre les cours, à réviser les examens, à pratiquer des activités de loisir. Il ne reconnaît pas la nature pathologique de ses troubles et accepte l'hospitalisation passivement, mais à condition qu'elle soit de courte durée.

Devant les réticences du patient à l'égard du traitement médicamenteux, il est envisagé de le mettre sous *Modécate*, une injection IM toutes les trois semaines, mais en vérifiant auparavant la tolérance et l'efficacité de ce neuroleptique par un traitement *per os*, à la dose initiale de 100 mg par jour, plus un *Akineton retard* si besoin, c'est-à-dire si apparaissent des manifestations extrapyramidales. Le projet thérapeutique comporte à court terme l'instauration d'une relation de confiance avec l'équipe soignante, un ancrage dans la réalité.

ANALYSE DE SITUATION

M. F., 23 ans, présente une schizophrénie de type paranoïde, évoluant depuis deux ans.

Il est hospitalisé, le médecin prescrit pendant deux semaines :
- *Moditen* 100 mg comprimés : 1/2 le matin et 1/2 le soir ;
- *Akineton retard* comprimés si besoin : un le matin ;
- puis *Modécate* 125 mg IM : un flacon toutes les trois semaines si le *Moditen* est efficace et bien toléré.

• *RÔLE SUR PRESCRIPTION MÉDICALE*

❊ *Moditen* 100 mg *per os* : un par jour.

Neuroleptique antihallucinatoire, antidélirant, antipsychotique.

→ Prendre les constantes de M. F. (nécessité d'avoir des chiffres référentiels).

→ Donner le traitement, s'assurer de sa prise effective.

→ Surveillance de l'efficacité du traitement : les troubles psychiques (automatisme mental, hallucinations auditives, discordance, idées délirantes) doivent céder.

→ Relever les éventuels effets secondaires : syndrome extrapyramidal, hypotension orthostatique.

→ Donner l'*Akineton retard* (correcteur des effets secondaires neurologiques) si besoin.

→ Noter les observations et transmettre sur dossier de soins infirmiers.

NB : l'observation infirmière est primordiale, c'est sur les informations concernant l'efficacité du traitement et sa tolérance par M. F., que le médecin prescripteur décidera le passage en IM retard.

❊ Au bout de quinze jours, *Modécate* 125 mg IM : un flacon toutes les trois semaines.

→ Faire allonger M. F. pendant 10 minutes, prise de la tension couché-débout (recherche hypotension orthostatique), prise de la température (dépistage d'un éventuel syndrome malin des neuroleptiques).

→ Préparation de l'IM (respect de la prescription, des règles d'asepsie, contrôle des dates de péremption).

→ Effectuer l'IM : profonde, dans le 1/4 supéro-externe du muscle fessier, injection lente réalisée impérativement en extemporané (le solvant huileux risque de dégrader le corps de la seringue en plastique).

→ Demander à M. F. de rester allongé pendant dix minutes, puis reprendre la tension artérielle.

→ Noter sur le dossier de soins infirmiers (soin effectué, comportement de M. F.), transmettre.

→ Fixer la prochaine date d'IM, en informer M. F.

→ Durant les trois semaines à venir, surveiller l'efficacité et la tolérance du traitement, noter les informations et transmettre sur le dossier de soins infirmiers.

• *DIAGNOSTIC INFIRMIER - RÔLE PROPRE*

Stratégies d'adaptation individuelle inefficace liées à :
- son délire, ses hallucinations et à ses difficultés majeures à faire face à la réalité sociale, et à assumer son rôle.

Se manifestant par :
- une asthénie ;
- un repli sur soi, une discordance ;
- des rires immotivés, un automatisme mental ;
- des propos délirants, un déni de ses troubles.

Objectifs

D'ici **15 jours**, M. F. sera capable de participer à la vie du service :
- respecter les rythmes proposés ;
- s'intégrer à une activité de loisirs en groupe.

Actions

→ Entretiens infirmiers de type relation d'aide (**NB** : binôme infirmier, évite les transferts de la relation fusionnelle). Le but des entretiens est de favoriser une relation de confiance.

ÉTUDE DE CAS

SCHIZOPHRÉNIE PARANOÏDE *(suite)*

→ Élaboration d'un planning avec M. F. (lever, toilette, repas, activité(s) de groupe choisie(s) dans le respect des horaires de l'unité de soins, M. F. est dépositaire d'un exemplaire du planning.

→ Organisation et mise en œuvre des activités thérapeutiques choisies par M. F. (le choix devra être discuté et adopté, ou non, en équipe pluridisciplinaire)

→ Participation aux activités, observation infirmière de l'implication de M. F., de ses éventuelles manifestations anxieuses et délirantes, quantification et qualification de sa relation à l'autre. Noter sur le dossier de soins infirmiers et transmettre.

→ Participation infirmière aux projets de réinsertion.

Entretien

Médecin, M. F., infirmiers en vue de préparer M. F. à l'obligation d'un suivi régulier de son traitement (IM retard) et de sa prise en charge en extrahospitalier (centre médico-psychologique et hôpital de jour).

- **Un retrait de plus en plus prononcé** pouvant aller jusqu'à une rupture totale d'avec la réalité ; on parle de retrait autistique, lequel s'accompagne habituellement d'apragmatisme et de comportements bizarres.

Le patient n'est pas réellement conscient de la nature pathologique de ses troubles et, lorsqu'il veut les justifier, il en donne des explications pseudo-rationnelles (rationalisme morbide)

▶ Débuts sous une sémiologie d'emprunt

- **Schizophrénie pseudo-névrotique :** obsessions étranges, inexpliquées, mal critiquées, phobies de plus en plus envahissantes, symptômes de conversion plus ou moins délirants.
- **Dysmorphophobie, préoccupations hypocondriaques**, avec en particulier la crainte que le visage se transforme, que le corps présente une anomalie (signe du miroir, lorsque le sujet passe de longues heures à s'observer dans la glace).
- **Anorexie mentale secondaire** liée à un délire portant sur la nourriture.
- **Passage à l'acte inopiné :** fugue, kleptomanie, toxicomanie, agressions, prostitution.

En faveur de la schizophrénie, on retient le caractère inhabituel, bizarre, étrange de ces symptômes, leur association à des symptômes négatifs (voir page 106) et l'évolution vers la phase d'état.

Phase d'état

Elle associe trois genres de symptômes : les symptômes positifs, négatifs, et de discordance.

▶ Symptômes positifs

Ils sont rarement constants mais surviennent soit au début de la maladie en cas de début aigu, soit lors d'une phase processuelle (moment fécond), qui correspond à une poussée de la maladie, souvent favorisée par l'interruption du traitement neuroleptique ou un événement important dans la vie du sujet. Plus rarement, ils sont chroniques mais variables dans leur intensité.

- **Il s'agit d'idées délirantes** : les thèmes sont en général des thèmes de persécution, des thèmes hypocondriaques, ou mystiques. Ils s'accompagnent d'un sentiment de déréalisation, de dévitalisation, de dépossession de soi, d'insécurité, d'étrangeté de l'ambiance. Variés dans leurs thèmes, ils sont également variés dans leurs mécanismes : intuitions, imagination, interprétations, hallucinations. Habituellement, la conviction délirante est très élevée, pouvant d'ailleurs entraîner des conduites aberrantes liées directement aux idées délirantes.
- **Les hallucinations** sont le plus souvent de nature auditive, bien que l'on puisse observer des hallucinations dans les autres modalités sensorielles, en particulier des hallucinations tactiles et cénesthésiques (sensation de décharges électriques, d'ondes magnétiques, d'attouchements sexuels). Les hallucinations auditives s'inscrivent souvent dans le cadre d'un automatisme mental : le sujet entend des commentaires sur ses pensées, ses actes, il est commandé, il perçoit l'écho de sa pensée.
- **Les troubles positifs de la pensée formelle** se traduisent dans le discours du sujet par un relâchement des associations, le passage d'un thème à un autre sans rapport logique évident, des raisonnements hermétiques, incompréhensibles, incohérents, rendant la communication difficile. À l'extrême, on parle de schizophasie : le discours est alors truffé de néologismes, de paraphasies, qui le rendent totalement incompréhensible.
- **Le comportement est perturbé** : rires immotivés, variations brutales de l'humeur, décharges agressives, actes impulsifs pouvant avoir un caractère médico-légal. On peut observer également des stéréotypies gestuelles et mimiques, des parakinésies.

© MASSON. La photocopie non autorisée est un délit

▶ **Symptômes négatifs**

Ils s'installent progressivement, variant peu, bien qu'étant parfois masqués par les symptômes positifs lors des phases productives. Les symptômes négatifs touchent l'attention et la concentration (distractibilité, attachement excessif aux détails, baisse de l'attention sélective, difficulté pour certains apprentissages), les capacités d'abstraction et de jugement (difficulté à manier les notions abstraites, imprécisions linguistiques, illogisme, raisonnements contradictoires, difficulté d'évaluation des situations), des troubles de l'affectivité (détachement, désintérêt, retrait affectif, indifférence affective), des troubles de l'initiative et de la réalisation motrice (apragmatisme, aboulie, apathie, négativisme, ambivalence, indécision), des troubles dans les rapports sociaux (manque de spontanéité, hypersensibilité aux relations interindividuelles, difficultés d'interprétation du contexte socio-affectif des relations, autisme).

▶ **Symptômes de discordance**

Ils donnent au tableau clinique sa note caractéristique : bizarrerie dans la présentation, le contact, l'expression verbale, les conduites motrices. Cette discordance se traduit de façon caractéristique par un manque de cohérence entre le contenu des pensées et leur expression verbale et motrice.

Formes cliniques

Chez un même sujet, plusieurs formes cliniques peuvent être observées au cours de l'évolution de la maladie, tandis que chez d'autres une forme est nettement prédominante.

▶ **Hébéphrénie**

C'est la forme où dominent les symptômes négatifs. Elle est habituellement de début précoce et d'évolution lente, aboutissant à un repli autistique rendant toute vie sociale impossible. Le sujet est le plus souvent confiné chez lui, menant une vie pauvre et ritualisée, émaillée parfois de comportements bizarres ou agressifs, surtout en cas d'arrêt de la thérapeutique par les neuroleptiques.

▶ **Schizophrénie paranoïde**

De début habituellement plus tardif que la précédente, elle est marquée par la richesse des éléments productifs. De meilleur pronostic, elle peut permettre une adaptation sociale de plus ou moins bonne qualité. Lors des phases processuelles, marquées par l'existence d'éléments délirants et hallucinatoires, le comportement et le discours du sujet sont fortement perturbés, amenant le plus souvent à une hospitalisation pour rééquilibrer le traitement neuroleptique. En dehors de ces phases, surtout en cas de bonne réactivité thérapeutique, les éléments déficitaires et discordants peuvent être discrets, permettant au patient de mener une vie professionnelle, voire familiale, de bonne qualité.

▶ **Forme catatonique**

Elle est devenue plus rare dans sa forme complète et constitue surtout un mode d'entrée dans la schizophrénie.

▶ **Schizophrénie héboïdophrénique**

Elle est dominée par les troubles du comportement et le passage à l'acte : c'est la forme psychopathique de la schizophrénie.

Complications

▶ **États dépressifs secondaires.** Après une phase productive, on observe fréquemment une dépression comportant un risque suicidaire élevé. Ces états dépressifs sont liés souvent à la prise de conscience de la maladie et du handicap qu'elle entraîne, mais également au processus schizophrénique lui-même qui s'accompagne habituellement de fluctuations de l'humeur. Certains auteurs incriminent également les traitements neuroleptiques comme cause de ces états dépressifs.

▶ **Complications médico-légales.** De façon impulsive et bizarre, le plus souvent en liaison avec les idées délirantes, on peut observer assez rarement des actes médico-légaux, en particulier des automutilations ou des hétéro-agressions.

▶ **Toxicomanie et alcoolisme.** Pour rechercher une évasion ou une excitation désinhibitrice, il n'est pas rare que les patients atteints de schizophrénie utilisent des toxiques (alcool, amphétamines, cocaïne, hallucinogènes, opiacés, marijuana, etc.).

▶ **Complications liées au traitement.** Ce sont en particulier les dyskinésies tardives (voir *Neuroleptiques*, pages 108-110).

Diagnostic différentiel

Troubles de l'humeur accompagnés de symptômes délirants

C'est en pratique une des principales difficultés diagnostiques.

En faveur de la psychose maniaco-dépressive, on retient la brutalité du début des accès, l'importance des signes de la lignée thymique, des antécédents personnels et familiaux de troubles de l'humeur, une rémission complète entre les accès (en sachant que certains troubles thymiques peuvent devenir chroniques et, qu'à la longue, la personnalité se fragilise et le niveau d'activité baisse en cas de psychose maniaco-dépressive), la réactivité aux thérapeutiques (thymorégulateurs, électroconvulsivothérapie, antidépresseurs).

La bouffée délirante aiguë peut constituer un mode d'entrée dans la schizophrénie

Dans ce cas, les symptômes ne régressent pas de façon rapide ni totale, alors que, lors des psychoses maniaco-dépressives débutant par un tableau de bouffée délirante aiguë, on assiste habituellement à une *restitutio ad integrum*, comme dans les bouffées délirantes aiguës récidivantes ou en cas d'épisode unique.

Délires chroniques

Classiquement, dans les délires chroniques, la pensée n'est pas désorganisée et l'adaptation sociale est meilleure que dans la schizophrénie (voir *Délires chroniques*, page 95).

Pathologie psychotique infantile et retard mental

C'est l'anamnèse qui permet de trancher, bien que souvent les tableaux cliniques de ces pathologies infantiles vieillies soit comparables aux tableaux de schizophrénie.

Troubles de la personnalité

Enfin, lorsque les symptômes psychotiques sont très brefs ou absents et les symptômes négatifs peu intenses, on peut évoquer un trouble de la personnalité : personnalité sensitive, hystérique (histrionique), psychasthénique, limite, schizoïde ou schizotypique.

Étiologie

Beaucoup considèrent actuellement que les syndromes schizophréniques résultent d'une anomalie dans le développement cérébral. Il n'existe pas d'étiologie unique ou déterminée de la schizophrénie car plusieurs facteurs peuvent contribuer à cette anomalie neurodéveloppementale : causes génétiques, infectieuses, notamment virales, traumatiques, en particulier lors de l'accouchement. Mais aucune certitude n'est acquise dans ce domaine.

▶ SUR UN PLAN PLUS FONCTIONNEL, on a attribué à un hyperfonctionnement dopaminergique certains symptômes positifs, en particulier les hallucinations, ceci en raison de l'efficacité des neuroleptiques sur ces symptômes. Pour certains auteurs, ce serait une anomalie des voies sérotoninergiques qui expliquerait en partie les symptômes négatifs. Par ailleurs, des études en imagerie cérébrale ont montré que chez un nombre non négligeable de patients schizophrènes existaient une altération anatomique des structures cérébrales, en particulier un élargissement des ventricules cérébraux, et une altération du débit sanguin dans certaines aires corticales comme le cortex préfrontal et limbique.

▶ ENFIN SUR UN PLAN PLUS PSYCHOLOGIQUE se développe actuellement l'approche cognitive des troubles schizophréniques. Cette approche met l'accent sur les perturbations dans les mécanismes de contrôle de la pensée, de l'action et de la communication et cherche à intégrer les anomalies observées aux niveaux anatomique, fonctionnel et clinique.

Principes du traitement

Chimiothérapie

Le traitement médicamenteux est surtout actif sur le symptômes positifs et repose sur les neuroleptiques (voir *Neuroleptiques*, pages 108-110).

En phase aiguë, on a recours à des doses élevées de neuroleptiques, souvent une association d'une molécule sédative et d'une autre antiproductive, par exemple 5 à 10 mg d'*Haldol* (halopéridol) et 50 à 200 mg de *Largactil* (chlorpromazine). En cas d'apparition de symptômes neurologiques (dyskinésies aiguës, syndrome parkinsonien), on adjoint des correcteurs tels que l'*Akinéton, le Parkinane*.

Ensuite, en phase chronique, le traitement est réduit progressivement afin de trouver la dose minimale efficace. Si possible, on a recours à la monothérapie, par exemple 3 à 5 mg d'*Haldol* par jour.

Pour une meilleure observance, il est utile d'avoir recours aux neuroleptiques d'action prolongée. Ils permettent de délivrer le traitement par voie intramusculaire toutes les deux ou quatre semaines.

© MASSON. La photocopie non autorisée est un délit

NEUROLEPTIQUES

1. PHÉNOTHIAZINES		
Largactil	chlorpromazine	comp. 25 et 100 mg — sol. buvable 4 % (1 goutte = 1 mg) — amp. 25 mg IM
Majeptil	thipropérazine	comp. 10 mg — sol. buv. 4 % (1 goutte = 1 mg)
Melleril	thioridazine	comp. 10, 50 et 100 mg — sol. buv. 40 mg/mL — susp. buv. 2 mg/mL
Modécate	fluphénazine	amp. 25 mg; fl. 125 mg
Moditen	fluphénazine	comp. 25 et 100 mg — sol. buv. 4 % (1 goutte = 1 mg)
Moditen Retard	fluphénazine	amp. 25 et 100 mg
Neuleptil	propériciazine	gél. 10 mg; comp 25 mg — sol. buv. 4 % (1 goutte = 1 mg) — sol. buv. 1 % (4 gouttes = 1 mg)
Nozinan	lévomépromazine	comp. 2, 25 et 100 mg — sol. buvable (1 goutte = 1 mg) — amp. 25 mg IM
Piportil	pipotiazine	comp. 10 mg — sol. buv. 4 % (1 goutte = 1 mg) — amp. 10 mg
Piportil L4	pipotiazine	amp. 25, 100 mg
Tercian	cyamémazine	comp. 25 et 100 mg — sol. buv. 4 % (1 goutte = 1 mg) — amp. 50 mg IM
Terfluzine	trifluopérazine	comp. 10 et 100 mg — sol. buv. 4 % (1 goutte = 1 mg)
Théralène	alimémazine	comp. 5 mg — sol. buv. (1 goutte = 1 mg) — sirop (1 cuillère à café = 2,5 mg) — amp. 25 mg IM
Trilifan Retard	perphénazine	amp. 100 mg
2. THIOXANTHÈNES		
Clopixol	zuclopenthixol	comp. 10 et 25 mg — sol. buv. (1 goutte = 1 mg)
Clopixol action prolongée	zuclopenthixol	amp. 200 mg
Clopixol action semi-prolongée	zuclopenthixol	amp. 50 et 100 mg
Fluanxol	flupentixol	sol. buv. (1 goutte = 1 mg)
Fluanxol LP	flupentixol	amp. 20, 100 mg
3. BUTYROPHÉNONES		
Dipipéron	pipampérone	comp. 40 mg — sol. buv. 4 p. 100 (1 goutte = 2 mg)
Droleptan	dropéridol	sol. buv. (1 goutte = 1 mg) — amp. 50 mg (IM, IV)
Haldol	halopéridol	comp. 1, 5 et 20 mg — sol. buv. 20 mg/mL (1 goutte = 1 mg) — sol. buv. 2 mg/mL (10 gouttes = 1 mg) — sol. buv. 0,5 mg/mL (40 gouttes = 1 mg) — amp. 5 mg (IM)
Haldol Décanaos	halopéridol	amp. 50 mg
Sémap	penfluridol	comp. 20 mg
Tripéridol	triflupéridol	comp. 1 mg — sol. buv. 1 ‰ (20 gouttes = 1 mg)
4. BENZAMIDES		
Aiglonyl	sulpiride	gél. 50 mg — sol. buv. (4 gouttes = 1 mg)
Barnetil	sultopride	comp. 400 mg — sol. buv. (1 goutte = 10 mg) — amp. 200 mg
Dogmatil	sulpiride	gél. 50 mg — comp. 200 mg — sol. buv. (4 gouttes = 1 mg)
Equilium	tiapride	comp. 100 mg — amp. 100 mg (IM, IV)
Solian	amisulpride	comp. 50 et 200 mg — amp. 200 mg
Synédil	sulpiride	gél. 50 mg; comp 200 mg — sol. buv. (4 gouttes = 1 mg) — amp. 100 mg
Tiapridal	tiapride	comp. 100 mg — amp. 100 mg (IM, IV)
Tiapride Panpharma	tiapride	comp. 100 mg — amp. 100 mg (IM, IV)
5. DIPHENYLBUTYLPIPÉRIDINES		
Orap	pimozide	comp. 1 et 4 mg — sol. buv. (10 gouttes =:1 mg)
6. DIBENZODIAZÉPINES		
Leponex	clozapine	comp. 25 et 100 mg
7. DIBENZO-OXAZÉPINES		
Loxapac	Loxapine	comp. 25 et 50 mg — sol. buv. (1 goutte = 1 mg) — amp. 50 mg
8. BENZISOXAZOLES		
Risperdal	Rispéridone	comp. 1 mg, 2 mg
9. THIÉNOBENZODIAZÉPINES		
Zyprexa	Glanzapine	comp. 5 mg, 7,5 mg, 10 mg

NEUROLEPTIQUES *(suite)*

ACTION

Les neuroleptiques, découverts en France en 1952, grâce aux travaux de Laborit, Delay et Deniker sur la chlorpromazine, ont une action sur l'angoisse et l'agitation psychomotrice (effet sédatif), et sur certains symptômes psychotiques aigus ou chroniques comme les idées délirantes et les hallucinations (effet incisif). Il en résulte une meilleure communication et une amélioration des échanges sociaux, ainsi qu'une réactivation comportementale. Leur mécanisme d'action consiste à bloquer certains récepteurs dopaminergiques et noradrénergiques.

INDICATIONS

Les neuroleptiques sont destinés aux pathologies comportant une agitation ou des symptômes délirants de nature psychotique : accès maniaque, mélancolie, bouffée délirante, schizophrénie aiguë ou chronique. Ils sont également utiles dans certains états d'agitation de nature confusionnelle (delirium tremens) et dans certains états d'angoisse majeurs. Leur prescription au long cours est réservée aux patients souffrant d'une psychose chronique (schizophrénie, délire chronique).

CONTRE-INDICATIONS

Hypersensibilité connue aux neuroleptiques et en particulier aux phénotiazines.

CLASSIFICATION

Les neuroleptiques ne sont pas tous équivalents entre eux. En fonction de leur action prépondérante d'un côté sur l'agitation et l'angoisse, ou de l'autre sur les éléments délirants et hallucinatoires, on distingue très schématiquement les neuroleptiques sédatifs et les neuroleptiques incisifs.

Neuroleptiques sédatifs

Lévomépromazine *(Nozinan)* — cyamémazine *(Tercian)* — dropéridol *(Droleptan)* — alimémazine *(Théralène)* — thioridazine *(Melleril)* — chlorpromazine *(Largactil)* — propériciazine *(Neuleptil)* — sultopride *(Barnétil).*

Neuroleptiques incisifs

Halopéridol *(Haldol)* — flupentixol *(Fluanxol)* — pipotiazine *(Piportil)* — prochlorpérazine *(Témentil)* — penfluridol *(Sémap)* — trifluoropérazine *(Terfluzine)* — triflupéridol *(Tripéridol)* — pimozide *(Orap)* — rispéridone *(Risperdal)* — sulpiride *(Dogmatil)* — thiopropérazine *(Majeptil)* — zuclopenthixol *(Clopixol).*

Neuroleptiques atypiques

Plus récemment, la notion de neuroleptique atypique a été introduite par opposition aux neuroleptiques classiques. Les neuroleptiques atypiques auraient surtout la propriété d'être plus actifs que les autres neuroleptiques sur les symptômes négatifs. Cependant, cette notion est d'introduction trop récente pour qu'on en apprécie la validité. Le seul représentant en est actuellement en France la clozapine *(Léponex).*

La clozapine est réservée aux schizophrénies dites résistantes, en raison de sa toxicité hématologique (risque d'agranulocytose) et nécessite une numération-formule hebdomadaire pendant les quatre premiers mois de traitement, puis toutes les deux semaines par la suite.

Neuroleptiques d'action prolongée

Afin de favoriser le suivi du traitement et de s'assurer de sa bonne prise et de sa régularité, des neuroleptiques d'action prolongée ont été mis au point. L'un s'administre par voie orale et nécessite une prise hebdomadaire, le penfluridol *(Semap).*

Les autres s'administrent par voie intramusculaire et leur action dure environ :

- 48 à 72 heures pour le zuclopenthixol (*Clopixol* action semi-prolongée) ;
- deux semaines (décanoate de flupentixol ou *Fluanxol retard* ; énanthate de fluphénazine ou *Moditen retard)* ;
- trois semaines (décanoate de fluphénazine ou *Modécate*), deux à quatre semaines (décanote de zuclopentixol ou *Clopixol* action prolongée ; énanthate de perphénazine ou *Trilifan retard*) ;
- quatre semaines (palmitate de pipotiazine ou *Piportil L4* ; décanoate d'halopéridol ou *Haldol décanoas*).

POSOLOGIE ET PRÉCAUTIONS D'EMPLOI

Chaque neuroleptique a sa posologie, qui varie selon les indications, la tolérance et la réponse thérapeutique.

À titre d'exemple, en cas de bouffée délirante aiguë, on associe deux neuroleptiques à fortes doses (*Haldol* 10 à 20 mg par jour et *Largactil* 100 à 200 mg par jour). En traitement d'entretien dans les pathologies chroniques, dans la mesure du possible, on donne une monothérapie à plus faible dose (par exemple : 3 à 5 mg d'*Haldol* par jour) ou on pratique une injection d'un neuroleptique d'action prolongée, en recherchant la posologie minimale efficace. Le recours aux correcteurs antiparkinsoniens ou aux correcteurs de l'hypotension est souvent utile, mais ne doit pas être systématique.

L'utilisation des neuroleptiques doit être prudente chez les sujets âgés, compte tenu de certains effets secondaires tensionnels et neurologiques. Les neuroleptiques sont peu recommandés en cas de maladie de Parkinson. Les benzamides sont contre-indiqués en cas de phéochromocytome. La prescription des neuroleptiques doit être prudente dans certaines situations, compte tenu de leurs effets secondaires : l'épilepsie (abaissement du seuil épileptogène), les affections cardio-vasculaires (risque d'hypotension), le glaucome et l'adénome prostatique (effets anticholinergiques). Les neuroleptiques sont déconseillés pendant les trois premiers mois de la grossesse. En cas de nécessité d'un traitement neuroleptique chez la femme enceinte, la chlorpromazine reste le produit le plus couramment utilisé.

EFFETS SECONDAIRES

Syndrome malin : très rare, c'est une urgence vitale imposant l'hospitalisation en réanimation. Il associe une hyperthermie, des troubles cardio-respiratoires et des troubles de la conscience pouvant aller jusqu'au coma.

Effets neurologiques extrapyramidaux : ils apparaissent plus volontiers avec les neuroleptiques incisifs. On distingue les dyskinésies aiguës, qui surviennent en début de traitement ; le syndrome d'imprégnation neuroleptique qui se traduit essentiellement par un syndrome parkinsonien ; les dyskinésies tardives, susceptibles d'apparaître après plusieurs mois de traitement.

PHARMACOLOGIE

NEUROLEPTIQUES *(suite)*

Effets cardio-vasculaires : surtout rencontrés avec les sédatifs (hypotension orthostatique).
Effets anticholinergiques : sécheresse cutanéo-muqueuse, troubles visuels par défaut d'accommodation, troubles urinaires, constipation, précipitation d'un glaucome à angle fermé.
Effets psychiques : indifférence, passivité, états confusionnels.
Effets endocriniens : prise de poids, impuissance, anorgasmie, aménorrhée, hyperprolactinémie.
Autres effets secondaires : allergies cutanées, photosensibilisation, ictère par hépatite choléstatique, agranulocytose.

INTERACTIONS
L'association des neuroleptiques avec les médicaments hypertenseurs est déconseillée ainsi qu'avec tous les produits dépresseurs du système nerveux central (morphiniques, antihistaminiques H1, barbituriques, benzodiazépines, clonidine). L'association avec le lithium doit être prudente étant donné les risques de confusion mentale et d'augmentation de la lithiémie.

Citons l'*Haldol Décanoas*, le *Clopixol*, le *Modécate*, le *Piportil*, le *Trilifan*, le *Fluanxol*.

Par ailleurs en cas de syndrome dépressif, on peut adjoindre prudemment et à faible dose un traitement antidépresseur. De la même façon, on utilise également les anxiolytiques pour le traitement symptomatique de l'angoisse.

La chronicité des troubles implique une chronicité de la chimiothérapie.

Sociothérapie

L'action sociothérapique est fonction de l'intensité des troubles. En phase aiguë, l'hospitalisation est absolument nécessaire, y compris s'il le faut sans le consentement du malade. Par la suite, il existe diverses structures permettant d'accueillir des patients schizophrènes et visant à pratiquer l'ergothérapie, favoriser les contacts sociaux, et l'insertion professionnelle si elle est envisageable (hôpitaux de jour, centres d'aide par le travail, appartements thérapeutiques, etc.).

Psychothérapie

Elle est toujours utile en phase aiguë pour apaiser l'angoisse du patient et canaliser les idées délirantes et la désorganisation psychique.

En phase chronique, la psychothérapie vise surtout à maintenir un contact relationnel, à lutter contre le retrait, à faire accepter au patient et à son entourage le handicap entraîné par la maladie.

Pour les familles, on peut être amené à proposer un soutien psychothérapique plus spécifique sous la forme de groupes de parents ou d'une psychothérapie familiale.

Enfin, l'approche cognitivo-comportemenale est utilisée en particulier pour donner de meilleures aptitudes sociales.

Conclusion

Posant des difficultés diagnostiques et thérapeutiques souvent difficiles, la schizophrénie est une maladie chronique très hétérogène, dont on porte toujours le diagnostic avec prudence. Elle se caractérise par l'existence de symptômes psychotiques (idées délirantes, hallucinations), une évolution progressivement déficitaire, et une dissociation de la pensée.

POINTS CLÉS

1. ▶ Les psychoses supposent un dérèglement psychique dont la nature et l'ampleur ne sont pas perçues par le patient.

2. ▶ Ces affections comprennent : la pathologie psychotique de l'humeur (accès maniaque, accès mélancolique), les psychoses aiguës, les délires chroniques, les troubles schizophréniques.

3. ▶ Compte tenu du délire et des troubles du comportement qui en sont la conséquence, les patients font souvent l'objet — en période aiguë — d'une hospitalisation sous contrainte.

4. ▶ Les neuroleptiques sont utilisés chez ces patients afin de réduire le délire et les hallucinations. Cependant, les psychoses de nature thymique nécessitent d'autres thérapeutiques associées : antidépresseurs, sismothérapies, lithium.

États limites, perversions et états psychopathiques

6

Personnalité limite (ou *borderline*)

Définition

La personnalité limite est caractérisée par l'instabilité de l'humeur, des relations interpersonnelles et de l'image de soi. Ces sujets sont anxieux, facilement dépressifs. Ils sont impulsifs, agressifs et autoagressifs et ont tendance à passer à l'acte quand ils se sentent délaissés ou abandonnés. La fréquence des personnalités limites dans la population générale est de 2 %. Le sex-ratio femme/homme est de 2/3. Mais cette fréquence est beaucoup plus importante parmi les malades psychiatriques vus en consultation (10 %) ou hospitalisés (20 %).

Principaux symptômes de la personnalité limite

Instabilité et excès dans les relations interpersonnelles

Les personnalités limites s'engagent dans des relations interpersonnelles, amoureuses, amicales ou professionnelles, qui sont marquées par l'excès et la passion. L'attachement est intense, excessif, instable, faisant alterner l'idéalisation et la dévalorisation, la trop grande proximité et le rejet massif. Les sujets limites ne savent pas demander de façon calme. Ils sont paradoxalement opposants et agressifs vis-à-vis de ceux qu'ils aiment. Leur demande est manipulante, tendue, dramatique sans cesse dominée par la crainte de la séparation et de l'abandon. L'instabilité de l'existence, avec de multiples aventures, souvent ratées, et des tentatives professionnelles variées est la conséquence immédiate de cette tension relationnelle. Cependant, le caractère globalement rigide et masochiste de ces sujets fait qu'ils surinvestissent le travail; en ce sens ils sont très différents des psychopathes qui ne sont dirigés que par le plaisir. Par ailleurs, l'intensité et la sincérité de leurs émotions les différencient clairement des personnalités histrioniques.

Impulsivité

Les passages à l'acte agressifs et autoagressifs vont de pair avec cette demande excessive et impatiente. Les sujets limites font des tentatives de suicide, s'automutilent, se mettent en danger dans une perspective à la fois manipulatoire et masochiste. Ils sont sujets à d'autres impulsions et excès dans différents domaines : boulimie, impulsions sexuelles, toxicomanie et alcoolisme, conduite automobile dangereuse. Cette ambiance impulsive va de pair avec une présentation intense et émouvante, assez séduisante et contrastée, mais qui n'empêche pas les accès de colère et de rage.

Instabilité de l'humeur

Les sujets limites ont une humeur instable. Ils oscillent en quelques jours ou quelques heures d'un état à l'autre, passant de l'euphorie à la dépression, à l'irritabilité et à l'angoisse. Cette instabilité de l'humeur rend les patients encore plus fragiles et dépendants des autres. Les états d'excès thymiques constituent les moments les plus forts de leur existence et, en ce sens, ils peuvent être recherchés comme des éléments d'affirmation de soi, en corollaire d'un scénario dramatisé.

Instabilité cognitive

Les sujets limites ne sont pas stables non plus dans le domaine intellectuel. Ils changent souvent d'idées et de projets, ce qui les désoriente, ainsi que leur entourage. Leur pensée est volontiers dichotomique, évoluant entre des pôles extrêmes et opposés. Ils se représentent peu l'avenir, synthétisent difficilement leurs idées qu'ils ont du mal à classer.

© MASSON. La photocopie non autorisée est un délit

ÉTUDE DE CAS

PERSONNALITÉ LIMITE (OU *BORDERLINE*)

Solange D., 22 ans, est hospitalisée pour une tentative de suicide par absorption médicamenteuse dans le contexte d'un état dépressif. Mais il existe également des troubles des conduites alimentaires avec crises de boulimie et périodes anorexiques. Désespérée, désabusée, Solange est négative, impulsive, parfois violente. Elle a une attitude boudeuse, renfermée et se livre assez souvent à des actes automutilatoires, se coupant les avant-bras avec des lames de rasoir ou des morceaux de verre, sans que ces actes puissent être rationalisés de façon précise. Lors de ces crises, elle se sent très angoissée et dévalorisée, avec un sentiment d'échec profond. Les crises de boulimie, qui surviennent également dans le service, ont un caractère autoagressif, la patiente ayant tendance à s'en culpabiliser et à les considérer comme des catastrophes. Cependant, ces manifestations, aussi violentes soient-elles, vont de pair avec une attitude modeste et un désir de coopérer: Solange cherche à bien faire, à s'insérer, elle aide aux petites tâches du service et tente d'établir des relations amicales avec les autres malades. On remarque sa culture, son intelligence, son goût pour la lecture et l'écriture. Elle cherche également à se trouver une allure, une identité, changeant souvent de coiffure, de parures, et passant par des expériences mimétiques parfois extravagantes, par exemple en se teignant les cheveux de couleur vive. Elle tente de maigrir, idéalisant un poids manifestement trop faible pour sa taille et sa carrure. Cette mauvaise perception d'elle-même n'empêche pas quelques relations sentimentales; Solange, très avide de relations affectives, a pu se faire des amis, mais elle les a souvent choisis plus faibles qu'elle, jouant un rôle protecteur et elle est rapidement déçue.

Solange a un père technicien et une mère secrétaire; elle a un frère et une sœur plus jeunes qu'elle. Les parents ont divorcé alors qu'elle avait douze ans. L'alcoolisme et les violences familiales ont justifié son placement par la DASS, puis son placement dans un foyer de jeunes filles. Elle n'a pas été reçue au baccalauréat, a travaillé comme serveuse. Elle aimerait passer son bac et reprendre des études pour devenir éducatrice. Mais ce projet lui paraît inaccessible. Elle a récemment revu ses parents et semble avoir été déçue par ces rencontres.

Dans un contexte aussi impulsif, le psychiatre évoque une « personnalité limite » et prescrit un antidépresseur sédatif, le *Floxyfral*, 100 mg, à la dose de deux comprimés par jour et un neuroleptique sédatif, le *Largactil*, 25 mg, trois comprimés par jour. Il est adjoint également du *Tranxène* 10 mg, trois gélules par jour.

ANALYSE DE SITUATION

Mlle D. Solange, 22 ans, est hospitalisée suite à une tentative de suicide dans le cadre d'un état dépressif et d'une « personnalité limite ».

Le médecin prescrit :

– *Floxyfral* 100 mg comprimés : 1-0-1 – *Largactil* 25 mg comprimés : 1-1-1 – *Tranxène* 10 mg gélules : 1-1-1

• *RÔLE SUR PRESCRIPTION MÉDICALE*

❋ *Floxyfral* 100 mg : 3 comprimés par jour.
Antidépresseur.

→ Donner le traitement, s'assurer de sa prise.

→ Surveiller, la première semaine, l'apparition d'une éventuelle levée de l'inhibition psychomotrice (risque de tentative de suicide) ou d'effets secondaires (sédation, troubles digestifs).

→ Évaluer l'efficacité du traitement : les idées de culpabilité vont s'atténuer ainsi que les troubles alimentaires.

→ Noter sur le dossier de soins infirmiers et transmettre oralement.

❋ *Largactil* 25 mg : 3 comprimés par jour.
Neuroleptique sédatif de l'angoisse à visée préventive du risque suicidaire.

→ Donner le traitement.

→ Relever les éventuels effets secondaires : sécheresse de la bouche, constipation, hypotension orthostatique, aménorrhée.

→ Surveiller l'efficacité du traitement : Mlle D. est plus calme, moins angoissée.

→ Noter sur le dossier de soins infirmiers et transmettre.

❋ *Tranxène* 10 mg : 3 comprimés par jour.
Ce tranquillisant vient renforcer l'action du *Largactil*.

• *RÔLE PROPRE*

Diagnostic infirmier n° 1

Risque élevé d'automutilation lié : aux antécédents, à l'angoisse, à l'impulsivité, au dégoût de soi et au sentiment de culpabilité.

Objectif immédiat

Mlle D. pourra ressentir de l'angoisse sans attenter à son intégrité physique.

Actions

→ Installation de Mlle D. dans une chambre seule, proche du poste de soins.

→ Mettre hors de portée tout objet potentiellement dangereux.

→ Surveillance infirmière quasi constante les deux premiers jours.

→ Observation infirmière afin de relever les prodromes de la crise d'angoisse : agitation, signes physiques (sudation, fixité du regard, pâleur, tachycardie).

→ Présence physique de l'infirmier(e) lors des crises; prendre la main de Mlle D...

→ Lui demander d'exprimer ce qu'elle ressent.

Évaluation

Mlle D. parvient peu à peu à gérer son angoisse, à verbaliser ses émotions.

Diagnostic infirmier n° 2

Sentiment d'impuissance lié à une carence affective (modèles parentaux instables); des difficultés à se construire une identité, à différencier ses ressentis, à exprimer ses émotions se manifestant par des propos négatifs vis-à-vis d'elle-même, des conduites autoagressives (boulimie-anorexie).

Objectifs

D'ici 2 jours, Mlle D. sera capable :

– d'identifier précisément les situations où elle ressent des émotions positives (lecture, écriture, participation aux tâches quotidiennes);

– de « planifier » ses journées autour de situations agréables;

– d'exprimer verbalement sa satisfaction.

ÉTUDE DE CAS

PERSONNALITÉ LIMITE (OU *BORDERLINE*) (*suite*)

Actions

→ Entretiens infirmiers, type relation d'aide, utilisation systématique de la technique de reformulation.

→ Élaboration commune d'un emploi du temps. Observation infirmière : noter son implication, l'expression verbale et/ou non verbale de sa satisfaction et transmission sur le dossier de soins infirmiers ainsi qu'oralement.

D'ici 10 jours, Mlle D. sera capable de :

– participer à des activités de groupe où elle ressent de la satisfaction et du plaisir ;

– se sentir utile aux autres.

Actions

→ Lui proposer, lors d'entretiens infirmiers des activités qu'elle a repérées précédemment comme plaisantes (atelier, lecture, écriture, coiffure, maquillage).

→ Lui proposer de changer de fonctions dans ces ateliers : de participante à co-animatrice.

→ Noter son évolution, l'évoquer lors d'entretiens, la valoriser, évaluer son autoacceptation.

→ Transmettre les informations sur le dossier de soins infirmiers.

D'ici 3 semaines, Mlle D. sera capable de participer à son projet de sortie et de réinsertion.

Actions

→ Évocation de son avenir (projet professionnel, insertion dans un foyer, suivi thérapeutique) lors d'entretiens personne soignée-médecin-infirmiers.

Perturbation de l'image de soi

Les sujets limites se connaissent mal. Ils fluctuent violemment et dans l'instant d'une appréciation marquée d'eux-mêmes à son contraire, comme ils le font pour les autres. Leur situation dans la société, leur identité sexuelle, leur différenciation par rapport à un modèle ne sont pas claires. En dépit de leurs passages à l'acte et de leurs investissements massifs, qui peuvent être compris comme des tentatives d'affirmation de soi, ils demeurent flous et incertains quant à leurs projets d'existence, leurs carrières, les valeurs et les domaines sociaux de référence. Ils peuvent présenter des épisodes de décompensation psychotique, avec interprétations et hallucinations transitoires, qui renvoient à la même incertitude de l'image de soi. Cette perturbation de l'image de soi a été considérée par certains comme l'élément majeur de la pathologie, dont découlerait tout le reste, en particulier le sentiment d'infériorité, de dépendance et de dévalorisation. Elle va être en tous cas l'objet essentiel de la thérapeutique.

Évolution

L'évolution est souvent chronique, marquée par des accès dépressifs, des tentatives de suicide et des impulsions diverses dans les domaines de l'alimentation, du jeu, des dépenses. Leur existence est marquée par le rejet de la part des autres, dont ils subissent souvent les sarcasmes et le mépris parce qu'ils se présentent souvent comme à la fois fragiles, pitoyables et désagréables. Ils peuvent également traverser des épisodes psychotiques brefs qui correspondent à des périodes de grand désarroi. Dans d'autres cas, en particulier sous traitement, l'évolution se fait vers une stabilisation de l'existence.

Thérapeutique

L'étiologie des personnalités limites est loin d'être claire. Une relation génétique avec les troubles de l'humeur a été évoquée. L'étiologie psychologique invoque des traumatismes infantiles en particulier des abus sexuels incestueux, rendant le monde menaçant et obligeant le sujet à rester sur ses gardes dans l'instant présent, d'où une incapacité à déplacer son attention vers l'avenir et les projets. La mise en danger, la dévalorisation ressentie à la moindre remarque blessante annulent aussitôt les expériences enrichissantes. La mauvaise construction de l'image de soi amène secondairement cette grande dépendance à autrui.

▶ LA THÉRAPEUTIQUE est d'abord médicamenteuse, utilisant les antidépresseurs et les anxiolytiques. Elle est ensuite psychothérapique. On amènera le sujet à mieux gérer ses réactions émotionnelles, à s'affirmer et à consolider son image de lui-même, à reconsidérer ses croyances erronées

© MASSON. La photocopie non autorisée est un délit

concernant les autres et le monde extérieur. Le sujet devra adopter un mode de pensée plus nuancé, moins dichotomique, avoir moins d'*a priori* et mieux tenir compte des réalités sociales lesquelles sont moins catastrophiques qu'il ne se l'imagine. L'engagement auprès du thérapeute devra lui-même être contrôlé afin d'éviter une demande trop importante.

Perversions

Définition

On désigne sous le terme de perversion des anomalies du comportement qui surviennent de façon régulière chez un individu. Le trouble peut être plus ou moins grave, selon son intensité et sa fréquence. Il est en général isolé, ne s'accompagnant pas d'une autre pathologie mentale. Il est difficilement explicable, par l'individu lui-même qui se sent attiré de façon impulsive, et par l'exploration psychologique qui est souvent vaine. Amoral, souvent dommageable pour les autres, le comportement de perversion est volontiers minimisé par le sujet qui le manifeste.

Comportement pervers

Le comportement pervers peut concerner le domaine sexuel. Il peut concerner d'autres domaines : vol, jeu, achats, arrachage de cheveux.

Troubles de la préférence sexuelle ou paraphilies

Les sujets recherchent un mode d'excitation et de réalisation de l'acte sexuel qui ne correspond pas à la manière habituelle, ou naturelle, d'accomplir cet acte. Selon la théorie psychanalytique, ces comportement pervers auraient pour but de conjurer l'angoisse de castration. Selon les théories comportementales, c'est l'accomplissement par hasard, lors des premières expériences sexuelles, d'un comportement particulier vécu avec intensité qui serait à la source d'une déviation entretenue régulièrement par la suite. À partir de là, certains scénarios, certaines mises en scène, fantasmées ou réalisées, deviennent nécessaires pour générer et accomplir l'excitation sexuelle. Les comportements déviants sont plus ou moins bien supportés par le sujet, son entourage, la société en fonction de leur intensité et de leur caractère dangereux. Dans certains cas, il peut exister un réel danger physique ; le plus souvent, le danger est moral, le comportement anormal pervertissant la victime innocente qui se trouve contaminée, salie et impliquée.

Fétichisme

Ce terme désigne l'utilisation d'objets, en général vestimentaires, pour obtenir l'excitation sexuelle. Il peut s'agir d'objets ayant un rapport avec la sexualité (sous-vêtements féminins), ou n'ayant pas de rapport (chaussures, bottes, sac).

Transvestisme

L'excitation sexuelle est obtenue, par un homme, grâce au port de vêtements féminins. Il n'existe pas de troubles parallèles de l'identité sexuelle.

Voyeurisme

L'excitation sexuelle est obtenue par l'observation répétée, en cachette, de couples accomplissant un rapport sexuel. Il n'existe pas de désir de participer aux ébats en question.

Exhibitionnisme

Le sujet prend plaisir à exposer ses organes génitaux devant une personne qu'il ne connaît pas, le plus souvent dans un lieu public. Cet acte lui procure une excitation sexuelle intense qui le pousse à se masturber devant sa victime ; cependant il ne cherche pas à engager une relation sexuelle avec elle.

Sadisme

Le sujet éprouve une excitation sexuelle intense en faisant souffrir son partenaire sexuel. Il peut lui infliger des souffrances corporelles, symboliques, simulées ou réelles, parfois graves et pouvant aller jusqu'à la mort. Il peut aussi lui infliger des humiliations morales, l'injurier, le menacer. Le sadisme peut être indirect, utilisant un deuxième partenaire, sadique lui aussi. Le viol est une forme particulière de sadisme. Le viol est le plus souvent accompli par un homme à l'égard d'une femme ; mais il existe aussi des viols collectifs, des viols homosexuels, des viols féminins — homosexuels et hétérosexuels.

Masochisme

L'excitation sexuelle est exacerbée par les souffrances qui sont infligées par le partenaire. Il peut s'agir de souffrances physiques, mais aussi d'humiliations morales. Le masochiste se met dans une position d'esclave dominé ; assez souvent cependant il donne des ordres à sa partenaire et contrôle ainsi la situation.

Frotteurisme

L'excitation sexuelle est obtenue par l'attouchement et les caresses des seins et des fesses des femmes habillées dans des lieux publics.

Triolisme

L'excitation sexuelle est obtenue de façon préférentielle par la présence active d'un troisième partenaire, du même sexe, ou du sexe opposé à celui du sujet.

Pédophilie

L'excitation sexuelle, préférentielle et répétée, est obtenue par une relation sexuelle avec un enfant prépubère, garçon ou fille. Cet acte, particulièrement amoral, est d'autant plus redouté qu'il peut s'accompagner de sadisme et d'homicide.

Inceste

L'acte sexuel est accompli au sein d'une même famille, entre frère et sœur ou entre parent et enfant. L'inceste père-fille est le plus fréquent, le plus désigné. Il est traditionnellement lié à l'alcoolisme, mais peut se réaliser dans tous les milieux. Il peut rester secret, ou au contraire provoquer une dénonciation et une action en justice.

Zoophilie ou bestialité

L'acte sexuel est accompli, de façon préférentielle, avec un animal. Il s'agit le plus souvent d'un animal domestique ou familier : chien, chèvre, cheval.

Nécrophilie

Le sujet recherche l'excitation et la réalisation de l'acte sexuel avec des cadavres, plus ou moins frais, dans les morgues ou les cimetières. Cette perversion touche plus particulièrement ceux qui travaillent dans ces lieux.

Troubles de l'identité sexuelle

Certains sujets se sentent mal à l'aise quant à leur statut sexuel anatomique. Ils considèrent qu'il devraient être de l'autre sexe et ils recherchent des thérapeutiques hormonales et chirurgicales qui les amèneraient à cet état. Ce trouble est dénommé transsexualisme. Il touche plus volontiers l'homme que la femme. Il apparaît dès l'enfance et il amène au cours de l'existence diverses difficultés : dépression, rejet par l'entourage. Ce trouble ne doit pas être confondu avec le délire de changement de sexe que l'on observe chez le schizophrène, où cette fois-ci le sujet est persuadé qu'il a changé de sexe alors que son corps est resté identique. Le transsexualisme ne doit pas non plus être confondu avec l'homosexualité où, malgré des attitudes qui évoquent l'autre sexe, le sujet ne désire absolument pas appartenir au sexe opposé.

Troubles des habitudes et des impulsions

Il existe des anomalies des conduites à caractère amoral qui se situent en dehors du domaine sexuel et qui, elles aussi, apparaissent isolées au sein d'une personnalité d'apparence normale. Elles concernent les comportement de vol et de jeu.

Kleptomanie

La kleptomanie est un comportement impulsif de vol d'objets, ce vol n'étant pas justifié par la nécessité financière et n'impliquant aucun commerce, aucun trafic. C'est donc l'acte lui-même plus que son résultat qui est recherché. Il est le plus souvent commis dans un grand magasin, mais il peut également être accompli chez des amis, dans des réunions mondaines. Accompli au départ dans un contexte de désir et de plaisir, le vol kleptomaniaque amène ensuite l'angoisse et le remords. Certains kleptomanes sont discrets et passent inaperçus, d'autres se font prendre et paraissent rechercher une sanction.

Pyromanie

Plus dangereuse, la pyromanie est une anomalie des conduites qui consiste à allumer des feux. Là encore, il n'existe aucune motivation précise,

© MASSON. La photocopie non autorisée est un délit

aucun intérêt qui serait de l'ordre de la vengeance ou de la transgression. Le sujet prend simplement un grand plaisir à voir l'incendie se déployer. Ce trouble, parfois observé chez des pompiers, pourrait avoir été occasionné par le spectacle d'incendies survenus par hasard. La jouissance inoubliable apportée par cet événement est ensuite recherchée de façon répétitive.

Jeu pathologique

Le jeu pathologique consiste à jouer aux courses, à s'adonner à des jeux de cartes et à des jeux de casino supposant des gains financiers, d'une façon excessive et qui bouleverse les règles familiales, sociales, professionnelles. Le joueur est obsédé par le plaisir du jeu, par les circonstances qui l'accompagnent; il cherche sans fin un gain exceptionnel qu'il a pu vivre une fois, sans s'apercevoir que globalement il perd beaucoup plus qu'il ne gagne. Il existe ainsi chez lui une perte du jugement et un mépris progressif des intérêts de son entourage. Le joueur est ainsi parfaitement capable de mettre une maison en vente, de contracter des dettes pour continuer à jouer.

Toxicomanie d'achats

On peut la rapprocher du jeu. Le sujet est pris d'une envie irrésistible d'acheter des objets divers, sans intérêt ni utilité. Ce sont là encore des crises démesurées suivies de remords et de sentiments dépressifs.

Trichotillomanie

La trichotillomanie est une impulsion répétée de s'arracher les cheveux, le sujet se trouvant soulagé d'une tension après l'acte. Ce trouble aboutit à une perte visible de la chevelure.

Perversité

Les différentes perversions et les troubles des impulsions sont des phénomènes souvent isolés au sein de l'individu. Certains en souffrent et souhaitent s'en débarrasser; d'autres n'en éprouvent aucun inconvénient et s'exposent alors de façon franche aux rigueurs de la loi, ou à d'autres difficultés tels que le rejet, le mépris, l'agressivité.

La perversité est une constitution qui infiltre l'ensemble de la personnalité. Le pervers sait être secret et patient. Il est têtu et obstiné. Il a recours au mal. Il aime faire le mal. Il est amoral et se plaît à torturer les autres, à les prendre à leur propre piège, à les faire trébucher, à les mettre en faute et à se venger.

Il a donc un caractère cynique, sournois, inaffectif, vindicatif. Il y a dans ce caractère des éléments infantiles, immatures, paranoïaques. Le sujet se complaît dans la lutte, dans le combat, dans la rivalité, dans la dissimulation. Il est capable de remâcher une vengeance infantile pendant des années.

Dans le fond de ce caractère entrent sans doute en jeu des éléments divers : l'orgueil, la crainte de se confier et d'exprimer son affectivité, l'incapacité à s'affirmer de façon courageuse et virile, une attitude infantile et régressive devant les épreuves.

Thérapeutique

La plupart des perversions et des troubles des impulsions peuvent justifier un abord thérapeutique, soit de nature psychanalytique, à la recherche d'une événement infantile traumatisant, soit de nature cognitivo-comportementale, destiné à inhiber de façon progressive le comportement anormal ainsi que tous les raisonnements et les circonstances qui sont susceptibles de le favoriser. En posant de façon attentive ces éléments au cours de psychothérapies, le sujet se sent apaisé, informé et peut envisager de résister à ses pulsions perverses. Des comportements alternatifs sont mis en place. Une telle approche peut être clairement efficace en cas de jeu pathologique, de kleptomanie. Concernant certaines perversions sexuelles comme le viol itératif, certains produits ayant une action inhibitrice des hormones mâles peuvent réduire de façon importante les impulsions pathologiques.

Cependant, beaucoup de sujets atteints de perversion n'envisagent absolument pas de se traiter. Cette attitude ne les empêche pas de fréquenter les psychiatres et les soignants auprès desquels ils recherchent une caution et des excuses. Ils imaginent qu'une consultation urgente accomplie après un acte délictueux va les situer dans le cadre médical et qu'ainsi ils vont échapper à la justice. Mais il ne s'agit pas là d'une réelle demande thérapeutique et il ne faudra pas se laisser abuser par les attitudes de séduction et les raisonnements trompeurs qui accompagnent les comportements pervers.

États psychopathiques

Définition

Le terme de psychopathe — substantif, un psychopathe, ou adjectif, un sujet psychopathe — est peu connu du public, par rapport à d'autres personnalités, paranoïaque et hystérique. De nos jours ce sont plutôt les termes de personnalité antisociale (DSM-IV[1]) ou de personnalité dyssociale (CIM-10) qui sont utilisés. Il s'agit d'un trouble de la personnalité comportant des troubles du comportement avec attitude agressive et antisociale, délinquance, non-respect des lois et de la morale.

Ces sujets sont impulsifs, ils sont livrés à leurs passions immédiates, à leurs désirs qu'ils transforment aussitôt en actes, plus ou moins violents. Ils sont peu capables de fantasmes, d'imagination. Ils ne peuvent pas acquérir d'expérience, aussi bien pour le bien que pour le mal. Ils ne sont pas capables de réflexion. Ils sont très inconscients des mouvements qui les traversent, y compris l'anxiété et la dépression qui seront plus agies que ressenties. Ils sont très fragiles, malgré leur apparence, et se laissent influencer.

La fréquence du trouble habituellement rapportée est de 3 % pour les hommes, 1 % pour les femmes. Mais cette fréquence est sûrement différente selon les origines sociales, les circonstances, les époques, les pays.

Principaux traits de personnalité

La personnalité psychopathique se révèle assez tôt. Dès la scolarité, le sujet apparaît instable, batailleur, rétif, désobéissant. Il tient difficilement en place, fait l'école buissonnière, commence sa carrière de délinquant. Les principaux traits de la personnalité se mettent vite en place et sont à plein régime à l'adolescence.

Instabilité psychosociale

Le psychopathe est instable. Le sujet est incapable se fixer une structure et un but professionnels. Il ne reste pas longtemps dans un emploi. Soit il s'en fait exclure après avoir provoqué un scandale ou s'être révélé incapable. Soit il s'en va de lui-même déçu, insatisfait et boudeur. Ce *turn-over* est très rapide; le sujet ne reste pas plus de quelques semaines dans un emploi. Il essaie, de façon impulsive, les métiers les plus divers et les plus inattendus, et cela de façon inépuisable, avec une extraordinaire naïveté. Il n'intègre pas ses expériences.

Le psychopathe est instable dans sa vie sociale. Il renouvelle ses amitiés, ses fréquentations avec une extraordinaire rapidité, au gré de la séduction qu'il exerce, ou de celle qu'il ressent. Il est instable dans sa vie sentimentale. Mené par ses passions, il se lie avec n'importe qui, déployant tout à coup une énergie considérable, parfois violente, pour accomplir une relation sentimentale; mais tout se dissoudra assez vite avec la rencontre d'une autre personne. Parallèlement, il existe une instabilité géographique, sans domicile fixe, avec des déménagements successifs, la vie au crochet de différentes personnes, dans les hôtels ou les foyers, les dettes et l'insuffisance financière.

Incapable d'un investissement régulier, inconséquent, le psychopathe flotte ainsi d'une circonstance à l'autre, prenant ses décisions dans l'instant, beaucoup plus faible qu'il ne le croit. Il est guidé par le plaisir, par le désir d'éprouver des sensations extrêmes. Il résiste très mal à la frustration, au délai dans l'obtention d'un objet ou d'un plaisir. Mais sitôt le plaisir éprouvé, il n'en reste plus grand-chose. Il n'y aura pas de souvenir comme il n'y a pas eu de fantasme. Il demeure donc insatisfait.

Agressivité, impulsivité, attitude antisociale

▶ LE PSYCHOPATHE BOUSCULE LES AUTRES pour obtenir ce qu'il désire, réagit violemment à la moindre remarque désagréable, à la moindre frustration. Ce sont des gestes impulsifs, agressifs ou autoagressifs : bagarres, fugues, crises clastiques, délits mineurs et majeurs. Toutes ces réactions se déclenchent quand le sujet se trouve dans une situation difficile, frustrante, pénible : dette à payer, mise en présence d'un personnage autoritaire, résistance d'une compagne à son désir urgent. Le passage à l'acte se manifeste à la place de l'anxiété qui n'est pas exprimée, pas verbalisée.

1. American Psychiatric Association. *DSM-IV. Manuel diagnostique et statistique des troubles mentaux*, 4ᵉ édition (version internationale, Washington DC, 1995). Traduction française par J.-D. Guelfi et coll. Masson, Paris, 1997.

© MASSON. La photocopie non autorisée est un délit

Ainsi le sujet fugue, brise une vitrine, vole une voiture, vole impulsivement, provoque une bagarre de rue ou de bistrot pour évacuer son dépit ou sa frustration. À un degré supérieur, nous observons des actes agressifs plus structurés et plus prémédités : escroqueries, vengeances, perversions ; le sujet se complaît cette fois-ci à faire le mal. Il détourne des fonds, fait des fausses factures. Il ment, emprunte de fausses identités. Il peut monter des entreprises fictives, duper des organismes importants. De façon plus ordinaire, c'est la perspective du vol à main armée, du hold-up, de la prostitution. Peu à peu, on le voit, les actes délictueux s'aggravent, se compliquent, deviennent plus organisés en fonction de l'intelligence du sujet et des milieux qu'il fréquente.

▶ **La transgression par rapport à la loi,** au départ assez impulsive, devient une habitude profonde, systématique, une idéologie, au fur et à mesure que le sujet est recherché, poursuivi et condamné. Son combat avec la société se renforce. De ce fait, il recherche des alliés, fait du prosélytisme et amène les innocents du côté de l'amoralité.

▶ **Le psychopathe est un être amoral** qui méprise les autres d'autant plus qu'ils sont normaux, obéissent à la loi, se situent dans le troupeau commun. La transgression est pour lui une aristocratie : ne sont intéressants que ceux qui sortent du groupe, qui se distinguent par leur outrance, leur agressivité. Les expériences, plus ou moins néfastes, qui émaillent son existence ne remettent pas en question ces principes. Elles renforcent ses principes, qui sont assez sommaires.

▶ **Le psychopathe se croit et se sent supérieur.** Il n'admire personne et ne croit à rien. Il est cynique, désabusé et n'a qu'un principe : dominer, écraser les autres qui ne sont que des outils. Il est revenu de tout. Rien ne l'impressionne. Cependant, derrière cet orgueil assez infantile, il reste fragile, influençable.

Mode relationnel

En dépit de ces comportements et de ces attitudes agressives, le psychopathe se présente le plus souvent de façon aimable et charmeuse. Il a un contact d'allure hystérique : il est à l'aise, direct, sincère, plutôt joyeux, détendu, n'ayant guère de problèmes. Il ne se plaint pas, paraît ne rien demander.

Obséquieux, flatteur, il se moule sur son interlocuteur qu'il approuve sans réserve, et dans ce mouvement il est sincère, à la fois séduit et séducteur. Il se présente sous un jour favorable, atténue les erreurs, arrondit les angles, passe sous silence des éléments majeurs de sa biographie, s'invente des talents, des diplômes, des aventures prestigieuses.

Il fait des projets. Ces projets sont conventionnels, conformistes, hypermoraux et paraissent fabriqués pour plaire à l'interlocuteur. Il semble réciter une leçon, rapidement apprise, sans faire référence à des expériences et à des principes personnels. Ainsi la prostituée rêve d'épouser un riche bourgeois et d'avoir des enfants modèles, le vieux baroudeur veut tenir une petite auberge à la campagne, le gangster veut gérer un club de sport. Ces projets, auxquels il croit, ne durent que le temps de la conversation. Une fois déployé ce beau rideau de fumée, le psychopathe révèle des demandes plus aiguës. Il est dans une situation difficile, il a besoin de vous. Il demande de l'argent, d'être hébergé, de partager votre vie, de partir en vacances avec votre fille, de vous emprunter votre voiture. Vous émettez un doute, le voilà mal à l'aise et surpris, il devient désagréable, menace.

Affectivité et sexualité du psychopathe

Derrière ces aspects de matamore, sûr de lui, à l'aise et dynamique, le psychopathe est faible et dépendant. Il est très demandeur vis-à-vis de ses partenaires, en particulier dans le domaine sentimental. Il demande, il veut qu'on l'assiste, qu'on s'occupe de lui. Il redoute d'être abandonné, et c'est pourquoi il préfère souvent rompre le premier. Dans d'autres cas ce sont les menaces, les chantages à l'agression ou au suicide qui accompagnent les ruptures. Il tolère n'importe quelle turpitude ou perversion plutôt que d'être abandonné. D'où des vies étranges, où les infidélités, l'homosexualité, la violence, la prostitution se succèdent. Sa vie sexuelle est souvent marquée par les comportements pervers, avec le désir d'expériences extrêmes, audacieuses, violentes, sadomasochistes, bisexuelles. Signalons aussi dans le domaine des excès, les toxicomanies, l'alcoolisme, qui réunissent là encore tous les attraits de l'expérience excessive, du plaisir, et de la transgression de la loi.

Décompensations psychiatriques

Dépression et suicide

La dépression et le suicide sont fréquents chez le psychopathe. La dépression survient de façon réactionnelle à un épisode de rejet ou de rupture. C'est une dépression avec tristesse, désespoir, ralentissement, mais sans culpabilité. Le psychopathe trouve toujours chez les autres, chez ses parents ou les représentants de la société, l'origine de ses difficultés.

Les tentatives de suicide manipulatoires, destinées à modifier l'attitude de l'autre, sont fréquentes. Elles sont souvent violentes, dangereuses. Parfois, le psychopathe se met en danger, c'est l'épreuve ordalique : excès de vitesse, exploit dangereux en montagne ou en mer, aventure guerrière ou humanitaire. Le traitement antidépresseur, en milieu hospitalier, est justifié. Sitôt guéri de sa dépression, le psychopathe reprendra son chemin.

Bouffée délirante

Le psychopathe est sujet à des bouffées délirantes. Ces bouffées délirantes sont polymorphes, comportant des éléments persécutifs, mystiques, dysthymiques. Elles réagissent bien aux neuroleptiques. L'usage des drogues, haschich, cocaïne, LSD accentue plus encore ce risque de décompensation délirante.

Évolution

La personnalité psychopathique se modifie peu avec le temps. Le plus souvent, elle se déclare tôt, avant la puberté, par l'instabilité, l'impulsivité, l'agressivité. Le comportement psychopathique bat son plein à l'adolescence, avec en particulier une opposition très importante aux parents qui sont débordés et réagissent mal. Ensuite interviennent le plus souvent des condamnations, des séjours en prison, et, à partir de ce moment, la fréquentation d'autres délinquants et l'accentuation des actes antisociaux. Le comportement psychopathique se poursuit sans discontinuer toute la vie. Souvent, le psychopathe meurt par accident. Il se détériore volontiers : traumatismes crâniens, alcoolisme, toxicomanie.

Dans certains cas, il peut se ranger. Il peut trouver un protecteur opulent et magnanime qui sera indifférent à son agressivité. Il existe aussi des professions d'adaptation. Le psychopathe peut devenir régisseur d'un domaine, homme à tout faire. Il peut s'intégrer dans un métier à risque : cascadeur, guide de haute montagne, journaliste, s'intégrer dans certaines unités militaires. À cette occasion, on constate que l'intelligence du psychopathe est pratique, immédiate. Il vit dans l'instant, il est intuitif. Il utilise peu la réflexion, l'abstraction, la représentation, le fantasme.

Thérapeutique et assistance

L'approche thérapeutique va de pair avec une réflexion étiologique. Trois facteurs pourraient être à l'origine du développement psychopathique d'une personnalité : le facteur biologique, le facteur familial, le facteur social. Il n'existe pas, le plus souvent, de preuve nette d'un facteur biologique. Mais plusieurs études, pratiquées chez des enfants adoptés, montrent qu'il existe, au moins dans certains cas, une prédisposition héréditaire. Par ailleurs, certaines anomalies chromosomiques, avec excès des chromosomes sexuels, caryotypes 47,XYY et 47,XXY (syndrome de Klinefelter) vont de pair avec des comportements psychopathiques. L'étude de l'influence familiale nous montre que, bien souvent, le père du psychopathe est absent ou faible, et qu'il constitue un mauvais modèle identificatoire. La mère est à la fois laxiste, complice et surprotectrice. Enfin, le facteur social est indéniable. On trouve des psychopathes dans tous les milieux sociaux, mais ils sont plus fréquents dans les milieux défavorisés, surtout si les perspectives d'épanouissement et d'insertion sociale paraissent limitées. La dérive vers la délinquance, l'argent facile de la prostitution ou du trafic de drogue sont alors évidents. Si ces premières délinquances entraînent l'exclusion, l'engrenage antisocial se met en route.

La thérapeutique va tenir compte de ces différents facteurs. Il n'existe pas de moyens pharmacologiques réguliers pour réduire l'impulsivité du psychopathe. Par contre, lors d'accès aigus de violence, en cas de dépression et de délire, les psychotropes seront intéressants. On utilisera des neuroleptiques *(Largactil, Neuleptil, Nozinan)*, des antidépresseurs sédatifs *(Anafranil, Laroxyl, Prothiaden, Athymil)*, éventuellement des benzodiazépines. Le lithium peut être utile dans certains cas.

▶ **MAIS L'ESSENTIEL DE LA THÉRAPEUTIQUE SE SITUE AILLEURS.** Le psychopathe doit être protégé et assisté. Plus il fréquentera les soignants, plus il s'éloignera de la délinquance. Il faut donc répondre à ses diverses demandes : demande d'hébergement, d'argent, de formation, de stages. Ces moyens seront utilisés par des professionnels travaillant en équipe dans des institutions spécialisées : services de psychiatrie, hôpitaux de jour,

© MASSON. La photocopie non autorisée est un délit

ÉTUDE DE CAS

PERSONNALITÉ PSYCHOPATHIQUE

Patrick F., 23 ans, est hospitalisé pour dépression avec demande de sevrage alcoolique. Il se sent épuisé, découragé, ne sait plus où il en est. Il est également sans ressources et sans logement, ayant coupé toutes les relations avec sa famille. Depuis plusieurs mois, il s'est mis à boire de plus en plus, couche souvent dans la rue, se réfugie parfois dans un appentis où la concierge d'un immeuble le tolère. Plusieurs fois hospitalisé pour un ou deux jours, il a refusé les propositions d'insertion dans un foyer et de consultations dans un service de psychiatrie. Depuis plusieurs années, il fume régulièrement du haschich. Ses relations amicales et sentimentales sont très instables; séduisant, agréable, il noue facilement des contacts mais il est rapidement déçu ou insatisfait et préfère prendre alors ses distances. Il a occupé récemment quelques emplois de vendeur ou de serveur.

Deuxième d'une fratrie de deux enfants, ayant une sœur aînée et un père comptable, Patrick a perdu sa mère quand il avait dix ans d'un cancer à évolution rapide. Ce deuil l'a fortement traumatisé. Après son baccalauréat, il a commencé des études d'architecture tout en se passionnant pour la musique et en jouant de la guitare. Ces investissements n'ont guère été durables. Les études ont été abandonnées, l'intérêt pour la musique a été prétexte à des voyages divers, sans relations stables. Patrick a plusieurs fois demandé des sommes d'argent importantes à son père : il souhaitait monter un studio d'enregistrement, ouvrir une boutique de disques. Son père ayant refusé, il ne veut plus avoir de contacts avec lui. Ses relations avec sa sœur et son beau-frère sont similaires.

À l'entretien, Patrick est à la fois familier, agréable, méprisant, prétentieux. Il se prend pour un grand musicien, pourrait donner des leçons, enregistrer un disque, constituer un groupe et faire des tournées. Mais il se considère comme incompris : on ne lui a pas donné sa chance, il est dégoûté de tout, n'a plus confiance en personne, ne souhaite plus rien entreprendre. Ces considérations diverses tiennent peu compte des inévitables conditions matérielles : il est sans ressources, ni logement. Au bout de quelques jours, Patrick courtise de façon très assidue une patiente de la salle et le veilleur les retrouve dans le même lit. À plusieurs reprises, il est assez vif avec un infirmier qui lui demande de baisser le niveau sonore de son poste de radio. Plusieurs permissions d'après-midi sont l'occasion d'ivresses manifestes; les retours sont volontiers tardifs.

Traitement : pour Patrick F., qui affiche des sentiments dépressifs tout en ayant une attitude compensatoire assez mouvementée, le psychiatre propose un traitement médicamenteux qui associe un antidépresseur sédatif : le *Floxyfral* 100 mg, un comprimé par jour et un neuroleptique sédatif, le *Neuleptil* 10 mg, trois gélules par jour.

ANALYSE DE SITUATION

• *RÔLE INFIRMIER SUR PRESCRIPTION*

M. F., 23 ans présente une personnalité psychopathique. Il est hospitalisé, le médecin prescrit :

❋ *Floxyfral* 100 mg : un comprimé par jour : antidépresseur.

→ *Donner le traitement, s'assurer de sa prise effective.*

→ *Surveillance de l'efficacité du traitement* : les troubles thymiques régressent.

NB : en début de traitement (5 à 8 jours), surveiller l'éventuelle levée d'inhibition psychomotrice qui pourrait entraîner une tentative d'autolyse et l'apparition d'effets secondaires (sédation, troubles digestifs).

❋ *Neuleptil* 10 mg : trois gélules par jour : neuroleptique sédatif de l'angoisse et de l'agressivité latente.

→ Donner le traitement, s'assurer de sa prise effective.

→ Surveillance de l'efficacité du traitement : sédation de l'agressivité, de l'angoisse.

→ Relever les éventuels effets secondaires :

- hypotension orthostatique, prise des constantes à son arrivée afin d'avoir des chiffres référentiels;
- syndrome extrapyramidal;
- syndrome malin des neuroleptiques : température à surveiller.

→ Noter les informations relevées, dans le dossier de soins infirmiers et les transmettre oralement.

• *DIAGNOSTIC INFIRMIER - RÔLE PROPRE*

Stratégies d'adaptation défensive liées à des difficultés dans l'élaboration de sa personnalité se manifestant par :

- une intolérance à la frustration;
- une vive opposition aux règles ou lois;
- une ambivalence émotionnelle et comportementale;
- un refus de relations durables et profondes : isolement social;
- une instabilité sociale : change fréquemment d'emploi;
- des conduites addictives : toxicomanie et alcoolisme.

Objectifs

D'ici **3 semaines** que M. F. soit capable de comprendre et d'intégrer les règles internes du groupe (le service), d'exprimer sa confiance dans le projet thérapeutique proposé.

Actions

La compréhension et l'intégration des règles ne peuvent se faire que si M. F. a confiance dans l'équipe soignante. Pour se faire, un encadrement rigoureux mais non rigide est incontournable.

→ Prise en charge par un binôme référent.

NB : vigilance quant à la distance thérapeutique, aux possibles manipulations ce qui implique cohésion rigoureuse de l'ensemble de l'équipe et des transmissions efficaces.

→ Présentation des règles institutionnelles.

→ Élaboration d'un contrat de soins négocié avec M. F.

Toute transgression devra être reprise lors d'un entretien (M. F., médecin, binôme infirmier), afin d'amener M. F. à respecter les termes du contrat préalablement négocié et à comprendre que son comportement peut lui porter préjudice.

→ Entretiens infirmiers de type relation d'aide dont la visée est l'établissement d'une relation de confiance par le biais d'une mutuelle reconnaissance, respect de l'individu, absence de jugement : empathie.

Objectifs

D'ici **un mois**, qu'il soit capable de respecter :

- les autres lors d'une activité de groupe;
- les règles du jeu proposé;
- se tenir à l'activité jusqu'à la fin de celle-ci.

ÉTUDE DE CAS

PERSONNALITÉ PSYCHOPATHIQUE *(suite)*

Actions

→ Lui proposer des activités de groupe qu'il aura choisies (temps et lieu précisé clairement).

→ Observation infirmière, noter son implication, le respect du contrat, évaluer la qualité de ses relations avec les autres.

→ Valoriser lorsque l'objectif est atteint.

→ Noter sur le dossier de soins infirmiers et transmission orale.

D'ici **6 semaines**, que M. F. soit capable de participer à l'élaboration de son projet de sortie et de réinsertion :

– élaboration d'un projet de réinsertion en équipe pluridisciplinaire avec la participation de M. F.;

– démarches sociales (assistance sociale) pour qu'il puisse bénéficier du RMI; recherche d'un foyer d'accueil, éventuel accompagnement infirmier de M. F. lors des différentes démarches administratives et visites.

foyers spécialisés, foyers de semi-liberté dépendant du ministère de la Justice. Les assistants sociaux, les éducateurs, les psychiatres, les juges d'application des peines travaillent en coordination.

▶ **UNE PSYCHOTHÉRAPIE PARALLÈLE EST INDISPENSABLE.** Elle ne peut être assurée sainement qu'en équipe. Il est fondamental que plusieurs psychothérapeutes se complètent les uns les autres. Pris en charge par une seule personne, le psychopathe risque de s'identifier de façon excessive, de trop lui demander, de l'idéaliser, de lui faire payer ce qu'il a accumulé contre ses parents et la société. L'action psychothérapique vise à apprendre au sujet une loi qui soit proche de la loi de la société, mais qui se situe sur un terrain médical. Ce sont des travaux pratiques, basés sur des contrats à l'amiable entre le patient et l'institution. Il est fondamental de rester souple. Une attitude laxiste est bien sûr désastreuse. Mais une attitude rigide et dictatoriale est tout aussi malencontreuse. Alors le psychopathe se conforme parfaitement à la loi; mais il n'en est que plus dépendant et irresponsable et, dès qu'il sortira de l'institution, il rechutera de façon encore plus importante.

▶ **DANS L'ASSISTANCE QUE L'ON APPORTE À UN PSYCHOPATHE, IL EST FONDAMENTAL DE RESTER CALME, DISPONIBLE ET SURTOUT MODESTE.** Tout projet imposé au sujet sera mis en échec. Il faut être patient, laisser mûrir les solutions, accepter les échecs et les ruptures, savoir changer le patient d'institution. Mieux vaut une prise en charge en pointillé, légère mais efficace à la longue, plutôt qu'une directivité rigide qui aboutit à une rupture définitive. Il faut savoir supporter des remises en question, des mises à l'épreuve de la part du psychopathe, dans une avancée progressive, souvent sinueuse.

Cette psychothérapie est moins verbale que comportementale. L'équipe doit savoir impliquer le psychopathe dans un projet, dans un travail, dans une réalisation artistique et surtout le valoriser, quand cela est possible.

POINTS CLÉS

1. ▶ La personnalité limite (ou *borderline*) et la personnalité psychopathique (ou antisociale) supposent, comme les autres troubles de la personnalité, un dérèglement constant de certaines fonctions psychiques.

2. ▶ La personnalité limite se caractérise par une tendance à l'impulsivité, une instabilité de l'humeur et des investissements affectifs, une perturbation de l'image de soi.

3. ▶ La personnalité psychopathique se caractérise par une tendance à l'impulsivité, une attitude antisociale et amorale, un sentiment de supériorité.

Troisième partie
COMPORTEMENTS ALIMENTAIRES, TOXICOMANIE, ALCOOLISME

Troubles des conduites alimentaires

7

Généralités

Développement des conduites alimentaires

Dès les 10/11e semaines de vie *in utero*, la coordination de la déglutition est assurée. Déjà, le goût a une influence. L'injection de saccharine dans le liquide amniotique augmente le rythme de la déglutition. À partir de 37 semaines, le nourrisson est apte à une succion adaptée. Dès la naissance, il existe une appétence innée pour le sucre et une réaction de rejet pour l'amer. Ce rejet est manifesté par une grimace caractéristique.

Ce réflexe gusto-facial va prendre une valeur de communication pour la satisfaction des besoins primaires. Il est cependant bien démontré que le développement de la vie relationnelle n'est pas seulement lié à la relation oro-alimentaire (le stade oral). L'attachement du nourrisson à son entourage passe par le contact social autant que par la réalité alimentaire.

Finalement, la phase dite « orale » représente la première période de l'existence où le nourrisson doit faire sien le monde extérieur.

Ceci est connecté aux aspects biologiques des conduites alimentaires : les prises alimentaires sont régulées physiologiquement. Le système nerveux central est renseigné sur les réserves énergétiques de l'organisme. La baisse de la concentration sanguine en molécules riches en énergie déclenche le besoin de prise alimentaire.

À long terme, tout se passera comme si l'organisme maintenait un poids relativement stable pour un même individu : « le pondérostat ».

La régulation des conduites alimentaires se fait par l'intermédiaire des principaux neurotransmetteurs dans des zones d'intégration des afférences nerveuses diverses au sein de l'hypothalamus.

Enfin, les apports ethnologiques et sociologiques sont fondamentaux. Tout code culinaire, d'après Lévi-Strauss, repose sur des couples d'opposés-rapprochés. Par exemple, le cru et le cuit, le rôti et le fumé. Un des couples essentiels repose sur les opposés nature-culture.

Omnivore, l'homme oscille sans cesse entre la découverte de nouveaux aliments et leur rejet conservateur. Puis, l'homme devient ce qu'il mange. D'une part, il intègre les qualités supposées de l'aliment absorbé (la viande rouge donne de la force), d'autre part, la cuisine signe l'appartenance au groupe.

Modifications récentes des conduites alimentaires

Les modifications récentes des conduites alimentaires : le mangeur solitaire, la « lipophobie », la « saccarophobie », la glorification de la minceur, ont peut-être favorisé l'augmentation des TCA (troubles des conduites alimentaires) dans nos sociétés ; essentiellement les anorexies mentales et les boulimies.

Les obésités ne sont pas obligatoirement en relation avec une anomalie de l'alimentation.

Pathologie

Boulimies

Définition

Étymologiquement « la faim de bœuf », ce trouble des comportements alimentaires est tour à tour symptôme, syndrome, voire, parfois, maladie. La boulimie est un épisode répétitif de suralimentation excessive, incontrôlable, durant un court laps de temps. Elle peut être un des symptômes de l'anorexie mentale. Elle est parfois associée à des vomissements. Elle est parfois isolée durant une certaine période. Elle peut être tenue secrète pendant des années. La durée d'évolution est de dix ans en moyenne avant une consultation.

Sémiologie

Début de l'accès boulimique

L'accès boulimique suit un scénario assez stéréotypé mais d'une fréquence très variable. Le début est brutal, sans facteurs déclenchants apparents. L'accès se produit souvent à la même heure, fréquemment en fin de journée. Le caractère est impérieux. Il existe une ingurgitation massive, quasi frénétique d'une grande quantité de nourriture. Cette ingestion, rapide, dure dix à trente minutes. Elle a lieu sans discontinuité de façon totalement indépendante des repas, et presque toujours en cachette, même parfois du conjoint ou de la famille. Elle s'accompagne d'un sentiment de perte de contrôle de la quantité ingérée.

Les aliments sont très variables, parfois sucrés, parfois salés, parfois à peine décongelés. La quantité prime presque toujours sur la qualité. Le besoin d'engloutir est plus important que la recherche du goût. Par exemple, la prise d'aliments peut être : 250 g de pâtes froides, ou encore une baguette, 125 g de beurre et deux tablettes de chocolat. Les aliments sont presque toujours choisis pour leur richesse calorique et leur caractère « bourratif ».

Il existe donc des éléments distinctifs d'une prise alimentaire ordinaire : la patiente mange plus rapidement que d'habitude, elle absorbe de grandes quantités de nourriture en l'absence de sensation de faim. Elle dévore souvent jusqu'à ressentir une douleur abdominale.

Par ailleurs, presque toujours, l'accès est accompagné d'un dégoût de soi, d'idées de dévalorisation et de dépression, de culpabilité qui perdurent après l'accès.

Fin de l'accès boulimique

L'accès peut être suivi d'une grande fatigue, voire d'un état de torpeur. Les douleurs abdominales sont très fréquentes. La fréquence des vomissements provoqués ou automatiques après la crise est très variable. Les vomissements sont rencontrés dans 50 % à 60 % des cas. Ils constituent un indice de sévérité, même si c'est un moyen efficace de contrôler le poids. Les patientes atteintes de boulimie avec vomissements font davantage d'épisodes dépressifs et de tentatives de suicide. Elles se sentent davantage coupables et elles présentent plus de traits obsessionnels. Les autres stratégies de contrôle de poids sont la prise de laxatifs, plus rarement les diurétiques, et surtout l'alternance avec des périodes de jeûne ou de contrôle alimentaire très strict.

Image du corps

L'image du corps est une préoccupation permanente, sans distorsion massive. Le poids idéal est juste fixé à 5 ou 10 % en dessous du poids théorique calculé d'après des tables statistiques. Les variations de poids existent mais sont de faible amplitude. 80 % des boulimiques sans antécédent d'anorexie mentale ont un poids dans les limites de la normale. Un petit nombre est donc obèse, mais en aucun cas la boulimie ne peut être associée à l'obésité.

Fréquence des accès

La fréquence des accès est très variable. En général, pour parler de syndrome boulimique, la patiente doit présenter au moins deux accès boulimiques par semaine pendant trois mois. Il peut exister aussi des intervalles libres de durée variable.

Troubles associés

► TROUBLES DE L'HUMEUR

Les dimensions psychopathologiques associées sont fréquemment la dépression et ses corollaires, la culpabilité, l'impulsivité, l'irritabilité et l'évitement social. Un syndrome dépressif majeur est présent à un moment ou à un autre chez 60 % à 80 % des boulimiques.

La boulimie peut entrer dans le cadre des addictions d'autant plus que des prises inconsidérées d'alcool ou d'autres drogues à certaines périodes peuvent être observées chez 10 à 25 % des patientes.

Les boulimies isolées sont rares chez l'homme ; par contre, il faut individualiser la forme séquellaire de l'anorexie mentale.

▶ ANOREXIE

Les boulimies font partie du syndrome de l'anorexie mentale, mais elles peuvent aussi en être une forme de séquelle.

Les antécédents d'anorexie mentale doivent toujours être recherchés. En effet, c'est un facteur de gravité et de moins bon pronostic. Cet ensemble regroupe environ 20 % des boulimiques. Elles sont le plus souvent restées maigres, avec dans un cas sur deux environ, persistance de l'aménorrhée. Elles sont restées le plus souvent célibataires et ont peu d'enfants par rapport aux boulimiques, présentant un syndrome isolé.

Diagnostic différentiel

Le syndrome boulimique se différencie du grignotage plus ou moins permanent, où n'existent pas de perte de contrôle ni d'ingestion massive. L'hyperphagie durant les repas est aussi différente. L'absence de repas structuré est favorisée par la disponibilité de l'alimentation mais n'est pas un facteur reconnu de boulimie.

On observe certains équivalents boulimiques dans des tableaux neurologiques : démences, oligophrénies. Certains traitements psychotropes favorisent l'apparition de crises boulimiques.

Complications somatiques

Elles sont finalement assez rares dans les formes bénignes ou modérées.

▶ LES VOMISSEMENTS peuvent induire une altération dentaire et des complications digestives : œsophagite, reflux gastro-œsophagien.

▶ L'HYPERTROPHIE PAROTIDIENNE est observée parfois par l'ingestion brutale des hydrates de carbone.

▶ LES TROUBLES DES RÈGLES ne sont pas exceptionnels, à type de dysménorrhée surtout.

▶ DES COMPLICATIONS GRAVES sont parfois dues à l'abus de laxatifs.

Pronostic

Il existe encore peu d'études car l'individualisation du syndrome est assez récente. Le suivi est très difficile car beaucoup de ces patientes ne sont pas très compliantes.

La chronicité des troubles est importante avec souvent une évolution chaotique sur plusieurs années.

Les antécédents dépressifs, d'anorexie mentale, l'isolement social sont des facteurs de mauvais pronostic. Par contre, les formes d'intensité légère ou modérée ont un meilleur pronostic à long terme.

La survenue de syndromes dépressifs est observée dans près d'un tiers des cas.

Traitement

Il est souvent difficile d'obtenir une amélioration durable.

La réponse thérapeutique doit être adaptée à l'intensité et à chaque cas. Il est indispensable de pouvoir proposer différentes approches.

Hospitalisation

L'hospitalisation est rarement indispensable. Elle peut être indiquée par l'intensité du syndrome dépressif ou par la fréquence des accès. Le désarroi du patient peut la rendre utile. Le contrat d'hospitalisation ne repose pas sur le poids mais sur une durée précise. Il ne peut s'articuler sur des repères de poids ou de comportements.

Certaines équipes ont même pu utiliser l'hôpital de jour. Les psychothérapies sont utilisées avec de nombreuses variantes.

Psychothérapies

Dans les formes légères, un simple soutien peut suffire, mais le plus souvent il est utile de recourir à une thérapie structurée.

L'approche nutritionnelle et diététique peut être intéressante. Ainsi, l'utilisation d'un carnet alimentaire, permettant de noter chacune des prises alimentaires, au cours des repas ou non, la survenue de crises boulimiques, la composition de l'ingestion, les circonstances et les sentiments lors de la crise, est très fréquente. Cette approche comporte un intérêt didactique et facilite les

© MASSON. La photocopie non autorisée est un délit

corrections par rapport aux distorsions de l'image du corps et par rapport aux aliments. Les thérapies comportementales et cognitives sont particulièrement utiles, en groupe ou non, à certains stades. Les approches de relaxation complètent volontiers cet aspect.

Les psychothérapies d'inspiration analytique permettent parfois, secondairement le plus souvent, de travailler certains aspects psychopathologiques.

Traitements médicamenteux

Ils sont discutés, difficiles à évaluer et donnent des résultats contradictoires.

Les antidépresseurs sont d'autant plus utilisés qu'il existe un syndrome dépressif. Il existe, en général, une diminution des crises boulimiques avec les antidépresseurs tricycliques.

Anorexies mentales

Le tableau clinique de la conduite anorexique est assez remarquable par sa constance. Le plus souvent il s'agit d'une jeune fille (neuf femmes pour un homme), adolescente, qui présente une triade symptomatique : amaigrissement, anorexie, aménorrhée. C'est une affection extraordinaire où le psychique vient s'incarner dans le physique. Il existe, à l'heure actuelle, une augmentation des hospitalisations car le diagnostic est fait de façon plus précoce.

Signes cliniques

Le début est progressif souvent chez une bonne, voire, une très bonne élève.

Amaigrissement

L'amaigrissement est parfois spectaculaire. Il dépasse généralement 25 % du poids initial et peut atteindre plus de 50 % du poids normal. Il faut qu'il y ait au moins une perte de poids de 10 % par rapport au poids habituel et non par rapport à des tables statistiques. Cet amaigrissement est souvent dissimulé par des vêtements amples ou superposés. L'aspect est évocateur avec un corps anguleux aux masses musculaires fondues, à la peau amincie. L'apparence cadavérique du visage peut être impressionnante. Les signes de dénutrition donnent à ces patientes un aspect de jeunes femmes prématurément vieillies. La peau est sèche, les ongles striés, cassants. Il existe une hyperpilosité et une cyanose des extrémités.

La méconnaissance de cette maigreur est constante. Il existe un trouble majeur de la perception de l'image de leur corps. Le plus souvent, cette perception anormale plonge les anorexiques dans un sentiment de bien-être, de triomphe qui les conduit à nier le danger.

Anorexie

L'anorexie est en fait un mauvais terme. Il s'agit en réalité d'une conduite active de restriction alimentaire avec de nombreuses rationalisations. Cette lutte contre la faim va secondairement disparaître et une véritable anorexie associée à l'intolérance digestive apparaîtra. Le comportement alimentaire est aussi étonnant. Le tri des aliments, le grignotage par quantité minime et le mâchonnement sont fréquents.

Aménorrhée

L'aménorrhée est constante au cours de l'anorexie mentale. Parfois inaugurale, le plus souvent après quelques mois d'évolution, c'est en général une aménorrhée secondaire. Le retour des règles est un des meilleurs critères de guérison.

En dehors de ces trois signes, s'associent volontiers des vomissements cachés, permettant d'éliminer toute prise alimentaire tant soit peu calorique, des crises boulimiques, particulièrement mal vécues, et des prises de laxatifs. La potomanie avec ingestion de plusieurs litres d'eau par jour est aussi un facteur aggravant.

Ce tableau typique est caractérisé par l'absence d'autres troubles mentaux majeurs. Il n'y a pas de délire en particulier d'empoisonnement. Il n'y a pas de signes dissociatifs.

Contexte psychologique

Cette « anorexie » s'intègre dans un contexte psychologique très spécifique. L'attitude aberrante vis-à-vis de l'alimentation s'accompagne très fréquemment d'une activité culinaire pour les proches et d'un désir de les faire manger. Ce jeûne au milieu de l'abondance est une autre caractéristique. Le trouble de l'image du corps et de la perception de ses besoins est toujours présent. L'indifférence vis-à-vis de l'amaigrissement est souvent macabre.

▶ L'HYPERACTIVITÉ ne se retrouve pas uniquement dans le domaine culinaire, elle est souvent intellectuelle et physique (surinvestissement scolaire, gymnastique, danse...). L'affectivité est très inhibée, avec un refoulement massif de la sexualité. Il existe depuis toujours un défaut d'investissement érogène du corps avec parfois des comportements de séduction.

▶ LA VIE RELATIONNELLE est surtout intrafamiliale avec, dans un contexte apparemment habituel, une attitude de défi et de contrainte à laquelle la patiente soumet son entourage. S'il n'y a pas de dépression au sens psychiatrique du terme, il existe un vécu d'inefficience, d'absence de valeur personnelle constant.

▶ LES FACTEURS DÉCLENCHANTS sont souvent évoqués. Ils sont absolument inutiles pour le diagnostic mais sont intéressants à considérer pour la rationalisation familiale. Une petite obésité a fait souvent déclencher un régime amaigrissant qui « ne s'arrête plus ». Une déception scolaire ou la proximité d'un examen est beaucoup plus habituelle qu'une déception sentimentale. Une dispute intrafamiliale peut être considérée comme responsable, mais aussi le décès ou la séparation d'un parent proche ou un éloignement familial (internat).

Formes cliniques

Les formes cliniques sont nombreuses.

Formes mineures

Elles sont très fréquentes avec une évolution facilement résolutive en quelques mois avec une surveillance espacée. Elles correspondent à des crises d'adolescence.

Formes graves

Les formes graves comportent un risque vital majeur. Il existe encore des hospitalisations trop tardives et le risque de décès est de 7 % dans un suivi d'anorexies d'intensité modérée ou sévère.

Les anorexies prépubères sont plus fréquentes. Elles sont souvent associées à un retard de croissance et le pronostic est moins bon.

Formes tardives

Les formes tardives débutent après 20 ans. Elles peuvent survenir après la naissance d'un enfant. Les éléments dépressifs sont plus fréquents et le pronostic est mauvais avec un risque de chronicisation très important.

Formes masculines

L'anorexie mentale chez l'homme ne représente que 10 % des cas. Il existe souvent un facteur de gravité avec des préoccupations hypocondriaques. L'évolution se fait plus souvent vers un tableau psychotique.

Évolution et pronostic

L'évolution et le pronostic soulignent une gravité potentielle tant par la longueur des soins que par le risque létal.

Dans près de la moitié des cas, on obtient une guérison totale avec un état psychologique satisfaisant. Parfois, il existe une guérison sociale avec une bonne insertion professionnelle, un bon résultat pondéral, contrastant avec la souffrance psychologique et la persistance de difficultés alimentaires.

Enfin, l'émergence d'une pathologie psychiatrique (dépression, phobies, troubles obsessionnels compulsifs) est observée dans 20 à 30 % des cas.

Le risque de mort a déjà été évoqué et montre la gravité de cette pathologie. Le risque de rechute est d'ailleurs très important. Le processus de guérison est long; il n'est que très rarement inférieur à 4 ans.

Examens biologiques

Le bilan doit toujours éliminer une pathologie organique, infectieuse ou tumorale. Les examens biologiques seront pratiqués surtout pour rechercher un trouble du métabolisme hydro-électrolytique secondaire à une prise de laxatifs ou de diurétiques.

La plupart des anomalies endocriniennes observées ne sont pas spécifiques car elles se retrouvent dans tous les états d'amaigrissement. Le profil gonadotrope montre une régression à l'âge prépubertaire.

D'hypothétiques anomalies de la régulation de la faim au niveau hypothalamique n'ont pas été confirmées.

Traitements

Ils sont longs, souvent difficiles à mettre en œuvre et dépendent beaucoup du stade de gravité. En tous les cas, la reprise de poids ne suffit pas comme critère de guérison.

Dans les formes de début, ou très modérées, la surveillance médicale du poids et quelques entretiens peuvent suffire à enrayer le processus pathologique. Sinon de nombreuses méthodes peuvent être

© MASSON. La photocopie non autorisée est un délit

ÉTUDE DE CAS

ANOREXIE MENTALE

Catherine, jeune fille de 17 ans, bachelière, entre dans le service pour un amaigrissement important, et une aménorrhée depuis trois mois. Elle pèse 35 kg pour 1 m 65.

Elle vit chez ses parents, enfant unique, n'ayant jamais eu de difficultés psychologiques ou comportementales.

Elle accepte difficilement d'être hospitalisée, car elle ne se trouve pas tellement maigre. Elle n'a aucune idée du poids idéal qu'elle aimerait avoir. Son poids le plus élevé a été de 60 kg.

Ses parents ont mis quelques semaines à réaliser le trouble du comportement alimentaire. Catherine accepte un contrat de poids. Elle pourra ressortir à 40 kg. Ses parents ne pourront la voir qu'avec des soignants une fois par semaine dès la reprise du poids. Un bilan d'entrée sera effectué, en particulier pour éliminer une étiologie organique.

Un entretien psychologique est prévu quotidiennement, de même que la surveillance des constantes physiologiques. Une aide diététique est prévue. L'évolution sera lentement positive en un mois.

ANALYSE DE SITUATION

Catherine, 17 ans, est hospitalisée pour anorexie mentale dans le service de psychiatrie.

• *DIAGNOSTIC INFIRMIER - RÔLE PROPRE*

Déficit nutritionnel lié à un apport alimentaire insuffisant par refus, se manifestant par un état cachectique (1 m 65/35 kg), une aménorrhée depuis trois mois.

Objectif

Catherine pèsera 40 kg dans un mois.

Actions

Mise en œuvre du contrat par l'équipe pluridisciplinaire et plus particulièrement par un binôme infirmier référent.

➞ Nécessité d'une équipe cohérente (risque de manipulation).

➞ Installation dans une chambre seule, sans téléphone, isolement rigoureux (pas de courrier...).

➞ Inventaire des effets personnels en présence de la personne soignée par les référents (recherche de laxatifs et d'émétiques).

➞ Restriction des activités pendant la première semaine.

➞ Mise en place de la feuille de poids : pesée quotidienne, même heure, même tenue.

➞ Dépistage des éventuels vomissements.

➞ Surveillance des constantes : tension artérielle, sommeil.

➞ Appel de la diététicienne : choix des aliments par rapport aux goûts de Catherine :

– quantification rigoureuse des apports alimentaires et hydriques quotidiens, et notation sur le dossier de soins infirmiers;

– surveillance des entrées et sorties, notation sur le dossier de soins infirmiers.

➞ Entretiens infirmiers de type relation d'aide, visant à permettre à Catherine d'exprimer, puis de cerner ses difficultés face à la nourriture, la féminité...

➞ Valorisation systématique devant toute prise de poids qui conditionne la reprise de contact avec l'extérieur.

➞ Augmentation progressive et régulière des apports alimentaires en fonction de la prise de poids.

➞ Réunion de synthèse afin d'évaluer les progrès et de renégocier les termes du contrat en fonction de l'évolution; intégration progressive à des activités proposées dans le service.

➞ L'équipe pluridisciplinaire étudie la situation familiale et propose les aides adaptées à leur situation

➞ Observer le comportement de Catherine lors de la visite des parents.

➞ Noter l'implication affective de part et d'autre.

➞ Transcrire les informations recueillies sur le dossier de soins infirmiers et en discuter en réunion de synthèse afin d'affiner la prise en charge ultérieure.

utiles. Elles sont souvent associées entre elles pour éviter le danger d'une relation duale.

La prise en compte de l'environnement familial, afin de favoriser sa position d'allié thérapeutique, est un aspect essentiel.

La médiation la plus importante est aussi celle du contrat de poids en hospitalisation ou en ambulatoire.

Hospitalisation

▶ LE PLUS SOUVENT, IL EXISTE UN CONTRAT élaboré autour de deux poids différents. Le premier correspond à une période de séparation avec l'environnement habituel. Il ne s'agit pas d'isolement *stricto sensu* car la formation de relations nouvelles dans le service est possible. Le deuxième poids est celui à partir duquel la sortie pourra être envisagée.

Le contrat est établi par négociation. Il est discuté lors de l'hospitalisation entre l'équipe, la patiente et sa famille. Une fois établi, il devient intangible en témoignant de la fiabilité des soignants et en créant un espace propre à la patiente.

Bien sûr, avec ce contrat, sont établies des relations soignantes personnalisées.

Parfois, la séparation doit être aménagée car elle peut provoquer une véritable désorganisation psychique. La durée de l'hospitalisation est souvent longue, de trois à six mois.

▶ **La réalimentation peut devenir une urgence.** Les éléments de gravité sont l'épuisement physique, la tension artérielle inférieure à 9/5, une bradycardie inférieure à 50 et une hypothermie.

Autant que possible la réalimentation se fera par des moyens naturels; parfois la réalimentation par nutripompe est nécessaire.

Psychothérapies

Après l'hospitalisation, différentes modalités de psychothérapies peuvent être proposées.

▶ **Les approches d'inspiration analytique, le psychodrame** remplacent la psychanalyse presque toujours contre-indiquée.

- **Les thérapies analytiques** ne sont pas utilisées au sens strict. C'est souvent à l'aide d'activités de groupe que les patients peuvent appréhender l'émergence de leurs pulsions. Ce travail psychothérapeutique pourra se continuer sous forme individuelle, avec une cothérapie le plus souvent pour ne pas avoir à discuter des aspects nutritionnels.
- **L'intérêt du psychodrame analytique individuel ou collectif** est de faciliter la traduction de ce qui ne peut être mis en mot.

▶ **Les thérapies cognitivo-comportementales** sont essentielles durant l'hospitalisation avec l'utilisation du contrat de poids, mais elles ont leur importance concernant l'estime de soi et les processus d'autonomisation. Le carnet alimentaire est moins utile chez les anorexiques que chez les boulimiques. Il est plus important d'utiliser un carnet d'auto-observations intégrant un relevé positif des aspects de la journée. Le programme pourra varier suivant les différentes formes d'anorexie. L'utilisation de techniques d'affirmation de soi, ou d'expression des sentiments, ou de restructuration cognitive (si je prends un kilo, j'en prendrai vingt...) est proposée.

▶ **Les thérapies familiales**

L'importance de la famille dans l'anorexie mentale a été notée dans presque toutes les théories. De nombreuses approches familiales sont proposées. Car de toute façon, il est indispensable d'élaborer les projets de soin autant avec la famille qu'avec la patiente désignée.

Dans les formes mineures ou moyennes, les entretiens familiaux suffisent souvent par eux-mêmes.

Dans les formes sévères, l'aide aux familles a été proposée sous forme de groupes de parents, favorisant la prise de conscience des difficultés familiales.

De toute façon, le travail familial permet d'envisager le contrat de séparation, s'il est nécessaire. La place spécifique de chacun est étudiée, ainsi la prise en compte de la souffrance des parents.

Traitement médicamenteux

L'utilisation des psychotropes est variable suivant l'intensité et les aspects psychopathologiques. En fait, les patientes éprouvent souvent de grandes difficultés à accepter les médicaments. Les antidépresseurs sont essentiels dans les formes sévères et dans la phase dépressive secondaire à l'arrêt de la conduite anorexique.

La cohésion de l'équipe soignante est absolument essentielle devant ces patientes difficiles, souvent manipulatrices au début, ainsi qu'avec leur famille.

Le traitement souvent long nécessite une collaboration étroite de toute l'équipe soignante.

POINTS CLÉS

1. ▶ Les troubles du comportement alimentaire (anorexie, boulimie) sont liés à des préoccupations excessives concernant l'image du corps et aux régimes qu'elles suscitent.

2. ▶ L'anorexie mentale est un trouble souvent grave qui peut mettre en jeu le pronostic vital. L'hospitalisation est alors nécessaire, avec un contrat strict et un contrôle des relations familiales.

Conduites toxicomaniaques et alcooliques

8

Conduites toxicomaniaques

Définition

Définir la toxicomanie n'est pas simple et l'OMS a finalement renoncé à ce terme. Il est remplacé par celui de **pharmacodépendance** : *« état psychique et quelquefois également physique résultant de l'interaction entre un organisme vivant et une drogue. Cette interaction se caractérise par des modifications du comportement et par d'autres réactions qui engagent toujours fortement l'usager à prendre de la drogue de façon continue ou périodique afin de retrouver les effets psychiques et quelquefois d'éviter le malaise de la privation. Cet état peut s'accompagner ou non de tolérance. Un même individu peut être dépendant de plusieurs drogues. »* (OMS, 1969)

Actuellement, la terminologie s'est encore compliquée par l'utilisation du mot « addiction », mot anglais pour toxicomanie. *« "Addiction" est un mot français qui provient d'une locution signifiant se donner. Ce vieux terme juridique définissait la pratique de "contrainte par corps infligée à des débiteurs qui ne parvenaient à honorer autrement leurs créances" ».* Le terme d'addiction est plus large que celui de toxicomanie. Il doit d'abord être compris comme une notion descriptive qui désigne le champ des conduites caractérisées par des actes répétés dans lesquels prédomine la dépendance à une situation, ou à un objet matériel, qui est recherché et consommé avec avidité. Le terme addiction peut être ainsi entendu de façon élargie et son champ d'application va de l'alcoolisme à la boulimie, au jeu, voire à certaines conduites autoagressives et certaines conduites sexuelles.

▶ La consommation de drogues a de tout temps existé. La toxicomanie semble enracinée dans les fondements même de la psyché humaine. Mais l'histoire montre des variations très importantes de ce phénomène dans un même pays et d'un pays à l'autre. Il existe donc une dimension conjoncturelle du phénomène.

Si le terme de toxicomanie est maintenant remplacé par celui de pharmacodépendance, il faut insister sur cette notion de produit chimique appelé drogue. Il n'y a pas de toxicomane à la pénicilline même si certains hypocondriaques abusent de la pénicilline. Une substance doit posséder des propriétés psychotropes pour qu'elle soit l'objet d'abus toxicomaniaques. Ces substances psychotropes peuvent être médicamenteuses ou non. Elles ont les propriétés essentielles de modifier le fonctionnement psychique, c'est-à-dire la vigilance, la qualité des sensations, le vécu affectif et émotionnel, l'idéation et l'imagination. Chaque substance a ainsi une caractéristique plus ou moins marquée. Au cours des intoxications prolongées, qui définissent réellement les toxicomanies, certains facteurs sont primordiaux. La dépendance psychique est un désir invincible de retrouver les sensations éprouvées par l'absorption de toxiques. La tolérance — encore appelée accoutumance — est le phénomène d'habituation de l'organisme à une substance. Ce phénomène entraîne la nécessité d'augmenter les doses pour éprouver des effets identiques. Il n'est pas absolument fondamental dans toutes les toxicomanies. Enfin, la dépendance physique, née de l'interaction répétée entre l'organisme et une substance exogène, est le besoin physique de consommer la substance. La privation de celle-ci entraîne des troubles physiques et psychiques que l'on appelle « manques ». Ces troubles sont réversibles à l'administration de la substance. Cette dépendance était désignée autrefois par le terme « assuétude ». La dépendance physique est surtout le fait des morphiniques. Toute dépendance physique comporte une dépendance psychique mais il est important de noter que la dépendance psychique existe très fréquemment de façon isolée. C'est le cas, en particulier, pour tous les psychostimulants (cocaïne, amphétamines).

© MASSON. La photocopie non autorisée est un délit

Il est nécessaire de différencier les définitions de la pharmacomanie, de l'abus et de la pharmacodépendance.

Pharmacomanie

La pharmacomanie est le fait d'utiliser trop facilement certains produits dans l'intention de supprimer un mal ou d'améliorer une fonction organique. Le patient dépassant à ce moment-là les doses prescrites n'obtient pas, en général, l'effet escompté. Le but reste cependant thérapeutique. Il en est ainsi de l'usage de certains somnifères. Il existe une très grande différence entre consommer des médicaments pour se soigner et en faire un abus voluptuaire. Les doses ne sont pas les mêmes. Dans la pharmacomanie, la régularité importe plus que la quantité qui reste souvent dans les doses habituelles de la pharmacopée. La durée de ces pharmacomanies peut être très prolongée sans effet majeur sur la santé.

Abus

L'abus désigne la consommation occasionnelle sans but thérapeutique de substances psychotropes. Il peut être sous-tendu par la curiosité, la recherche d'un plaisir, l'influence du groupe. Il ne comporte pas encore de dépendance mais en favorise l'apparition. Il existe des abus isolés, en particulier, avec le chanvre indien et les psychodysleptiques comme le LSD. Ils sont fréquents mais ne méritent pas le terme de toxicomanie. Ils n'en ont pas la même signification psychopathologique et sont, à l'heure actuelle, souvent des étapes transitoires et de courte durée.

Pharmacodépendance

La pharmacodépendance est l'intoxication régulière, quotidienne ou pluriquotidienne liée à un besoin impérieux. Elle peut évoluer de façon chronique sur plusieurs années ou par des périodes séparées par des intervalles.

Épidémiologie

Dans un domaine aussi controversé que l'utilisation des différentes drogues, il est très difficile d'avoir des chiffres précis. Ils sont :

– soit basés sur des enquêtes épidémiologiques de terrain, ce sont probablement les chiffres les plus exacts ;

– soit basés sur des enquêtes policières, puisque nous sommes dans un domaine réprimé plus ou moins par la loi ;

– soit, et ce sont probablement les plus mauvais chiffres, sur les demandes de soins.

Actuellement, la drogue illicite la plus consommée en France est le cannabis sous ses différentes formes. Environ 60 % des interpellations ont lieu pour usage illicite du cannabis. Il y aurait environ 350 000 personnes utilisant des produits illicites ou des médicaments dans un but non thérapeutique. Les héroïnomanes seraient environ 90 000. Le sex-ratio est de deux hommes pour une femme.

▶ LA DÉFINITION DU TOXICOMANE est : *« toute personne usant de façon illicite de substances ou de plantes classées comme stupéfiants »*. Aucune classification ne permet de cerner rigoureusement les psychotropes, domaine où interfèrent des opinions plus ou moins subjectives. Actuellement, si toutes les catégories d'âge et de population peuvent être touchées par ce trouble des conduites, on assiste à un vieillissement relatif de la population des usagers.

▶ LES POLÉMIQUES SUR LES CHIFFRES doivent être bien argumentées car il n'est pas facile de naviguer entre des interprétations dramatisantes ou abusivement laxistes. En 1993, 51 657 interpellations ont été effectuées pour infraction à la législation sur les stupéfiants. Ce chiffre est globalement stationnaire par rapport à l'activité de la gendarmerie, de la police nationale et des douanes. Bien entendu, les infractions de type usage et usage-revente dominent très largement la scène pénale de l'usage de stupéfiants avec près de 9 interpellations sur 10. Ces infractions sont directement liées à la densité de population, d'où une incidence très largement dominante dans la région parisienne, à Lyon, dans la région Provence-Alpes-Côte d'Azur, et dans la communauté urbaine Lille-Roubaix-Tourcoing ; en fait dans les très grandes villes françaises.

Les usagers sans activité professionnelle représentent toujours la majorité, avec une proportion sans cesse croissante. La catégorie des ouvriers se trouve de moins en moins représentée. Cependant, il est possible que les ouvriers consommateurs perdent plus rapidement leur travail et nourrissent alors les rangs des sans-emploi.

En 1993, 454 décès par overdose ou accident directement lié à la consommation de stupéfiants ont été relevés. Il faut noter que ces 454 décès ne comprennent pas les décès par infection, notamment par le Sida. Ce chiffre sous-estime sûrement les décès réels puisqu'il ne concerne guère que des décès survenus dans des lieux publics ou ayant donné lieu à une enquête judiciaire. L'héroïne entre pour une part toujours croissance dans ces décès, eux-mêmes en nette augmentation depuis les années quatre-vingt.

Le toxicomane « moyen » est nettement moins jeune qu'il y a quelques années ; il a 27 ans. Il est Français dans plus de quatre cas sur cinq. Son insertion sociale est très faible : trois toxicomanes sur cinq sont inactifs. Il réside en Ile-de-France dans un cas sur trois. Dans un cas sur deux, il associe plusieurs produits et consomme de l'héroïne dans plus de 50 % des cas. 80 % des héroïnomanes français seraient séropositifs à l'hépatite B et entre 45 et 65 % pour le VIH.

Le comportement toxicomaniaque existe depuis l'éternité mais il est à « géographie variable ». Si une certaine pérennité se retrouve dans l'utilisation de toxiques, il existe aussi une grande labilité dans les pourcentages d'utilisation. Ainsi, à des périodes où l'utilisation est quasiment nulle succèdent des périodes où l'usage prend une dimension de fléau social.

Quelques aspects « étiologiques »

Les processus toxicomanogènes ne sont probablement ni spécifiques, ni inéluctables. Leur compréhension doit s'intégrer dans la perspective de l'analyse des troubles du comportement décrits comme « addiction ». Dans le droit romain ancien et longtemps encore pendant le Moyen Âge en Europe, ce terme correspondait à un arrêté du juge qui constatait qu'un sujet n'était plus en état d'assumer les responsabilités contractées à l'égard d'autrui. Le juge donnait alors au plaignant le droit de disposer à son profit de la personne même du débiteur défaillant. Autrement dit, celui qui n'était pas parvenu à gérer convenablement ses propres obligations se voyait condamné à payer avec son corps et par son comportement le manque de pertinence de ses systèmes de pensée. À l'heure actuelle, si la justice se montre moins sévère, ce sont les sujets particulièrement « carencés » et perturbés au registre de leur mentalisation qui se condamnent eux-mêmes à payer par leur corps et par leur comportement le tribut de l'addiction. Ils accusent les autres, non sans raison peut-être, de se trouver à l'origine de leurs carences et de leurs inconséquences (Bergeret).

Différents facteurs

Existe-t-il une vulnérabilité particulière qui entraîne le phénomène de toxicomanie ? Dans les comportements psychologiques, il s'agit de faire la part du biologique, du psychologique et du sociologique dans la spirale transactionnelle qui aboutit à ces troubles plus ou moins graves.

Facteurs biologiques

Les facteurs biologiques sont à l'heure actuelle à nouveau très étudiés. Ils sont peut-être le *primum novens* de beaucoup de ces « pathologies » car il existe une nécessité biochimique. Y aurait-il une anomalie au départ des peptides morphinomimétiques endogènes ? Ou, au contraire, existe-t-il des troubles secondaires à la déficience prolongée de la production normale de ces peptides qui provoqueraient des troubles métaboliques secondaires ? Si les syndromes d'abstinence et de tolérance ont une explication essentiellement biologique, elle ne suffit pas à expliquer le processus toxicomaniaque. Il est utile, même sur le plan biologique, de se référer à la notion fondamentale et centrale de la toxicomanie : le plaisir et sa recherche. La plupart des expériences toxicomanes font appel à l'extrême satisfaction éprouvée durant une partie de l'épreuve. Cette satisfaction est donc obtenue par une véritable manipulation pharmacologique analogue à ce que peut faire le médecin quand il utilise un antidépresseur pour soulager une dépression. Les systèmes physiologiques conditionnant le plaisir et le déplaisir sont encore assez mal connus. Certaines expériences d'autostimulation, avec des animaux porteurs d'électrodes implantées dans le diencéphale qui peuvent électriser grâce à un levier, font jusqu'à 11 000 demandes à l'heure. Ce « système de la récompense » ainsi nommé par son inventeur (Olds, 1954) est peut-être le modèle expérimental des conduites voluptuaires. Entre les années 1973 et 1975, l'existence de récepteurs intracérébraux pour les opiacés est mise en évidence. À l'état normal, ces récepteurs accueillent un neurotransmetteur de la douleur de nature peptidique, l'endorphine.

© MASSON. La photocopie non autorisée est un délit

Chez les drogués, ces sites pourraient être saturés par les toxiques et réaliser ainsi l'euphorie. La dépendance résulterait d'un démasquage du site lors du manque de drogue.

Le toxique provoque finalement dans l'organisme au moins deux actions psychologiques recherchées pour elles-mêmes : l'une est d'ordre paroxystique, correspondant à l'extase chimique ; l'autre, plus subtile, plus continue, est la modification qui permet d'échapper au présent et à sa monotonie. L'intoxication fait une différence, elle crée une rupture avant de devenir elle-même une affreuse routine (Pélicier).

Facteurs psychologiques

Ils sont tellement nombreux qu'il est pratiquement impossible de les passer tous en revue. Nous insisterons tout d'abord sur un aspect très proche des facteurs biologiques qui est le conditionnement. Il existe à l'évidence un renforcement par l'action euphorisante de produits choisis et secondairement l'évitement du syndrome d'abstinence. Il n'est pas évident qu'il existe une anxiété spécifique à chaque produit. Ce conditionnement peut être plus ou moins bien réglé. C'est ainsi que l'on retrouve des consommations occasionnelles, même d'héroïne, ce sont les « consommateurs du week-end » qui se font un « shoot » uniquement le week-end, qui peuvent travailler et être socialement adaptés.

Les facteurs psychologiques sont développés depuis de nombreuses années. Ces développements théoriques ont peut-être modifié l'approche thérapeutique.

Il est aussi important d'étudier la relation au produit que la structure de la personnalité. La mise en place des mécanismes de travail de deuil est impossible. On retrouve parfois un empiètement excessivement prolongé du désir de la mère dans l'espace psychique de l'enfant. Ou encore, à l'opposé, l'enfant a été vécu comme un « enfant-paquet », déposé à droite et à gauche, avec un rejet affectif même si les soins physiques étaient correctement effectués. Il existe parfois une intrication de ces deux éléments rendant ces aspects d'autant plus complexes.

Ainsi, sans préjuger des éléments de causalité, 47 % de toxicomanes n'ont pas été élevés par leurs parents, contre 12 % dans une population témoin de lycéens. Chez de nombreux usagers, on retrouve une interprétation péjorative des événements. Il existe une insuffisance de la métabolisation psychique. L'injection sert à « engourdir le psychisme » au lieu d'intégrer des événements vitaux. La substance externe est vécue comme toute-puissante et protectrice. Elle permet de lutter contre les émotions désagréables, l'anxiété, les idées dépressives. Il existe une perturbation du narcissisme. Les toxicomanies chez les schizophrènes sont rarement observées.

Facteurs sociologiques

Il existe actuellement une toxicomanie importante chez des jeunes en corrélation nette avec le chômage. Depuis 20 ans, la toxicomanie atteint les milieux défavorisés et particulièrement les chômeurs. Ainsi, le chômage dans un milieu urbain en difficulté favorise la délinquance. Ce processus de rejet est un des éléments qui entraînent les prises de toxiques. Bien sûr, la notion de transplantation, ajoutée au racisme, aggrave encore ce sentiment de rejet.

Par ailleurs, sans rentrer dans des querelles idéologiques, les toxicomanies en dehors de l'alcool et du tabac sont aussi une « histoire d'argent ». Sur le « marché international », l'héroïne est actuellement « cotée » entre 200 000 F et 500 000 F le kg, contre 60 000 F à 150 000 F le kg pour la cocaïne et 10 000 F à 15 000 F le kg pour le cannabis sous forme de « shit ». Ces prix sont évidemment très fluctuants.

Il n'existe pas de portrait type du toxicomane. Le modèle théorique n'existe que dans les statistiques et dans la presse. Chaque individu a son histoire, même si la prise de certains produits comme l'héroïne provoque une certaine uniformité de comportements, comme peut le faire la prise d'alcool.

Différentes toxicomanies

Toxicomanie aux opiacés

L'héroïne représente la drogue d'élection des toxicomanes en France. Certains médicaments morphinomimétiques comme le *Palfium* (dextromoramide) et maintenant le *Temgésic* sont parfois utilisés.

La morphine n'est pratiquement plus utilisée en France. En cas de rupture d'approvisionnement, certains toxicomanes utilisent des médications antitussives contenant de la codéine.

La voie d'administration de l'héroïne est en générale la voie intraveineuse, parfois la voie nasale (« sniff »), la voie orale concerne les médications antitussives.

Effets des morphiniques

L'analgésie est le premier effet fondamental mais ce sont les autres effets qui sont valorisés par les toxicomanes :

▶ LE SENTIMENT DE BIEN-ÊTRE ET L'EUPHORIE.

▶ L'IMPRESSION D'EXALTATION SENSORIELLE ET DE DÉTENTE PHYSIQUE.

Après l'injection intraveineuse succède immédiatement une sensation intense physique de tout le corps appelée « flash ». La tolérance est très importante et s'installe très rapidement. Les effets s'estompent progressivement si on n'augmente pas les doses qui peuvent alors devenir importantes.

Stades d'évolution

Différents stades de l'évolution de la toxicomanie ont été décrits.

▶ LA PÉRIODE DE DÉBUT

Elle est dite « phase de lune de miel » : alternance de périodes d'euphorie et d'anxiété. La dépendance physique s'installe très rapidement lors des prises intraveineuses, en général, après cinq à dix injections. Durant cette phase, le toxicomane devient de plus en plus dépendant mais ne s'estime pas malade et refuse toute approche thérapeutique.

▶ LA TOXICOMANIE CONFIRMÉE

Elle devient journalière. La somnolence après l'injection est importante. Des altérations de l'humeur avec irritabilité, intolérance au bruit, peuvent ensuite apparaître.

Le repli toxicomaniaque devient de plus en plus important avant d'aboutir au stade de cachexie, si des complications organiques intercurrentes n'ont pas favorisé l'issue fatale entre-temps.

L'évolution s'étale sur plusieurs années : la drogue après avoir attiré par le plaisir retient par la douleur. S'y ajoutent diverses complications relationnelles : conflits avec la famille, suspicions policières, difficultés pécuniaires, conduites de risque et fréquentation d'autres toxicomanes.

Complications

▶ SYNDROME DE SEVRAGE OU D'ABSTINENCE

Le syndrome de manque survient rapidement, 2 à 3 heures après la dernière injection d'héroïne, 6 à 8 heures pour la morphine. Il est caractérisé par une anxiété importante et croissante qui provoque une agitation, parfois des crises de violence, exceptionnellement des hallucinations. Les sueurs, les larmoiements, la rhinorrhée sont très importants. Les tremblements et les frissons sont renforcés par des douleurs musculaires et abdominales. Les troubles digestifs sont essentiellement marqués par des nausées, parfois des vomissements, une anorexie. L'insomnie accompagne ce tableau. À l'examen, une mydriase intense est retrouvée. Le syndrome de sevrage, s'il est parfois majoré pour des raisons relationnelles, est un syndrome douloureux, intense, dont l'explication biologique est l'augmentation de la sensibilité des récepteurs adrénergiques postsynaptiques. Ce syndrome d'abstinence se majore en quelques jours pouvant aboutir à une déshydratation accompagnée d'hypertension artérielle assez intense. En huit jours, les symptômes régressent et ne persistent que l'insomnie et l'anxiété. Il apparaît alors fréquemment un syndrome déficitaire avec désintérêt, ralentissement idéique, asthénie, aboulie, variable selon les sujets.

Conduite à tenir devant le syndrome de l'abstinence

Il réalise une urgence médicale même s'il est tout à fait exceptionnel que le syndrome d'abstinence mette en jeu le pronostic ultérieur. Il faut éliminer une complication organique associée de type infectieuse, circulatoire ou neurologique. La demande du sujet est celle d'une action immédiate. Elle est nécessaire mais elle risque de confirmer la conviction du toxicomane qu'il trouvera toujours une réponse à un besoin urgent de quelque chose. L'efficacité du médecin en situation d'urgence est liée à la conservation pour le futur des potentialités de guérison. Il faut éviter toute injection intraveineuse, non seulement à cause de la symbolique qui sous-tend l'injection, mais aussi à cause du risque de collapsus. La cure de désintoxication peut être proposée en consultation externe. Le traitement médical comporte des antalgiques comme le *Di-antalvic*, un anxiolytique benzodiazépinique à doses filées, plutôt qu'à de forts dosages, un antispasmodique et

© MASSON. La photocopie non autorisée est un délit

un hypnotique de préférence non benzodiazépinique de type *Théralène*. Il importe de rédiger une ordonnance en toutes lettres avec une durée courte, une semaine, et de revoir le patient fréquemment. La cure de désintoxication peut se faire aussi en milieu hospitalier si les termes du contrat peuvent être acceptés par le patient : en particulier huit jours d'hospitalisation sans visite et sans courrier avec un comportement adéquat. C'est en hospitalisation qu'il est préférable d'utiliser la clonidine ou *Catapressan*, qui agit comme un alpha-2 stimulant noradrénergique, et diminue l'intensité du syndrome de sevrage. Le suivi doit traiter aussi le syndrome déficitaire qui apparaîtra après la réduction des prises de tranquillisants. Les psychotropes désinhibiteurs peuvent être alors utiles, en particulier certains antidépresseurs.

▶ Autres complications de l'héroïnomanie

Intoxication aiguë ou overdose

L'overdose correspond à un surdosage accidentel ou suicidaire. Plusieurs produits peuvent avoir été associés. Ce surdosage entraîne un état comateux avec dépression respiratoire et myosis. L'examen ne montre pas de signes neurologiques particuliers; on peut repérer des traces d'injections cutanées. Cet état est grave, pouvant entraîner la mort et se compliquer de pneumopathie par inhalation du liquide gastrique. L'injection de naloxone (*Narcan*), antimorphinique d'action brève, à la dose de 0,4 mg IV, a une action spectaculaire sur cet état comateux et sera répétée en cas de besoin.

Intoxications chroniques

Elles donnent de nombreuses complications somatiques : endocardites, hépatites virales, embolies pulmonaires et bien sûr entraînent des conséquences sociales et professionnelles favorisées par la détérioration intellectuelle.

Association avec le Sida

Actuellement, il s'agit de la complication majeure des toxicomanies par voie injectable et donc en particulier de l'héroïnomanie. On estime qu'un toxicomane sur deux est séropositif parmi les 100 000 héroïnomanes français. Les efforts de prévention, la distribution des seringues devraient diminuer cette évolution. Il semblerait que la prévention tertiaire, une fois la séropositivité existante, est plus difficile dans ce groupe à risques que dans d'autres. La prévention de la transmission du virus HIV n'est pas toujours acceptée. L'évolution du Sida n'a pas de particularité, exceptée qu'elle peut être plus rapide lorsqu'elle survient sur un organisme déjà très fragilisé par des années d'intoxication.

Toxicomanie aux stimulants

Cocaïne

La cocaïne a pris récemment une extension importante au point d'être la deuxième drogue après l'héroïne. Elle se consomme surtout par voie nasale, par inhalation de la poudre; plus exceptionnellement elle est administrée par voie intraveineuse.

▶ Effets recherchés

Les effets recherchés sont, comme lors de l'utilisation des autres stimulants, l'exaltation de la vigilance et de la mémoire, un sentiment d'ivresse euphorique, une hyperactivité, souvent peu productive. La cocaïne provoque aussi une angoisse, des insomnies et une anorexie.

▶ Dépendance psychique

La tolérance s'installe rapidement et s'accompagne d'une dépendance psychique; il n'existe pas de dépendance physique. Par contre, la déchéance physique à long terme survient après quelques années.

▶ Conséquences physiques de l'intoxication chronique

Ce sont des tremblements, un amaigrissement, une exophtalmie, une ulcération des narines et des mouvements involontaires. Plus rarement, des idées délirantes apparaissent.

Lors du sevrage, des troubles de la mémoire, une asthénie, un syndrome dysphorique et une anxiété sont souvent présents.

Cette toxicomanie s'observe plus fréquemment chez des sujets bien intégrés sur le plan professionnel. La demande d'aide psychologique est souvent plus rapide qu'avec les héroïnomanes.

Crack

Il s'agit d'un dérivé de la pâte de coca, caractérisé par sa pureté. La consommation, sous forme de « vapeurs » passant dans le sang par les alvéoles pulmonaires, provoque un effet analogue à celui d'une injection intraveineuse. Mais, évidemment, ni le geste, ni le risque infectieux spécifique de la voie parentérale ne sont présents. Il doit son nom de crack au petit bruit émis lorsqu'il est chauffé avant la consommation. Il se présente sous forme de cristaux.

Amphétamines et dérivés, anorexigènes

Ils sont aujourd'hui nettement moins utilisés. Ils provoquent une stimulation psychique et un état d'excitation avec disparition des sensations de fatigue et de faim, une réduction du temps de sommeil et une pseudo-facilitation intellectuelle à un moment donné de leur utilisation. Il n'existe pas de dépendance physique véritable; la dépendance psychique s'établit assez rapidement, en quelques semaines. S'il n'existe pas de véritable syndrome de sevrage à l'arrêt de la prise, on retrouve un sentiment d'épuisement, avec un syndrome dépressif sévère, qui sera difficile à traiter. Des complications neuropsychiatriques sont observées, en particulier des états confusionnels, des crises convulsives, une pharmacopsychose. Cette pharmacopsychose comporte des tendances interprétatives avec un syndrome de persécution souvent hallucinatoire. De violentes réactions avec impulsivité peuvent être observées.

Psychodysleptiques

Dérivés du cannabis

L'usage du cannabis est très ancien même s'il ne s'est répandu que récemment dans les pays occidentaux. Les effets du cannabis sont essentiellement ceux d'une ivresse qui se déroule selon quatre périodes : une excitation, puis une instabilité mentale avec hallucinations, une période d'extase, enfin une phase de sommeil qui termine l'ivresse.

De nombreuses expériences attestent une diminution des performances psychomotrices et de la mémoire essentiellement lors des prises chroniques. L'usage prolongé du cannabis entraîne un état d'indifférence. Il n'y a pas de dépendance physique proprement dite, par contre, il existe un phénomène de tolérance modéré. La réputation de drogue douce du cannabis n'est vraie que si l'usage n'en devient pas régulier. Ce rite d'initiation chez les adolescents s'est atténué et, aujourd'hui, fumer une cigarette de haschich se réduit à un geste souvent de peu de conséquences. Il s'agit de la toxicomanie illégale la plus fréquente en France.

Hallucinogènes

D'innombrables substances ont un pouvoir hallucinogène important à des doses souvent minimes. Une large diffusion s'est faite en particulier par l'intermédiaire du LSD. Le risque des produits hallucinogènes tels que le LSD est de conduire à une psychose plutôt qu'à de réelles toxicomanies. Les troubles perceptifs sont souvent très importants avec une désorientation temporo-spatiale, un syndrome de dépersonnalisation, des illusions sensorielles entraînant des réactions paradoxales telles que des défenestrations. L'apparition de psychoses délirantes est peu fréquente.

Il existe une survenue d'accès à distance de l'intoxication, 24 à 48 heures après, qui ne sont pas facilement attribués à la prise de toxiques et qui sont à l'origine d'une angoisse intense.

Sédatifs et hypnotiques

Barbituriques

Ils sont à l'origine d'une dépendance physique et psychique. Ce sont les barbituriques à action rapide qui sont utilisés même si leur consommation a nettement diminué depuis qu'ils ne sont plus employés comme hypnotiques. Il existe une tolérance rapide provoquée par l'induction enzymatique.

On distingue trois types d'utilisation :

- ▶ **UTILISATION DES EFFETS HYPNOTIQUES AVEC BRUTALITÉ DE L'ENDORMISSEMENT.** La prise chronique est assez bien supportée.
- ▶ **MISE EN AVANT DES EFFETS SÉDATIFS ET ANXIOLYTIQUES.** Le consommateur vit dans une sorte de brouillard flou, échappe au stress.
- ▶ **UTILISATION DES BARBITURIQUES DANS LA JOURNÉE EN PRISES FRACTIONNÉES PAR UN PARADOXAL EFFET DE STIMULATION PHYSIQUE ET INTELLECTUELLE.** Les accidents de sevrage comprennent les crises convulsives. Il est important lors d'un sevrage, pratiquement toujours entrepris en milieu hospitalier, de laisser une couverture par le *Gardénal* pendant plusieurs semaines. Les complications peuvent être soit aiguës avec un coma barbiturique, soit chroniques entraînant une bizarrerie, un tableau confusionnel avec des troubles de l'équilibre, une bradypsychie.

Tranquillisants

Le pouvoir toxicomanogène des tranquillisants est très largement inférieur à celui des autres drogues. Il existe une dépendance psychique et une certaine dépendance physique pour des tranquillisants.

© MASSON. La photocopie non autorisée est un délit

Le phénomène de tolérance est peu important et le plus souvent il n'y a pas d'augmentation des doses. Les toxicomanes utilisent souvent des tranquillisants à fortes doses comme relais lorsqu'il leur est impossible de se procurer de l'héroïne ou de la cocaïne. Cette population présente des risques plus importants d'une utilisation toxicomaniaque des tranquillisants que les nombreux patients prenant des benzodiazépines au long cours à doses normales.

Le syndrome de sevrage aux benzodiazépines est d'autant plus présent que des doses fortes ont été utilisées pendant une longue période. Il est majoré lorsqu'il existe une imprégnation éthylique associée. Ce sevrage comporte des tremblements, un tableau confusionnel, voire des crises convulsives. Le traitement repose sur la réintroduction de faibles doses d'une benzodiazépine.

Solvants volatils

Parmi les nombreux solvants utilisés, l'éther et le trichloréthylène sont les plus employés en France. Ils sont inhalés ou bus. Il s'agit d'une toxicomanie grave dès que la consommation devient régulière. Elle est marquée par une certaine facilité d'approvisionnement, une tolérance importante, une dépendance psychique et surtout par des complications psychiques. Ainsi, la survenue d'accès confusionnels, de troubles du caractère et parfois de troubles du comportement est fréquente.

Les solvants volatils produisent une ivresse avec vertige et euphorie. Un tremblement et une ataxie apparaissent ensuite. Les atteintes organiques sont essentiellement hépatiques.

Symptômes et signes d'abus de drogues

Voir tableau 8.1, page 141.

Sida et toxicomanie

Les difficultés psychologiques des héroïnomanes sont aggravées avec l'épidémie du Sida. La relation avec le toxicomane séropositif est complexe et difficile. Cependant, la séropositivité ne doit pas occulter la prise en charge de la toxicomanie d'autant plus que les toxicomanies constituent le maillon faible de la chaîne préventive du Sida.

La morbidité n'est pas seulement liée au Sida; cependant, 45 à 65 % des héroïnomanes sont séropositifs et 80 % atteints d'hépatite B.

Les médecins et les infirmier(e)s, lors de soins ou d'une consultation, doivent penser à créer les conditions d'une demande de test de dépistage. Beaucoup de sujets demandent un test de leur propre initiative.

▶ L'ANNONCE DU RÉSULTAT POSITIF est généralement suivie d'un effet de sidération, plus ou moins prolongé et d'une angoisse de mort majeure. Les mécanismes de défenses habituels sont dépassés. Le sujet se précipite sur l'héroïne pour oublier et ne pas penser.

▶ LA DEUXIÈME PHASE EST MALHEUREUSEMENT TROP SOUVENT CELLE DU DÉNI, réalisant une occultation non seulement du pronostic, mais du diagnostic lui-même. Ce déni va empêcher le changement de comportement, notamment au niveau le plus dangereux, c'est-à-dire celui des relations sexuelles.

Peu à peu, au fil des consultations et des informations, une élaboration du traumatisme est possible. Il existe des accès d'angoisse et de dépression. Parfois même, un arrêt de toute prise illégale est possible.

▶ DE NOMBREUSES MANIFESTATIONS PSYCHIATRIQUES sont observées, en dehors des conséquences neuropsychiatriques des atteintes infectieuses. Les bouleversements affectifs induits par la confrontation avec la mort peuvent entraîner des accès maniaques ou dépressifs et des bouffées délirantes.

Les toxicomanes les plus anciens et nécessitant les doses les plus élevées montrent plus de résistance au changement psychologique que d'autres. Leur jeu avec la mort peut être renforcé.

De temps en temps, ils utilisent une seringue usagée, de temps en temps, ils ne mettent pas de préservatif; ces conduites de prise de risque tendent à leur prouver qu'ils sont protégés !

▶ AU NIVEAU DU TRAITEMENT, l'infection par le VIH a entraîné certaines modifications. L'abord des toxicomanes s'est médicalisé et ceux-ci retournent à l'hôpital général. L'attitude vis-à-vis de leur intoxication est difficile; l'équipe thérapeutique doit élaborer un projet cohérent. Les règles d'un hôpital général ne sont pas les mêmes que celles d'un centre de cure. Le contrôle des visites,

Tableau 8.1. Symptômes et signes d'abus de drogues.

Type de drogue	Intoxication aiguë et surdosage	Syndrome de sevrage
Hallucinogènes LSD; psilocybine; mescaline.	Pupilles dilatées: TA élevée; pouls accéléré; réflexes tendineux augmentés; température élevée; rougeur de la face, euphorie, anxiété ou état de panique, réactions paranoïaques, état de conscience souvent conservé, illusions, distorsions temporelles et visuelles, dépersonnalisation; salivation, regard fixe, mutisme, amnésie, analgésie, nystagmus (parfois vertical), démarche ataxique, rigidité musculaire, comportement impulsif, souvent violent, rarement hémorragie intracrânienne.	Aucun.
Groupe du cannabis Marijuana; haschisch	Pupilles inchangées; conjonctives injectées; pouls accéléré; appétit augmenté; euphorie, anxiété; état de conscience souvent conservé; sujet rêveur; distorsions temporelles et spatiales; rarement hallucinations.	Symptômes non spécifiques, notamment anorexie, nausées, insomnie, agitation, irritabilité.
Narcotiques Héroïne; morphine; codéine; péthidine; méthadone; opium; pentazocine; propoxyphène.	Pupilles en myosis; respiration diminuée jusqu'à l'apnée, avec cyanose; TA diminuée, syndrome pseudo-grippal; parfois état de choc; température abaissée; réflexes diminués ou absents; état stuporeux ou œdème pulmonaire; constipation; avec le propoxyphène et la péthidine, convulsions.	Pupilles dilatées, pilo-érection, secousses musculaires, vomissements, bâillements, diarrhée, fièvre, insomnie.
Sédatifs du SNC Barbituriques; chlordiazépoxide; diazépam, flurazépam; glutéthimide; méprobamate; méthaqualone et autres.	Pupilles habituellement inchangées ou en myosis (au contraire dilatées avec la glutéthimide ou lors d'intoxication grave); TA abaissée, parfois état de choc; respiration diminuée; réflexes tendineux diminués; somnolence ou coma; nystagmus; confusion; ataxie, élocution perturbée, délire, convulsions ou irritabilité lors de surdosage de méthaqualone; signes graves d'intoxication rares lors d'ingestion de benzodiazépines seules.	Tremblement, insomnie, sudation; fièvre; réflexes de clignement cloniques; collapsus cardio-vasculaire; agitation, délire, hallucinations, désorientation, convulsions tardives.
Stimulants du SNC Amphétamines; cocaïne; méthylphénidate; phénylpropanolamine; la plupart des anorexigènes.	Pupilles dilatées et répondant à la lumière; respiration superficielle; TA élevé; pouls accéléré; réflexes tendineux augmentés; température élevée; arythmie; sécheresse de la bouche; sudations; tremblements; sujet très lucide ou confus; réactions paranoïaques; hallucinations, impulsivité; hyperactivité; attitude stéréotypée; convulsions; coma; état d'épuisement.	Myalgies; douleurs abdominales; frissons, tremblements, faim; réactions paranoïaques; sommeil prolongé, adynamie, dépression profonde conduisant parfois au suicide.

D'après M.D. RICHARD, Drogue 1994. Les dossiers du praticien, *Impact Médecin, 236,* 1994.

© MASSON. La photocopie non autorisée est un délit

les interdictions sont souvent impossible à faire respecter. La lutte contre la toxicomanie reste un point essentiel, aidant le patient à vivre.

L'augmentation des places dans les centres de méthadone, l'échange des seringues sont des réponses, certes peu satisfaisantes, mais dont les résultats pragmatiques sont positifs. Il faut surtout développer une prévention spécifique.

Traitements

La stratégie thérapeutique est variée; l'hospitalisation n'est pas systématique. La durée du suivi sera prolongée sur plusieurs années, le plus souvent avec différentes équipes. L'utilisation temporaire ou non d'un produit de substitution est maintenant envisagée dans un certain nombre de cas.

ÉTUDE DE CAS

TOXICOMANIE

Pierre, 24 ans, 175 cm/56 kg, est héroïnomane depuis 5 ans. Il prend en shoot IV 1 g en plusieurs prises par jour. Il est sans travail depuis un an. Auparavant, il encadrait des colonies de vacances et a fait des remplacements intérimaires à La Poste. Il a arrêté ses études en première, en particulier parce qu'il n'allait plus au lycée.

Dès la fin du collège, c'était un fumeur assidu de haschich avec quelques camarades.

Il n'a jamais été très sportif et n'a aucune expression artistique. Sa famille est assez présente. Son père est artisan taxi et sa mère employée à La Poste. Il est le second d'une fratrie de trois. Les deux autres vont bien après une adolescence modérément difficile.

Il rationalise sa toxicomanie par une difficulté de communication intrafamiliale et la mauvaise influence de son environnement.

En dehors de l'héroïne, il prend de temps à autre des benzodiazépines à dose forte et de la bière.

Il a fait un sevrage positif pendant quelques mois, il y a trois ans. Il accepte une hospitalisation de huit jours pour commencer un sevrage complet. Il n'aura aucun contact avec son entourage. Il ne recevra pas de courrier.

La prescription :

- *Catapressan* : dose maximum 3 comprimés par 24 heures à atteindre progressivement par palier d'un demi-comprimé par prise 3 fois par jour, et à rediminuer de la même façon en fonction de la tension artérielle.
- *Diantalvic* : 6 comprimés (2 comprimés matin, midi et soir).
- *Tranxène 10* : 6 gélules par 24 heures (2 gélules matin, midi et soir).
- *Spasfon* : 8 comprimés par jour (2 comprimés matin, midi et soir).
- Faire boire 2,5 litres par 24 heures.
- *Rénutryl* boîte : 3 par 24 heures.

ANALYSE DE SITUATION

Pierre, 24 ans, 175 cm/56 kg, héroïnomane depuis cinq ans, est hospitalisé à sa demande pour commencer un sevrage complet.

• *RÔLE INFIRMIER SUR PRESCRIPTION MÉDICALE*

❊ *Catapressan* comprimés : 1/2 comprimé matin, midi et soir.

Antihypertenseur d'action centrale utilisé ici pour lutter contre le manque.

❊ *Spasfon* : 8 comprimés par 24 heures (2 comprimés matin, midi et soir).
Antispasmodique.

❊ *Diantalvic* : 6 comprimés par jour (2 comprimés matin, midi et soir).
Antalgique.

Le *Spasfon* et le *Diantalvic* sont utilisés ici pour diminuer les douleurs liées au sevrage.

❊ *Tranxène 10* : 6 gélules par jour (2 gélules matin, midi et soir).
Tranquillisant à action anxiolytique.

➞ Donner les comprimés.
➞ Surveiller leur prise effective.
➞ Surveiller l'efficacité du traitement : diminution de l'anxiété et sédation des douleurs.
➞ Surveiller les éventuels effets secondaires.
➞ Surveiller les constantes : pouls, tension artérielle toutes les 3 heures.
➞ Noter sur le dossier de soins infirmiers.

❊ Apport hydrique de 2,5 litres par 24 heures.

❊ *Rénutryl* boîtes : 3 par 24 heures.

L'apport hydrique et le *Rénutryl* visent à permettre à Pierre de retrouver le plus rapidement un état général satisfaisant.

➞ Établir une fiche de poids, bilan des entrées et sorties.

• *RÔLE PROPRE - DIAGNOSTIC INFIRMIER*

Recherche d'un meilleur niveau de santé lié au désir de Pierre de changer de mode de vie se manifestant par sa demande de soin.

Objectif

Que Pierre soit capable de respecter le contrat de soin.

Actions

➞ Mise en œuvre du contrat par l'équipe pluridisciplinaire et plus particulièrement un binôme infirmier référent.
➞ Nécessité d'une équipe cohérente (risque de manipulation).
➞ Installation dans une chambre seule sans téléphone. Isolement : pas de courrier, pas de visite.
➞ Inventaire des effets personnels en présence de Pierre par les référents (recherche de toxiques, de médicaments).
➞ Entretiens infirmiers de type relation d'aide permettant à Pierre de verbaliser ses souffrances, émotions, ressentis, difficultés, projets. Évocation prudente avec Pierre des facteurs de risque inhérents à son mode de vie antérieure (VIH, hépatites...).
➞ Noter sur le dossier de soins infirmiers les observations infirmières.
➞ Réunion de synthèse afin d'évaluer les progrès et de renégocier les termes du contrat en fonction de l'évolution.
➞ Préparation à la sortie, à sa postcure. Insister sur la notion de suivi thérapeutique.

Quelle que soit l'approche psychothérapique envisagée, il faut éviter deux écueils : abandonner le patient ou lui en donner l'impression, lui laisser croire qu'il est possible de tout faire à sa place.

La dépendance par rapport aux institutions peut être très forte. Elle est souvent indispensable dans un premier temps afin de créer un investissement affectif dans un lieu sans drogue. La prolongation de la dépendance n'est cependant pas satisfaisante.

Le programme thérapeutique doit être adapté à chaque histoire individuelle, à chaque étape du premier sevrage, à la reprise d'activités gratifiantes et socialement adaptées. Les premiers temps pour un sujet désintoxiqué sont particulièrement douloureux. C'est l'attente d'un nouvel élan vital avec souvent un intense sentiment de culpabilité.

Il faut essayer d'intervenir le plus tôt possible, en sachant que souvent une longue période de plusieurs mois est nécessaire entre les premiers pas vers la désintoxication et une cure. Par ailleurs, la relation duelle doit être utilisée avec prudence même au cours de l'hospitalisation. En effet, le sevrage sera souvent effectué au cours d'une hospitalisation courte de 10 à 30 jours. Le sevrage permettra un bilan physique (recherche d'hépatite et de séropositivité VIH) et d'essayer de mieux comprendre la dynamique psychologique. C'est aussi l'occasion d'une rupture avec le milieu fournissant les produits.

En dehors de l'urgence infectieuse ou organique, la préparation à la cure doit durer quelques jours afin d'évaluer la motivation et l'environnement familial. Le projet d'hospitalisation doit être un contrat clair où, en général, l'absence de visites et l'acceptation de rester dans le service constituent un point de départ invariable. Les médicaments utilisés ont déjà été cités. Des doses dégressives de produits de substitution peuvent être un passage obligé avec certains patients.

PHARMACOLOGIE

MÉTHADONE

La méthadone est un opiacé de synthèse, à demi-vie longue. Elle est délivrée sous forme de sirop, ce qui empêche toute velléité de chauffage du produit pour effectuer des injections. La prise n'est possible que *per os*. Ce produit n'entraîne ni euphorie, ni troubles de la vigilance. Cependant la dépendance physique est importante.

Ses indications sont essentiellement des toxicomanies chroniques, chez des sujets acceptant les contraintes du traitement régulier associé aux contrôles. Il faut qu'il y ait eu échec de plusieurs tentatives de sevrage avant d'envisager la mise en route d'un traitement par la méthadone, sauf en cas de complications organiques (Sida...).

La méthadone se présente en fiole de 10 mg, 20 mg, 30 mg, 40 mg. La dose d'équilibre est mise au point par tâtonnements successifs, jusqu'à ce que le sentiment de manque ait disparu.

La durée du traitement est prolongée si le patient arrête les autres toxicomanies (surveillance nécessaire). Ce traitement substitutif diminue aussi la diffusion du Sida.

Produits de substitution

Méthadone

Elle a une demi-vie d'environ 25 heures, sa dégradation est hépatique et son élimination urinaire. Elle traverse la barrière placentaire. Elle a un pouvoir analgésique égal, voire supérieur à celui de la morphine. Ses effets sont bloqués par la naloxone (*Narcan*). Elle possède un pouvoir toxicomanogène mais la dépendance physique serait inférieure à celle à l'héroïne. La tolérance s'installerait après huit semaines de traitement. L'utilisation du chlorhydrate de méthadone a commencé en France, en 1973, dans deux centres seulement. Actuellement, il existe 17 centres et 525 places au total.

Elle est utilisée *per os* en comprimés ou en sirop. La voie intraveineuse est impossible. Il est de règle qu'une prise quotidienne ingérée au centre de traitement suffise. Il n'existe pas de codification de la posologie; la dose est fonction de l'ancienneté de la toxicomanie. La dose de maintenance se situe entre 20 et 40 mg/j. Néanmoins, certains auteurs proposent d'aller jusqu'à 80 mg/j., voire 120 mg/j. Il faut adapter à chaque sujet la dose suffisante pour prévenir le manque. Mais, comme tous les opiacés, la prise régulière de méthadone s'accompagne d'un déficit immunitaire. De plus, en raison d'une demi-vie très longue, il existe un risque d'accumulation avec un risque de toxicité et de mort par dépression respiratoire. L'absence d'absorption simultanée de toxique en cours de traitement de substitution est à la base du contrat thérapeutique. Aussi, la recherche de produit toxique dans les urines est systématique. La disponibilité et la cohésion de l'équipe soignante sont indispensables pour espérer mener à bien le traitement de substitution. La prise en charge psychothérapique et sociale doit se faire de manière simultanée. Les motivations du patient sont importantes à prendre en compte.

© MASSON. La photocopie non autorisée est un délit

▶ Indications et contre-indications

Ce traitement de substitution est indiqué pour les intoxications intraveineuses aux opiacés anciennes souvent associées à d'autres produits, après des échecs de sevrage, chez les patients développant un syndrome déficitaire résistant aux thérapeutiques.

Les contre-indications sont représentées par les patients instables, n'acceptant aucune contrainte, les patients ayant une motivation douteuse ou fluctuante, ou ceux pouvant bénéficier d'une autre thérapeutique.

La sélection des sujets doit donc être rigoureuse et le suivi doit être quotidien et réalisé par des équipes compétentes et disponibles.

Buprénorphine (Subutex)

C'est un agoniste partiel des récepteurs aux opiacés.

Elle entraîne une dépendance physique mais avec une exceptionnelle lenteur. Sa tolérance est excellente. Elle induit des effets sédatifs et euphorisants, sans produire de « flash ». Comme la méthadone, elle s'avère d'emploi facile et il existe peu d'effets secondaires. Néanmoins, le risque est de pérenniser une intoxication par voie intraveineuse et de favoriser une infection par le VIH. Seuls les comprimés sublinguaux à 0,2 mg pourraient être utilisés en traitement de maintenance. Il peut s'agir d'une aide dans un premier temps, à condition que le toxicomane ait une réelle motivation. Le danger sera le trafic d'ordonnances et la course à la prescription auprès de plusieurs médecins.

Naltrexone (Nalorex)

Lors de la prise conjointe de naltrexone et d'opiacés, le sujet ne ressent plus les effets de ces derniers, notamment l'euphorie. Il doit accepter d'y renoncer. Administrée seule, la naltrexone a des actions pharmacologiques mineures. Son arrêt brutal ne provoque pas de symptôme de manque. Après une période de sevrage de 7 à 10 jours, le toxicomane débute une période de fragilité émaillée de rechutes. La prise de naltrexone prive le sujet de effets de la drogue.

Ceux qui profitent le mieux de ce produit sont les sujets les mieux insérés socialement, les consommateurs récents d'héroïne, ceux qui rechutent après une longue abstinence, les toxicomanes qui arrêtent la méthadone, ou les toxicomanies iatrogènes aux opiacés. La naltrexone peut être un médiateur lors de la prise en charge psychothérapique. Pour adhérer complètement à ce type de thérapeutique, le toxicomane doit vouloir se débarrasser de la dépendance. Dans le cas contraire, la méthadone semble plus appropriée.

La dose initiale est en général de 1/2 comprimé (25 mg). En l'absence de symptôme de sevrage, on peut renouveler la prescription afin d'obtenir une dose quotidienne d'un comprimé par jour (50 mg). Certains proposent une prise tous les deux jours. La durée du traitement est variable, en général de plusieurs mois. Au centre Pierre-Nicole, à Paris, une personne est désignée comme témoin régulier de la prise du médicament avec l'accord du sujet. Il est souvent utile d'associer un tranquillisant, par exemple la buspirone *(Buspar)* et un antidépresseur.

Les structures d'accueil sont utilisées après l'hospitalisation car un nombre non négligeable de ces patients sont désocialisés, sans travail, ni groupe familial structuré. Les centres de postcure consolideront le sevrage, accompagneront le deuil inévitable et aideront à la recherche de nouveaux investissements. Parfois des appartements thérapeutiques ou des familles d'accueil seront proposés afin de renforcer le travail commencé en postcure.

Au cours de l'hospitalisation, pour l'équipe infirmière, le toxicomane est un patient difficile. Souvent manipulateur, parfois agressif, il rompt le contrat éventuellement en emportant les portefeuilles des voisins, voire ceux des soignants. À l'opposé, il peut être très vite fusionnel et idéaliser un lieu ou une relation thérapeutique qui ne peut durer, ou la structure proposée. Il importe toujours d'avoir plusieurs référents stables et de compléter l'action médicamenteuse par différentes approches psychothérapiques.

Conclusion

Les conduites toxicomaniaques constituent un problème majeur de santé publique ; cependant, il ne faut pas être trop réducteur. La dimension personnelle et familiale est d'abord au premier plan. Le devenir du toxicomane est émaillé de rechutes et d'absorption de produits de remplacement (alcool, tranquillisant). Le suicide ou l'overdose (454 décès en 1993) restent un danger longtemps présent : le mélange de produits légaux et illégaux est quasi permanent.

▶ **Si l'urgence est le mode de présentation le plus fréquent chez le toxicomane,** tous les thérapeutes doivent se garder d'escompter des résultats rapides. Les perspectives à long terme sont meilleures qu'on ne le dit souvent : 30 % de désintoxication complète sont obtenus.

Il faut aussi savoir ne pas dramatiser : fumer à 20 ans quelques cigarettes de marijuana ne constitue pas une toxicomanie et ne justifie pas une prise en charge spécialisée. Prendre un hypnotique pour dormir n'a pas la même signification dans l'évaluation d'une toxicomanie à 15 ans et à 50 ans.

La voie intraveineuse est toujours *a priori* un critère de gravité.

Le pronostic dépend d'une évolution de la maturité psychologique et de l'ancienneté de la consommation, mais aussi de la capacité familiale à faire face à la situation. Les psychothérapies sont adaptées en fonction de la personnalité du toxicomane et de la formation du thérapeute.

Conduites alcooliques

Définition

Il n'existe pas de définition unique de l'alcoolisme, phénomène complexe aux multiples aspects, à la fois médicaux, sociaux, culturels, historiques, économiques.

L'Organisation mondiale de la santé a proposé en 1951 la formulation suivante : « *Les alcooliques sont des buveurs excessifs dont la dépendance à l'égard de l'alcool est telle qu'ils présentent soit un trouble mental décelable, soit des manifestations affectant leur santé physique ou mentale, leurs relations avec autrui et leur bon comportement social et économique, soit des prodromes de troubles de ce genre. Ils doivent être soumis à un traitement.* »

Le DSM-IV[1], paru en 1994, met l'alcoolisme au rang des autres toxicomanies. Il distingue, comme pour les autres substances psychoactives, l'abus d'alcool et la dépendance à l'alcool. L'abus est la prise de trop grandes quantités d'alcool, de façon épisodique ou permanente. Il peut ne pas s'accompagner de dépendance, laquelle correspond à la poursuite de la prise d'alcool malgré ses conséquences dommageables.

Pour le psychiatre américain Jellinek, « *est alcoolique tout individu dont la consommation de boissons alcoolisées peut nuire à lui-même, à la société, ou aux deux* ».

Selon l'alcoologue français Fouquet, l'alcoolisme est « *la perte de la liberté de s'abstenir d'alcool* ».

1. American Psychiatric Association. *DSM-IV. Manuel diagnostique et statistique des troubles mentaux.* 4e édition (version internationale, Washington DC, 1995). Traduction française par J.-D. Guelfi et coll., Masson, Paris, 1997.

Simonin donne de l'alcoolisme une définition strictement quantitative et physiologique : « *Est alcoolique celui qui absorbe chaque jour une quantité d'alcool supérieure à celle qu'il peut métaboliser sans danger, soit environ 3/4 de litre de vin à 10° pour un individu de 70 kg* », soit aussi 60 grammes d'alcool pur par jour, puisque la densité de l'alcool est de 0,8 gramme par mL.

Classifications

▶ **La tendance actuelle en France, à la suite des travaux d'Adès est de distinguer :**

- **L'alcoolisme primaire.** La prise de boissons alcoolisées apparaît comme le phénomène pathologique premier.
- **L'alcoolisme secondaire.** La conduite alcoolique fait suite à une autre maladie, neuropsychiatrique ou somatique.

Chacune de ces deux catégories se subdivise à son tour en formes périodiques, permanentes et mixtes, selon le caractère épisodique ou chronique de la prise d'alcool. Ces six formes peuvent donner lieu soit à un abus d'alcool au sens du DSM-IV, soit à une dépendance et à un abus.

▶ **Jellinek distingue cinq types de conduites alcooliques**

- **L'alcoolisme alpha.** Il correspond à une dépendance psychologique où l'alcool est utilisé pour soulager un malaise physique ou émotif.
- **L'alcoolisme bêta.** Il correspond aux alcoolismes compliqués de symptômes somatiques (polynévrite, cirrhose, gastrite), sans dépendance.

© Masson. La photocopie non autorisée est un délit

- **L'alcoolisme gamma.** Il correspond à la perte du contrôle des quantités ingérées, ce qui implique une alcoolisation intermittente.
- **L'alcoolisme delta.** Il correspond à l'impossibilité de s'abstenir de boire : la consommation moins massive est quotidienne.
- **L'alcoolisme epsilon.** C'est un alcoolisme périodique de type dipsomaniaque, correspondant à la prise d'une quantité considérable de boisson alcoolisée en peu de temps, avec impossibilité de se contrôler.

▶ FOUQUET DÉCRIT TROIS TYPES DE CONDUITES ALCOOLIQUES

- **L'alcoolite.** Alcoolisme d'entraînement, surtout masculin, avec consommation quotidienne, sans culpabilité.
- **L'alcoolose ou alcoolisme névrotique.** Consommation discontinue, solitaire, culpabilisée, déterminée par des éléments psychonévrotiques.
- **Les somalcooloses.** Alcoolisme intermittent et compulsif de type dipsomaniaque.

Épidémiologie

D'après Fouquet, on comptait en 1988 dans notre pays 2 500 000 malades alcooliques, dont un tiers de femmes, et environ 3 000 000 de surconsommateurs à risque, ce qui fait au total 5 500 000 personnes qui ont un problème avec l'alcool, soit 10 % de la population.

Plusieurs études ont montré qu'il existe une forte proportion de buveurs excessifs parmi les sujets hospitalisés en médecine, chirurgie ou psychiatrie. Ainsi une enquête menée au CHR de Thionville dans 15 services médicaux et chirurgicaux par P. et E. Penetrat a montré que 38,6 % des hommes hospitalisés et 13,3 % des femmes souffraient de troubles liés à l'alcool. Une étude effectuée au CHU de Lille a permis d'estimer que 23 % des coûts hospitaliers étaient attribuables à l'alcoolisme. À la fin des années soixante-dix, on estimait que l'alcoolisme venait au 2e rang des motifs d'hospitalisation en psychiatrie pour les hommes, et au 7e pour les femmes. Selon un travail effectué par Rueff, 24 % des hommes adultes consultant en médecine générale satisfont aux « critères de malade présentement ou potentiellement alcoolique ».

On estime à 25 000 le nombre de décès imputables à l'alcool en 1988, sans compter les nombreux accidents mortels de la voie publique et du travail, où l'alcool est largement impliqué. Il faut y ajouter les 13 000 décès causés par la consommation associée d'alcool et de tabac. Enfin, les actes délictueux accomplis sous l'emprise de l'alcool viennent encore aggraver le coût social exorbitant de l'alcoolisme.

Modes de consommation

Ils se sont transformés depuis les années soixante. L'alcoolisation des jeunes prend des caractères nouveaux ; elle a un début plus précoce souvent sous la forme d'une prise massive et intermittente, liée parfois à l'utilisation des drogues.

L'alcoolisme féminin est en constante progression. Moins voyant que l'alcoolisme masculin, il expose à des complications somatiques et psychiques plus graves.

La nature des boissons consommées évolue également en se diversifiant, la part du vin diminuant au profit notamment des alcools forts.

Manifestations cliniques

Intoxication aiguë

Ivresse simple

L'ivresse simple évolue en trois phases selon le degré d'alcoolémie, avec de grandes variations selon la sensibilité des sujets.

▶ EXCITATION PSYCHIQUE AVEC SENSATION DE BIEN-ÊTRE ET DÉSINHIBITION (alcoolémie habituellement située entre 1 et 2 g) : le sujet perd son contrôle et ses tendances instinctives sont libérées. Il se livre à des paris stupides, manifeste un brio superficiel, une loquacité plus ou moins grossière, cherche à communiquer son enthousiasme. Le temps de réaction et les capacités cognitives (attention, mémoire, jugement, sens critique, volonté, adaptation au réel) sont altérés. L'humeur est variable, souvent euphorique, alternant avec des moments de tristesse ou d'agressivité.

▶ ÉBRIÉTÉ avec incoordination motrice, syndrome cérébelleux, trouble de l'élocution, de la marche, baisse de la vigilance, obnubilation, labilité thymique, relâchement des conduites, un certain degré d'analgésie (alcoolémie supérieure à 2 g). Le patient est hébété ou somnolent, le regard est vague, ses gestes sont décomposés, maladroits, imprécis. Il peut aussi souffrir d'un syndrome vestibulaire avec vertiges, nausées et vomissements, lors du changement de position de la tête. L'examen peut aussi mettre en évidence une diplopie, une mydriase bilatérale et une baisse de l'acuité visuelle. Au plan végétatif, on note une tachypnée, une tachycardie, des troubles vasomoteurs du visage et des extrémités. Il existe à ce stade un risque de chute.

▶ PARALYSIE OU ASTHÉNIE, avec endormissement pouvant aller jusqu'au coma (alcoolémie supérieure à 3 g).

C'est un coma profond sans localisation neurologique, se traduisant par une hypothermie, une abolition des réflexes ostéotendineux et pupillaires, une mydriase, une dépression respiratoire (respiration bruyante, encombrement des voies aériennes et hypoventilation alvéolaire), une hypotension avec éventuellement un collapsus, ou une hypoglycémie. Il peut nécessiter l'hospitalisation dans un service de réanimation.

Ivresses pathologiques

▶ LES IVRESSES EXCITO-MOTRICES, avec possibilité d'actes agressifs. Précédée par l'apparition d'un malaise diffus et d'angoisse, l'impulsion violente prend la forme d'une fureur clastique difficilement maîtrisable où cours de laquelle le sujet casse tout autour de lui et s'attaque à ceux qui cherchent à le calmer.

▶ LES IVRESSES THYMIQUES, DÉPRESSIVES (« le vin triste ») OU MANIAQUES (« le vin gai »).

▶ LES IVRESSES DÉLIRANTES, avec thèmes de jalousie, de grandeur, de persécution, d'autodépréciation ; en cas de délire de persécution ou de jalousie, il faut craindre un acte médico-légal. Lorsque le sujet s'accuse d'un meurtre imaginaire, en se dénonçant lui-même au commissariat, il existe un risque suicidaire.

▶ LES IVRESSES HALLUCINATOIRES : envahi par des hallucinations auditives ou visuelles à tonalité douloureuse, persécutive et anxiogène, le sujet se défend par des actes autoagressifs ou hétéro-agressifs pouvant mener à des actes médico-légaux.

▶ LES IVRESSES CONVULSIVES, chez un sujet épileptique ou prédisposé.

Diagnostic, conduite à tenir

- **Le diagnostic est clinique**. Il est confirmé par l'alcoolémie. Plusieurs pathologies peuvent mimer l'ivresse et doivent être éliminées : hypoglycémie, hématome sous-dural, méningite, hémorragie méningée, encéphalopathies alcooliques.

- **Le traitement des ivresses est symptomatique** (surveillance et sédatifs si besoin) et impose parfois l'hospitalisation.

- **L'ivresse peut être favorisée par une pathologie intercurrente** et se manifeste pour des alcoolémies variables selon les individus.

Complications

Outre le coma et les actes médico-légaux, les ivresses se compliquent parfois de pathologies traumatiques, hématome extra- ou sous-dural en particulier, d'hypoglycémie, d'hypertonie osmotique avec déshydratation cellulaire, d'acidose de type mixte, d'hyperlipémie, d'hyperuricémie.

Manifestations cliniques de l'alcoolisme chronique

La révélation de la dépendance alcoolique se manifeste différemment pour le sujet, son entourage, le médecin. Elle est parfois patente, lors d'une ivresse pathologique aux conséquences médico-légales, ou plus insidieuse, apparaissant sous la forme d'une altération progressive du caractère et de l'intégration socioprofessionnelle, ou à l'occasion d'une complication somatique ou psychique.

▶ QUAND DOIT-ON SUSPECTER UN ABUS D'ALCOOL CHEZ UN PATIENT ? Il faut reconnaître que le motif de consultation n'est presque jamais l'alcool. Mais on peut suspecter un problème d'alcool à partir :

- **De signes cliniques banals** (irritabilité, difficultés de concentration, surcharge pondérale, troubles du sommeil ou de la mémoire, hypertension artérielle modérée débutante, fatigue anormale).

- **D'éléments de la vie sociale** (arrêts de travail fréquents, accident du travail).

Dans le cadre du dépistage clinique précoce, il faut souligner la valeur de la grille de Le Gô, dont les signes cardinaux sont l'aspect du visage, des conjonctives et de la langue, les tremblements de la bouche, de la langue et des extrémités. Chacun de ces six éléments est coté de 0 à 5 selon le degré de l'altération. Avec un peu d'entraînement, leur cotation n'excède pas 30 secondes. À partir d'un score de 3 à 5, on parle de « surconsommateur probable ».

À un stade plus avancé se dessine un syndrome alcoolique qui associe des signes somatiques, biologiques et psychiques.

© MASSON. La photocopie non autorisée est un délit

L'habitus est caractéristique : le faciès est enluminé, pouvant tendre vers une teinte « brique cuite », avec parfois un léger œdème de la face et des paupières, des yeux bouffis, et un larmoiement. L'haleine a une odeur évocatrice. La sueur est abondante. Le patient souffre d'un tremblement d'attitude, ample et rapide. Il peut aussi se plaindre de pituites matinales (vomissements matinaux à jeun d'un liquide acide, d'aspect albumineux) et de crampes musculaires, généralement des mollets, dont l'intensité maximale se situe la nuit. On peut observer aussi tous les stigmates des complications hépatiques, digestives, neurologiques, cardio-vasculaires.

Signes biologiques de l'alcoolisme chronique

Le dosage sérique de la gamma-glutamyl-transférase (gamma-GT) et la mesure du volume globulaire moyen (VGM) sont utilisés en pratique courante pour le dépistage et pour la surveillance du patient alcoolique. À ces anomalies peuvent s'ajouter les perturbations biologiques liées aux nombreuses complications somatiques de l'alcoolisme.

▶ S'IL N'EXISTE PAS DE RELATION QUANTITATIVE entre la dose d'alcool ingérée et le taux de gamma-GT, une consommation régulière pendant trois à quatre semaines est suffisante pour entraîner l'augmentation des gamma-GT. Outre la consommation excessive d'alcool, un certain nombre d'affections hépatiques, en particulier les cholestases et les cancers secondaires du foie, et la prise de médicaments (phénobarbital et phénylhydantoïne surtout) sont susceptibles d'élever les gamma-GT, si bien que la spécificité du dosage est estimée à 70 %. En revanche, 15 à 30 % des buveurs excessifs ne sont pas détectés par ce dosage, pour une raison inconnue.

▶ LA PRUDENCE DANS L'INTERPRÉTATION D'UNE ÉLÉVATION DU VGM doit être plus grande encore, puisqu'on estime sa spécificité dans le dépistage des buveurs excessifs à environ 50 % et sa sensibilité à 60 %.

Personnalité et pathologie mentale de l'alcoolique

L'alcoolisme est un trouble du comportement qui entraîne diverses conséquences biologiques, psychologiques et sociales. Les psychiatres ont toujours cherché à savoir quels étaient les troubles psychiques qui étaient à l'origine de ce comportement afin de traiter le trouble à son origine.

Il existe sans doute une personnalité prémorbide, préalable à la toxicomanie alcoolique, et de même il est fréquent que certains troubles psychiatriques (anxiété, phobies, dépression) soient à l'origine de l'alcoolisme. Cependant, au bout d'un certain temps, la pathologie psychiatrique primaire est modifiée et compliquée par l'intoxication et par les conséquences familiales et sociales qui en résultent. Nous sommes alors devant un ensemble complexe qu'il est bien difficile de démêler et de traiter.

Personnalité de l'alcoolique

▶ D'UN POINT DE VUE PSYCHOLOGIQUE OBJECTIF, les alcooliques et les futurs alcooliques sont volontiers anxieux, dépressifs et impulsifs. Ce sont des sujets fragiles, exigeants, instables, recherchant des sensations fortes. Ils sont dépendants des autres, égocentriques, superficiels et tolèrent mal l'ennui, la solitude et les frustrations. Ils sont peu persévérants. Tous ces éléments, qui ne sont pas toujours associés, situent la personnalité de l'alcoolique dans le domaine névrotique, hystérique ou psychopathique. On peut évoquer aussi l'instabilité psychomotrice de l'enfant, avec ses aspects d'impulsivité, de désir immédiat, d'insatisfaction et d'anxiété. De tels sentiments amènent le sujet à utiliser facilement, et de façon vite excessive, des drogues apaisantes et des tranquillisants. L'alcool est la plus disponible sous nos climats.

▶ D'UN POINT DE VUE PSYCHANALYTIQUE, trois grandes dimensions structurent la personnalité de l'alcoolique : l'oralité, l'homosexualité, la dépression. La psychanalyse propose alors une psychopathologie qui explicite le développement d'un tel caractère dans le contexte familial.

La fixation au stade oral ne signifie pas seulement que le sujet est avide de boire, mais qu'il est resté attaché au plaisir immédiat, vécu de façon passive et rapidement éprouvé qui caractérise les premiers mois de la vie. Il ressent un attachement maternel intense, fusionnel, recherchant le confort, craignant l'épreuve, l'aventure et le travail. Il est dépendant, peu imaginatif, souvent en position de demande et de revendication. Le plaisir, passivement reçu de la part d'un autre ou d'une drogue totalitaire et omnipotente, compte beaucoup pour ce sujet névrotique qui reste attaché à son enfance comme à un idéal merveilleux. La mère, surprotectrice, a pu développer cette ambiance ; elle est à la fois aimée comme source des plaisirs oraux, mais redoutée car interdictrice d'autres aspirations. Une frustration infantile précoce peut provoquer la même attitude.

▶ L'HOMOSEXUALITÉ DE L'ALCOOLIQUE est souvent évoquée par les psychanalystes. C'est loin d'être une homosexualité franche et caricaturale et elle n'implique aucun passage à l'acte. Cependant, le sujet redoute la sexualité et les femmes et l'alcool va être utilisé pour compenser ces domaines mal investis. L'alcoolique est épris d'une camaraderie masculine qui s'épanouit au mieux dans les cafés, les clubs sportifs, les parties de chasse. Débarrassés de leurs épouses interdictrices et sévères, les alcooliques exaltent leur fraternité dans des ivresses cordiales et chaleureuses. Un modèle masculin est souvent idéalisé ; c'est celui d'un père fraternel, proche, mais souvent lui aussi alcoolique, peu viril, peu responsable.

▶ LA DIMENSION DÉPRESSIVE EST FONDAMENTALE. Avant son alcoolisation, et plus encore après, le sujet est un dépressif chronique. Il se sent incapable, indigne, se méprisant et méprisant les autres. Sans doute imagine-t-il avoir perdu pour toujours un monde merveilleux et inaccessible. Cette tendance dépressive est à l'origine de cette agressivité railleuse et antisociale qui accompagne l'alcoolisme, avant, pendant et après les ivresses. Celles-ci sont des états maniaques artificiels et compensatoires. Les échecs des thérapeutiques antialcooliques, les rechutes, les espoirs déçus, tout comme la demande orale insatisfaite, les abandons par des compagnes ou des compagnons lassés, accentuent plus encore ces tendances dépressives. La réprobation familiale, sociale, professionnelle qui l'entoure accentue encore ces aspects. L'alcoolique ajoute peu à peu à sa dépression fondamentale une agressivité et un masochisme vengeur qui aboutissent à un terrible cercle vicieux. Les violences auprès de l'épouse ou des enfants se situent en partie dans ce contexte.

L'origine psychologique d'une telle tendance dépressive peut être discutée. Les psychanalystes la conçoivent comme une intériorisation d'une agressivité fondamentale destinée à la mère, mère surprotective et impérieuse, qui est le « mauvais objet persécutoire introjecté ». Mais la dépression de l'alcoolique peut avoir d'autres origines : en particulier, l'alcoolique, souvent anxieux et phobique, se replie frileusement sur lui-même dans un monde pauvre, sans aventure et sans investissement. Il existerait ainsi un trouble profond et précoce de l'identité et de l'affirmation de soi.

▶ RÉSUMONS TOUTES CES TENDANCES PSYCHOLOGIQUES en décrivant l'évolution psychologique d'un alcoolique typique. Imaginons un sujet phobique, faible, peu sûr de lui dès son enfance. Il est surprotégé par une mère aimante mais autoritaire. Son père est souvent lui-même déjà alcoolique. Il trouve difficilement son indépendance, n'affirme guère ses désirs et son autorité. Il est dépendant, a du mal à s'affirmer, redoute un peu le monde extérieur. Mais surtout il investit mal les plaisirs personnels et structurants : pas de plaisirs de réussite ou d'efficacité dans le travail, pas de plaisir d'investissement culturel, intellectuel, ou sportif, pas de plaisir sexuel ou amical, la relation avec la mère occupant une place trop importante et interdictrice. Notre sujet se retrouve donc dans une ambiance, certes protégée et confortable, mais monotone et étriquée. Il n'en a qu'une conscience partielle. Il rencontre inévitablement sa future épouse qui est une duplication de sa mère : autoritaire et sûre d'elle, elle cherche à protéger ce gentil garçon bien élevé et un peu timide. Surprotection et culpabilisation du plaisir redoublent d'intensité.

▶ C'EST DANS CE CONTEXTE QUE SURVIENT LA RENCONTRE AVEC L'ALCOOL

Consommé dans un café, l'alcool apporte d'abord au futur alcoolique le plaisir. Il lui apporte aussi le courage, l'audace, la revanche. Notre personnage se sent enfin viril, puissant, euphorique. Il parle aux autres, on l'écoute en rigolant et on l'encourage, il séduit les serveuses de bar. Il se laisse aller sans crainte et sans retenue, puis rentre tard pour retrouver le regard sévère de son épouse.

Dès lors, deux mondes vont se structurer, opposés l'un à l'autre, et dissociant l'alcoolique entre deux types de vérité et d'attitude.

- **D'une part, c'est le monde familial et conjugal dans lequel l'alcoolique est timide et soumis.** Ce monde est peuplé de persécuteurs et de dominateurs ; aux parents et à l'épouse vont s'ajouter le médecin, l'assistante sociale, voire l'employeur, la police, les enfants, etc. À partir du moment où l'alcoolique commence à boire et à transgresser les lois, ces personnages vont culpabiliser le sujet et lui faire réciter une leçon bien apprise : « il ne faut

© MASSON. La photocopie non autorisée est un délit

plus boire », leçon qui sera récitée servilement, mais de façon hypocrite. On assiste d'ailleurs à de véritables logorrhées de justification, mais qui sont bel et bien conditionnées par un entourage avide de moraliser.

D'autre part, c'est le monde de l'alcool où l'alcoolique s'épanouit. Dans les lieux de beuveries, il parle, il se livre, il est joyeux, il fréquente des camarades, mais peut aussi séduire des femmes enfin faciles. Outre les cafés et les lieux populaires, bien souvent caricaturés, il faut citer aussi les repas d'affaires, les boîtes de nuit, les clubs sportifs qui répondent aux mêmes besoins.

Ces deux mondes vont naturellement renforcer leurs oppositions de façon manichéennes, l'alcoolique tenant alternativement deux discours, et étant finalement aussi soumis d'un côté que de l'autre. Cependant, tous les plaisirs auront basculé du côté du monde de l'alcool et tous les interdits de l'autre.

▶ Une telle dichotomie va avoir plusieurs conséquences

Elle conditionne la fameuse mauvaise foi de l'alcoolique qui ment d'autant plus qu'il adapte ses propos aux circonstances. Il sera tantôt soumis, tantôt vengeur, parfois violent mais sa mauvaise foi se double d'une vérité qu'il tente de corriger par ses attitudes et ses propos souvent outrés. En effet, si le monde familial s'affiche comme parfait face aux fréquentations méprisables du bistrot, il y a là une duperie : l'épouse de l'alcoolique, rigide et peu tendre, souvent sans pitié et elle-même assez phobique, est loin d'être parfaite. Il arrive qu'elle soit infidèle. Mal à l'aise et se sentant en défaut, elle cherche à provoquer des violences de la part de son époux pour mettre les torts de son côté. La mauvaise foi et les affirmations exagérées sont donc bilatérales; c'est cela qui conditionne les conflits. Le médecin, au lieu de rejoindre le rang des persécuteurs, doit savoir être un diplomate habile et patient.

Autre conséquence, bien évidente, c'est la disparition de tout plaisir dans le monde familial et conjugal. En particulier, il n'existe plus ni tendresse, ni relations sexuelles, ni de découvertes ou d'épanouissement communs, alors que c'était là justement le rêve primordial du sujet névrotique. Que ces perspectives idéales soient gâchées renforce encore le sujet dans sa dépression et dans son malheur, tandis que parallèlement, chez l'épouse, ce sont les perspectives d'équilibre et de dignité sociales qui s'écroulent.

Dans cette situation qui se dégrade peu à peu, l'alcoolique tentera pendant un temps de défendre confusément sa position : il n'a pas tout à fait tort, ils n'ont pas tout à fait raison. Il tentera de conserver une certaine dignité, dans ses manières, dans son habillement, même s'il sent bien que personne n'est dupe. Mais peu à peu, les excès et les violences s'accentuant dans les provocations bilatérales, il se déprimera de plus en plus et perdra tout espoir de redresser la situation et de retrouver sa position dans la famille. Il rentre alors dans une phase de masochisme dépressif, plus alcoolisé que jamais. La vengeance et la revendication se sont retournées contre lui-même.

▶ Personnalité de la femme alcoolique

Nous avons décrit ici la personnalité de l'homme alcoolique, qui reste majoritaire. Mais il existe une personnalité de la femme alcoolique. On y retrouve l'anxiété, la timidité, l'hystérie, la mauvaise foi, qui surviennent dans un même contexte de surprotection de la part de l'entourage, souvent l'époux, et de manque d'épanouissement. Ici, l'alcoolisme est secret et ne s'accompagne pas de vengeance ou d'attitudes outrées; par contre, la dépression est très importante.

Pathologie mentale de l'alcoolique

Outre le contexte de personnalité que nous venons de décrire, il existe chez l'alcoolique, assez fréquemment, une pathologie psychiatrique primaire, c'est-à-dire préalable à l'alcoolisation. Cette pathologie psychiatrique est aggravée par l'alcoolisme.

▶ Anxiété et phobies

Les troubles anxieux sont fréquents chez les sujets alcooliques (15 à 44 % selon les auteurs). Il s'agit d'anxiété généralisée et de crises de panique. La prise d'alcool paraît bien souvent utilisée par les patients pour réduire ces troubles. Mais c'est un mauvais calcul, car l'alcoolisation accentue les troubles. Il est important par conséquent de savoir rechercher ces troubles anxieux au sein d'un alcoolisme, et de les traiter.

Les phobies sont également fréquentes chez les alcooliques (32 % des alcooliques hospitalisés, pour Mullaney et Trippet, 1979). Il s'agit de phobies sociales ou d'agoraphobies. Les sujets utilisent l'absorption d'alcool comme un rite contraphobique.

Une thérapeutique adaptée, chimiothérapique et comportementale devrait permettre de régler les deux pathologies.

▶ DÉPRESSIONS

Outre les dépressions névrotiques signalées plus haut, il existe des états dépressifs primaires chez les alcooliques : près de la moitié des alcooliques présentent ou ont présenté un état dépressif patent (contre un quart des sujets témoins). La coexistence ponctuelle de la dépression et de l'alcoolisme est de 15 %. Il s'agit là de dépressions majeures nécessitant une thérapeutique antidépressive bien suivie.

Il existe également des dépressions secondaires à l'alcoolisme et des dépressions de sevrage.

Dans la psychose maniaco-dépressive, l'alcoolisation peut être observée ; elle est surtout le fait des accès maniaques.

▶ PERSONNALITÉ PSYCHOPATHIQUE

Les sujets ayant une personnalité psychopathique sont fréquemment alcooliques. L'insatisfaction, l'ennui, la recherche de sensations fortes, et d'une façon générale l'appétence toxicomaniaque, conditionnent ce comportement. L'ivresse peut être pathologique chez ces sujets, entraînant les passages à l'acte, les conduites agressives, les excès de vitesse, les accidents de la voie publique, les violences sexuelles. L'alcool est volontiers utilisé avec d'autres drogues.

La personnalité psychopathique est surtout fréquente chez l'homme. Chez la femme, on retrouve des personnalités semblables, aux bornes de la personnalité hystérique, où se conjuguent l'insatisfaction, l'usage de drogues diverses dont l'alcool, la recherche de sensations fortes, l'instabilité sociale. Ces personnalités addictives sont également sujettes aux crises de boulimie. Pour Mitchell (1985), 34 % des femmes boulimiques ont un diagnostic actuel ou ancien de conduites addictives.

▶ SCHIZOPHRÉNIE

Il est difficile de savoir si la schizophrénie est plus fréquente chez les alcooliques que dans la population générale. L'alcoolisme chronique chez le schizophrène a plusieurs conséquences. Le délire apparaîtra volontiers lors d'un sevrage, les manifestations délirantes perdurant bien au-delà du délai d'un delirium tremens. L'alcoolisation accentue la plupart des troubles, aggrave la désinsertion sociale et augmente le risque suicidaire. L'observance thérapeutique est moins bonne. Les neuroleptiques à action prolongée sont conseillés : par contre l'utilisation du disulfirame (*Espéral*) est peu recommandée.

Complications neuropsychiatriques de l'alcoolisme chronique

Complications du sevrage

▶ LES MANIFESTATIONS MINEURES telles que tremblements des extrémités, sueurs, troubles du sommeil, irritabilité constituent le **pré-delirium tremens**. Elles apparaissent rapidement après l'interruption de la prise de boissons alcoolisées chez un alcoolique chronique consommant quotidiennement depuis longtemps, ou à l'occasion d'une pathologie intercurrente, infectieuse en particulier.

▶ SANS TRAITEMENT associant réhydratation et tranquillisants, survient le **delirium tremens**. Ses formes subaiguës sont plus fréquentes que la forme complète.

▶ UNE AUTRE COMPLICATION, rare, du sevrage est l'« **hallucinose des buveurs** », état hallucinatoire transitoire sans trouble de la conscience ni désorientation. Les hallucinations auditives et parfois visuelles s'accompagnent d'une vive anxiété, et disparaissent le plus souvent en moins d'une semaine, le passage à la chronicité étant très rare.

Encéphalopathies alcooliques

▶ ENCÉPHALOPATHIE DE GAYET-WERNICKE

C'est un trouble dû à une carence en vitamine B_1 associant confusion mentale, hypertonie avec oppositionnisme, syndrome cérébelleux avec nystagmus, paralysies oculomotrices, hyperpyruvicémie et effondrement du taux sérique de vitamine B_1.

Faute d'un traitement rapide, qui repose sur la vitaminothérapie B_1 à la dose de 0,5 à 1 g/j. et la renutrition hyperprotidique et pauvre en glucides, le malade évolue vers un syndrome de Korsakoff séquellaire. L'évolution peut être fatale.

▶ SYNDROME DE KORSAKOFF

Il associe amnésie de faits récents, désorientation temporo-spatiale, fabulations, fausses reconnaissances et éventuellement polynévrite des membres inférieurs. La vitaminothérapie B_1 parfois tentée est le plus souvent inefficace, car la lésion bilatérale du circuit hippocampo-mamillo-thalamo-

© MASSON. La photocopie non autorisée est un délit

ÉTUDE DE CAS

SYNDROME DE SEVRAGE ALCOOLIQUE

Pierre, 50 ans, est hospitalisé pour une intervention chirurgicale bénigne. Alcoolique chronique, il est sevré brutalement. Dans les 48 heures qui suivent son admission, apparaissent des sueurs, des tremblements, une désorientation dans le temps et dans l'espace.

Le médecin psychiatre appelé à son chevet par l'équipe du service de chirurgie diagnostique un pré-delirium tremens et prescrit :
- G 5 % : 2 litres par 24 heures.
- NaCl : 4 g/litre.
- KCl : 2 g/litre.
- *Tranxène* : 300 mg par 24 heures.
- *Hydrosol polyvitaminé* : 8 mL par 24 heures.

Si agitation : *Haldol* gouttes : 25 gouttes X 2 par 24 heures.
L'intervention chirurgicale est repoussée. Le médecin psychiatre demande le transfert dans le service de psychiatrie de l'hôpital après les 24 premières heures.

ANALYSE DE SITUATION

M. B., alcoolique chronique, présente au décours de son hospitalisation un pré-delirium tremens lié à un sevrage brutal.

• *RÔLE PROPRE SUR PRESCRIPTION MÉDICALE*

❊ G 5 % : 2 litres par 24 heures soit 1 flacon de 500 mL toutes les 6 heures.

❊ *Tranxène* : 300 mg par 24 heures soit 1 flacon de 50 mg dans les 500 mL de G 5 % toutes les 6 heures. Tranquillisant à action anxiolytique.

❊ *Hydrosol polyvitaminé* 8 mL par 24 heures soit 1 ampoule de 2 mL dans les 500 mL de G 5 % toutes les 6 heures. Apport vitaminique visant à compenser les carences liées à l'intoxication alcoolique.

❊ NaCl 2 g par flacon de 500 mL et KCl 1 g par flacon de 500 mL.
L'adjonction de NaCl et KCl vise à compenser le déséquilibre ionique et électrolytique et sera adaptée à la fonction rénale et au résultat des ionogrammes sanguins.

➞ Poser la perfusion (cathlon).
➞ Surveiller le point d'injection : bon retour veineux, pas d'inflammation, pas de douleur.
➞ Surveiller le débit : 28 gouttes/mn par excès.
➞ Surveiller les constantes : pouls, tension artérielle, fréquence respiratoire, état de conscience toutes les deux heures.
➞ Rechercher les signes cliniques de l'anxiété et de l'évolution du prédélirium tremens : sueurs, fixité du regard, pâleur ; hallucinations et agitation psychomotrice (si agitation importante : donner les 25 gouttes d'*Haldol* (neuroleptique incisif) prescrites).
➞ Noter sur le dossier de soins l'heure de la pose, le débit, les observations infirmières.
➞ Faire un bilan des entrées et des sorties, diurèse des 24 heures.

• *RÔLE PROPRE-DIAGNOSTIC INFIRMIER*

Diagnostic infirmier n° 1

Risque de violence envers soi et envers les autres, lié à une montée incoercible de l'angoisse, à des zoopsies.

Objectif

Que M. B. ne présente pas de conduites auto ou hétéro-agressives

Actions

➞ Installation dans une chambre seule faiblement éclairée à proximité du poste de soins.
➞ Pas de contention.
➞ Favoriser un environnement calme, sécurisant (murs de la chambre nus).
➞ Présence infirmière quasi constante les 6 premières heures : le rassurer en lui expliquant que l'arrêt brutal de l'alcool provoque son état et que ses peurs et son mal-être vont disparaître rapidement.
➞ Surveillance et dépistage de tout signe d'aggravation de l'état de M. B., et prévenir immédiatement le médecin.
➞ Noter sur le dossier de soins infirmiers.

Diagnostic infirmier n° 2

Déficit du volume liquidien lié à une hydratation insuffisante se manifestant par :
- une diurèse insuffisante ;
- une sécheresse de la peau.

Objectif

Rétablir l'apport liquidien antérieur.

Actions

➞ Faire boire 1,5 litre par 24 heures : eau, bouillon, jus de fruit, tisanes.
➞ Noter rigoureusement le détail de chaque prise sur le dossier de soins infirmiers.
➞ Étudier le rapport entre la diurèse (sortie) et *les apports* (entrées) (penilex, poche à urines).

À l'issue de ces premières 24 heures, M. B. sera transféré dans le service de psychiatrie du centre hospitalier.

cingulaire qui provoque le syndrome de Korsakoff est irréversible.

▶ ENCÉPHALOPATHIE PSEUDO-PELLAGREUSE

Associant désorientation, troubles de la mémoire, hallucinations, hypertonie oppositionniste, myoclonies, elle se traite par la vitaminothérapie PP.

▶ MALADIE DE MARCHIAFAVA-BIGNAMI. Débutant par une comitialité ou un coma résolutif, elle est marquée à la période d'état par une démence, une dysarthrie, une hypertonie oppositionniste. Elle évolue vers une mort plus ou moins rapide, qui peut arriver sans rémission ou après plusieurs rechutes. Liée à une nécrose du corps calleux associée parfois à une sclérose laminaire de Morel (sclérose de la 3e couche corticale), elle est d'étiologie inconnue.

▶ MYÉLINOSE CENTRALE DU PONT

Elle se traduit par un syndrome bulbaire.

▶ Atrophies cérébrales et cérébelleuses

Elles sont souvent associées et surviennent après de nombreuses années d'évolution. La première, survenant dans la deuxième moitié de l'âge adulte et touchant plus souvent la femme que l'homme, est responsable au début de légers troubles de la mémoire, puis d'une altération plus nette des performances psychométriques, avant d'aboutir à une démence. La seconde, prédominant au niveau du vermis, se manifeste par des troubles majeurs de la coordination des mouvements prédominant aux membres inférieurs.

▶ Encéphalopathie hépatique chronique

Elle se manifeste par une confusion pouvant aller jusqu'au coma, un *Flapping Tremor*, une hypertonie de type extrapyramidal.

Provoquée par une insuffisance hépato-cellulaire, elle est habituellement résolutive, mais peut réapparaître à l'occasion d'un régime hyperprotidique, d'une déplétion potassique, d'une prise de barbituriques ou de diurétiques, d'une hémorragie digestive.

Son traitement repose en particulier sur le lactulose, la néomycine.

Délires chroniques des alcooliques

On observe parfois des délires de jalousie et, plus fréquemment, une psychose hallucinatoire chronique survenant à la suite d'un épisode confuso-onirique (delirium tremens) ou d'une hallucinose.

Syndrome d'alcoolisme fœtal

L'absorption d'alcool par la future mère pendant la grossesse peut entraîner des troubles du développement morphologique de l'embryon et du fœtus (embryofœtopathie alcoolique).

À la naissance, on observe chez l'enfant une prématurité et une hypotrophie dans environ un tiers des cas. En général, le périmètre crânien est inférieur à la moyenne (microcéphalie). Il existe aussi des malformations du visage auxquelles s'associent parfois des malformations cardiaques, rénales, génitales, neurologiques, osseuses ou cutanées.

Quelques heures après la naissance se développe parfois un syndrome de sevrage (agitation, trémulation, irritabilité, hypertonie musculaire, vomissements, météorisme abdominal), pouvant s'accompagner de convulsions ou d'apnées.

Enfin, la croissance staturo-pondérale est insuffisante, comme le développement intellectuel et affectif.

La prévention constitue le seul traitement. Il est prouvée qu'une mère alcoolique donne naissance à un enfant normal si elle cesse l'intoxication pendant la durée de la grossesse.

Loi du 15 avril 1954
sur les alcooliques dangereux pour autrui

Lorsqu'un alcoolique présumé dangereux est signalé à la DDASS (Direction départementale de l'action sanitaire et sociale) par l'autorité judiciaire à l'occasion de poursuites, un médecin de service public, une assistante sociale — qui tous en ont la possibilité mais non l'obligation — l'autorité sanitaire fait procéder à une enquête sociale et à un examen médical. Après ces démarches, le patient peut être confié à un dispensaire médico-psychologique ou à tout organisme assurant la prophylaxie de l'alcoolisme. S'il existe un danger le justifiant, il peut même être hospitalisé d'office. Si en dépit de cette première démarche, le patient refuse les soins, il est convoqué devant la Commission médicale départementale qui doit le persuader de se faire traiter en ambulatoire, en hospitalisation libre ou sous la contrainte d'une hospitalisation d'office. Si l'alcoolique est présumé dangereux, une requête est adressée au procureur qui cite le patient devant le tribunal civil, lequel peut ordonner un placement dans un centre de rééducation spécialisé. En réalité, cette loi sur les alcooliques dangereux est très partiellement appliquée.

La même loi prévoit également des sanctions, en particulier pour les conduites en état d'ivresse. Actuellement, le dépistage est généralisé en cas d'accident par l'analyse de l'air expiré. La police consigne une fiche comportementale (fiche A), le médecin requis une fiche clinique (fiche B) et le biologiste expert une fiche indiquant le taux d'alcoolémie (fiche C). Transmises au Parquet, ces fiches peuvent donner lieu à poursuites. Leur double est adressé au préfet pour la commission de suspension du permis de conduire.

Traitement de l'alcoolisme chronique

Grâce en particulier aux travaux des alcoologues depuis les années cinquante, le traitement se conçoit d'une façon globale, à la fois biologique, psychologique et sociale. La prise en charge doit également faire preuve de souplesse et surtout de patience, tant sont nombreuses les rechutes. Le traitement est d'autant plus crucial que les conséquences somatopsychiques de l'alcoolisme chronique restent longtemps réversibles par l'arrêt de l'intoxication.

© Masson. La photocopie non autorisée est un délit

▶ PRINCIPES DU TRAITEMENT

● **Le traitement débute par une phase préparatoire** destinée à présenter au patient le programme thérapeutique et surtout à évaluer sa motivation. C'est au cours de cette phase qu'il convient de préciser l'objectif à atteindre dans un premier temps : l'abstinence. On apprécie alors aussi le retentissement somatique, les éventuelles complications, les conséquences professionnelles et familiales, le degré de coopération. Dans les cas difficiles, on peut adresser le patient à un centre de soins spécialisé, en particulier les centres d'hygiène alimentaire.

● **Le principe d'une expérience d'arrêt de l'alcool étant acquis et la motivation du patient réaffirmée,** le moment est venu de décider si la **deuxième phase** sera ambulatoire ou s'effectuera en milieu hospitalier. L'une ou l'autre modalité a ses avantages et ses inconvénients. La cure ambulatoire ne nécessite pas d'arrêt de travail, le malade reste dans son milieu, mais l'abstinence totale est plus difficile à obtenir, les risques de manifestations de sevrage sont moins bien contrôlés, l'action psychothérapique est discontinue. La cure en milieu hospitalier requiert du malade un arrêt de dix à trente jours et une rupture temporaire avec son milieu, mais garantit un sevrage immédiat et permet une action psychothérapique intense. Dans les cas les plus graves, l'hospitalisation ne se discute pas. La chimiothérapie à ce stade vise avant tout à prévenir les manifestations de sevrage.

● **La troisième phase** a pour but le maintien de l'abstinence ou d'une consommation modérée. Outre les mesures chimiothérapiques adaptées, destinées à lutter contre un éventuel état dépressif ou anxieux et à diminuer l'appétence pour l'alcool, le traitement comporte un accompagnement psychothérapique. Il est nécessaire que les consultations soient fréquentes et régulières. Cet accompagnement indispensable est parfois émaillé de ruptures transitoires, d'épisodes de réalcoolisation, qui ne doivent pas être considérés comme des échecs, mais comme des difficultés inévitables. On peut aussi adresser le patient à une association d'anciens buveurs afin de lui fournir un appui supplémentaire. Le plus connu de ces groupes est l'association des *Alcooliques anonymes*, née aux États-Unis vers 1935 et introduite en France en 1960 ; il existe aussi *Croix bleue*, d'inspiration protestante, *Croix d'or*, d'inspiration catholique, et *Vie libre*, d'inspiration laïque.

▶ THÉRAPEUTIQUES MÉDICAMENTEUSES ET LEURS INDICATIONS

● **Dans l'alcoolisme, les chimiothérapies ont trois types d'indications :** la prévention et le traitement du sevrage, le traitement des troubles psychiques associés, le traitement proprement dit de « l'impossibilité de s'abstenir de boire ».

● **Au cours du sevrage,** il est d'abord nécessaire de réhydrater le patient, le plus souvent *per os*, et d'administrer une vitaminothérapie B par voie parentérale. La prescription de psychotropes à ce stade est discutée, mais très fréquemment pratiquée. Elle fait appel à des critères empiriques où prévalent les habitudes personnelles. On peut proposer les benzodiazépines, les carbamates, les bêtabloquants, les neuroleptiques comme le tiapride et l'halopéridol, surtout en cas de delirium tremens avec agitation ou onirisme.

● **Par la suite,** selon l'état clinique, on peut être amené à prescrire des anxiolytiques, des sels de lithium, des antidépresseurs, des neuroleptiques, du disulfiram, de l'acamprosate.

● **L'association entre alcoolisme et troubles anxieux est très fréquente.** Les benzodiazépines sont indiquées en cas d'alcoolisme secondaire à une pathologie anxieuse. Il faut cependant tenir compte des interactions alcool-benzodiazépines et du risque d'abus et de dépendance à ces produits.

● **Les sels de lithium** sont justifiés lorsque l'alcoolisme est secondaire à un trouble patent de l'humeur, notamment bipolaire, ou dans les formes d'alcoolisme périodique, volontiers dipsomaniaque, qui peuvent constituer des équivalents dépressifs.

● **Les antidépresseurs** ont leur place dans le traitement de certains troubles anxieux comme les attaques de paniques ou l'agoraphobie, parfois compliquées d'alcoolisme. Mais ils sont surtout utilisés dans les états dépressifs rencontrés chez l'alcoolique : soit les dépressions primaires, c'est-à-dire ayant précédé la prise exagérée d'alcool, soit les dépressions secondaires, liées à l'effet dépressogène de l'alcool et de ses conséquences somatiques et sociales, ou celles du sevrage survenant plusieurs mois après l'arrêt de l'intoxication — les dépressions précoces guérissant spontanément. Il faut ajouter que les antidépresseurs sérotoninergiques semblent avoir une certaine capacité à réduire la consommation d'alcool chez les alcooliques, même non déprimés.

- **Le disulfirame *(Espéral),*** qui provoque un malaise (bouffée vasomotrice, nausées, vomissements, vertiges) en cas d'absorption concomitante d'alcool, est un traitement utile pour un sous-groupe d'alcooliques, qui peuvent ainsi acquérir un autocontrôle efficace par renforcement quotidien de l'abstinence. Ce produit est actuellement moins utilisé.
- **Les neuroleptiques** ont pour principales indications les troubles psychotiques chroniques compliqués d'alcoolisme, ou certains troubles graves de la personnalité, prémorbides ou secondaires, et les idées délirantes, de jalousie notamment.
- **La recherche pharmacologique** s'oriente vers la synthèse de molécules susceptibles de faire diminuer l'appétence pour l'alcool. L'acamprosate (*Aotal*) et le chlorhydrate de naltrexone (*Revia*) peuvent constituer des traitements d'appoint.

POINTS CLÉS

1. ▶ **Les conduites toxicomaniaques et alcooliques (ou troubles addictifs) constituent un mode de réponse automatique à une souffrance psychique sous-jacente qu'il faut savoir déceler et traiter : troubles anxieux, troubles dépressifs, troubles de la personnalité.**
2. ▶ **L'hospitalisation, avec sevrage, bilan médical et psychologique, la mise en place de médicaments psychotropes est utile, et dans certains cas indispensable, pour initier une prise en charge thérapeutique.**

Quatrième partie
LÉGISLATION ET PSYCHIATRIE

Législation et psychiatrie

9

Hospitalisations en psychiatrie

En France, les malades mentaux peuvent être hospitalisés librement, mais aussi sans leur consentement. La loi du 27 juin 1990, « relative aux droits et à la protection des personnes hospitalisées en raison de troubles mentaux et à leurs conditions d'hospitalisation », a comme objectif de mieux garantir leurs droits. Elle permet aussi de mettre la législation française en accord avec les recommandations européennes de 1983 sur la « protection juridique des personnes atteintes de troubles mentaux et placées comme patients involontaires ». Cette loi de 1990, qui remplace l'ancienne loi du 30 juin 1838, adapte les textes au fait que, aujourd'hui, près de 90 % des patients des services psychiatriques sont hospitalisés librement.

En dehors de l'hospitalisation libre, deux modes d'hospitalisation sans consentement sont prévus par la loi : l'hospitalisation à la demande d'un tiers et l'hospitalisation d'office. Les patients concernés ne peuvent être admis dans ces deux cas que dans des établissements participant au service public hospitalier, essentiellement les hôpitaux psychiatriques ou les hôpitaux généraux dans lesquels se trouvent des services de psychiatrie rattachés à un secteur.

▶ L'HOSPITALISATION À LA DEMANDE D'UN TIERS ne peut se faire que si deux conditions sont réunies et attestées médicalement :

– les troubles mentaux de la personne rendent impossible son consentement ;

– son état impose des soins immédiats assortis d'une surveillance constante en milieu hospitalier.

La loi considère que les troubles mentaux altèrent les facultés de jugement du malade de telle façon qu'il refuse des soins qui seraient par contre acceptés par un individu en pleine possession de ses moyens. Elle s'appuie sur le principe de l'irresponsabilité provisoire du malade mental et pallie celle-ci en prévoyant qu'une tierce personne peut prendre la responsabilité, au nom du patient considéré comme incapable, d'accepter les soins en milieu hospitalier. Ce « tiers » peut être soit un membre de la famille du malade, soit « une personne susceptible d'agir dans l'intérêt de celui-ci ». La loi permet donc pratiquement à tout proche du patient de formuler la demande d'hospitalisation, à l'exception des personnels soignants exerçant leur activité dans l'hôpital accueillant le patient. La demande doit toutefois préciser la nature des relations existant entre le tiers et le malade. La demande d'hospitalisation est une démarche personnelle du tiers, qui agit indépendamment de tout lien de subordination vis-à-vis du corps médical ou de l'administration. À tout moment pendant l'hospitalisation, le tiers peut obtenir la levée de celle-ci, sans que les psychiatres puissent s'y opposer.

Pour être valable, la demande d'hospitalisation doit être confirmée par deux médecins dont l'un au moins n'exerce pas dans l'établissement d'accueil (il peut s'agir d'un médecin libéral ou d'un médecin exerçant dans un autre établissement hospitalier). Les deux certificats médicaux doivent attester que les conditions nécessaires à l'hospitalisation sont réunies. Ces certificats médicaux sont communiqués au directeur de l'établissement d'accueil, au préfet et à la commission départementale des hospitalisations psychiatriques. Le secret médical, dû au malade par tout médecin qui l'examine, n'est donc pas respecté par la procédure. Les médecins doivent donc être particulièrement attentifs et prudents lors de la rédaction d'un certificat médical en vue d'une hospitalisation à la demande d'un tiers. Le certificat ne décrit que les signes et symptômes retrouvés par l'observation médicale, sans mentionner aucun diagnostic.

« À titre exceptionnel et en cas de péril imminent pour la santé du malade », l'hospitalisation à la demande d'un tiers peut être prononcée au vu d'un seul certificat médical, établi par un médecin de l'établissement d'accueil. Cette procédure d'urgence est prévue au cas où un médecin extérieur n'aurait pu être sollicité.

© MASSON. La photocopie non autorisée est un délit

▶ **L'hospitalisation d'office** concerne des personnes dont les troubles mentaux compromettent l'ordre public ou la sûreté des personnes. Tandis que l'hospitalisation à la demande d'un tiers peut être considérée comme un acte essentiellement médical visant à assurer la sauvegarde de l'individu malade, l'hospitalisation d'office est une mesure administrative permettant à la société de se protéger contre les agissements des « aliénés ».

L'hospitalisation d'office est prononcée par le préfet du département, et, à Paris, par le préfet de police, au vu d'un certificat médical circonstancié qui ne peut être établi par un psychiatre exerçant dans l'établissement d'accueil. En cas de danger imminent pour les personnes, attesté soit par un avis médical, soit par la « notoriété publique », le maire ou, à Paris, le commissaire de police, peut prendre pendant vingt-quatre heures une mesure provisoire d'hospitalisation.

▶ **Quel que soit le mode d'hospitalisation sans consentement,** le malade est examiné dans les premières vingt-quatre heures de son hospitalisation par un psychiatre de l'établissement qui établit un certificat afin de confirmer ou d'infirmer la nécessité de l'hospitalisation sans consentement. Cet examen est obligatoirement renouvelé à intervalles réguliers (quinzaine, mois).

Dans le cas d'une hospitalisation à la demande d'un tiers, et en dehors des différentes voies de levée de l'hospitalisation prévues par la loi, la décision de mettre fin à cette hospitalisation appartient au psychiatre hospitalier qui peut produire à tout moment un certificat à cet effet. Dans le cas d'une hospitalisation d'office, la décision relève du préfet, qui s'appuie le plus souvent sur l'avis des médecins.

Mesures de protection des biens

La loi du 3 janvier 1968, « portant réforme des droits des incapables majeurs », prévoit trois mesures de protection des biens des malades mentaux : la sauvegarde de justice (mesure provisoire), la curatelle et la tutelle. Elles permettent à certains patients d'être aidés dans la vie civile, au cas où, risquant de prendre des décisions qui leur seraient défavorables, ils ne pourraient gérer de façon satisfaisante leur patrimoine. Le juge compétent pour l'application de ces mesures est le juge des tutelles auprès du tribunal d'instance.

▶ **La sauvegarde de justice** est une mesure de protection limitée dans le temps et dans ses effets, qui peut être prise en urgence. Le malade conserve la totalité de ses droits civils et continue à gérer ses biens. Mais, par la suite, il pourra demander au tribunal, de façon rétroactive, l'annulation totale ou partielle des actes effectués ou des engagements contractés pendant la période où il a été placé sous sauvegarde de justice. Cette période est d'abord de deux mois, puis de six mois.

L'initiative de la mise sous sauvegarde de justice revient au médecin traitant du patient, qui peut être un médecin de ville ou un médecin hospitalier. Celui-ci doit faire une déclaration, adressée au procureur de la République, lorsqu'il constate que son patient doit être protégé dans les actes de la vie civile. Cette déclaration suffit à faire placer le malade sous sauvegarde de justice. C'est également le médecin traitant qui peut faire lever la mesure en attestant que l'état du patient ne la rend plus nécessaire.

▶ **La curatelle** est un régime de protection prévu pour les malades « ayant besoin d'être conseillés ou contrôlés dans les actes de la vie civile ». Ils continuent à gérer leur patrimoine, mais ils sont obligés d'avoir l'accord du curateur pour les actes importants (vendre ou acheter un bien immobilier, contracter une hypothèque, se porter caution). Le patient sous curatelle conserve son droit de vote, mais il est inéligible et ne peut pas non plus être juré.

La curatelle est ouverte à l'initiative du patient lui-même, de sa famille, du procureur de la République ou du juge des tutelles. Un certificat détaillé constatant l'altération des facultés mentales du sujet doit être rédigé par un psychiatre inscrit sur une liste départementale établie par le procureur de la République. L'instruction est effectuée par le juge des tutelles, qui prononce la mise sous curatelle après avoir entendu le malade et sa famille. Il désigne le curateur qui peut être, de droit, le conjoint, ou bien une autre personne ou une personnalité morale.

La levée de la curatelle peut être prononcée par le juge des tutelles après avoir suivi les mêmes procédures.

▶ **La tutelle** est le régime de protection le plus complet, prévu pour les malades « ayant besoin d'être représentés d'une manière continue dans les actes de la vie civile ». Le patient sous tutelle ne peut effectuer aucun des actes de la vie civile, pour lesquels il est toujours représenté par son tuteur. Il perd son droit de vote. Il est privé de sa capacité juridique : il ne peut notamment pas se marier sans l'avis de sa famille et du psychiatre.

La demande de mise sous tutelle peut être faite par le patient lui-même, par sa famille, par son curateur s'il est déjà sous curatelle, par le procureur de la République ou le juge des tutelles. Les procédures de mise sous tutelle et de levée de la tutelle sont les mêmes que celles qui sont utilisées pour la mise sous curatelle.

Handicap

La loi du 30 juin 1975 « d'orientation en faveur des personnes handicapées » reconnaît aux personnes souffrant d'une déficience motrice, sensorielle ou mentale, congénitale ou acquise, le statut de handicapé, auquel sont assortis des droits et des prestations.

▶ POUR LES ADULTES, la Commission technique d'orientation et de reclassement professionnel (COTOREP) évalue le handicap, puis attribue une carte d'invalidité, une allocation aux adultes handicapés (AAH) et, éventuellement, une allocation compensatrice (pour frais professionnels et/ou pour tierce personne) ou une allocation de logement aux personnes dont le taux d'invalidité est égal ou supérieur à 80 %. Les titulaires d'une AAH sont automatiquement affiliés à la Sécurité sociale.

La loi reconnaît le droit au travail des travailleurs handicapés. La COTOREP détermine les modalités de reclassement professionnel de la personne, l'oriente, le cas échéant, vers une formation professionnelle adaptée, et facilite son insertion professionnelle dans le secteur public ou le secteur privé, ou dans des institutions spécialisées (centre d'aide par le travail, atelier protégé, maison d'accueil spécialisé).

▶ POUR LES MINEURS HANDICAPÉS, la loi prévoit des mesures sanitaires et socio-éducatives, dont la coordination est confiée à la Commission départementale de l'éducation spéciale (CDES). L'obligation d'éducation se traduit, pour les enfants et adolescents handicapés, par la possibilité de bénéficier d'enseignements de soutien et d'aides psychopédagogiques quand leur handicap leur permet de poursuivre une éducation ordinaire, ou bien d'intégrer les établissements d'éducation spéciale (instituts médico-éducatifs). La CDES peut attribuer une allocation d'éducation spéciale (AES), versée jusqu'à l'âge de vingt ans, et éventuellement assortie d'un complément, pour les enfants dont le taux d'incapacité est au moins égal à 80 %.

POINTS CLÉS

1. ▶ La pathologie psychiatrique peut justifier des mesures de contrainte réglementées par des lois : hospitalisation à la demande d'un tiers, hospitalisation d'office, tutelle, curatelle.

CAHIER D'ENTRAÎNEMENT

SUJETS CORRIGÉS • SUJETS CORRIGÉS • SUJETS CORRIGÉS

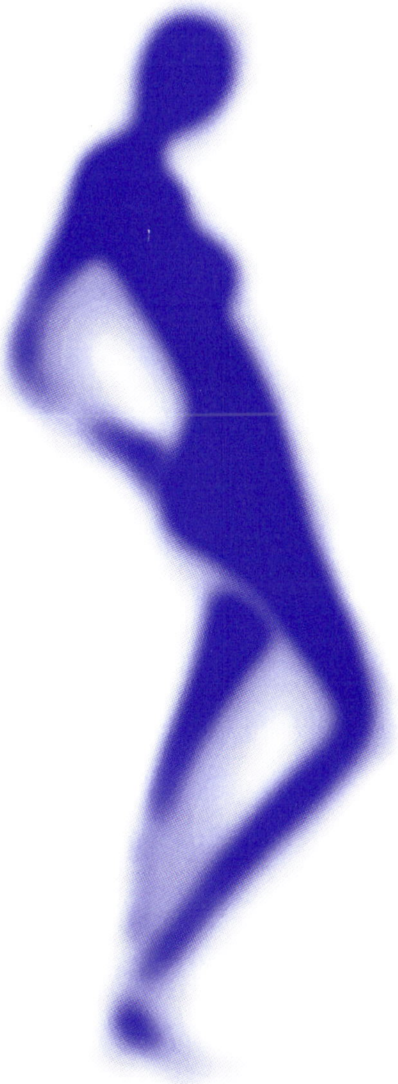

Tests de connaissances

Mini-cas concrets

Cas concrets types

13.

Table des matières du cahier d'entraînement

TESTS DE CONNAISSANCES

MINI-CAS CONCRETS

CAS CONCRETS TYPES

Tests de connaissances

Sujets

1. **Parmi les symptômes suivants, certains sont caractéristiques d'un état dépressif mélancolique** (cocher la ou les bonnes réponses) :
   a. Idées suicidaires obsédantes depuis plusieurs semaines. ❒
   b. Idées de culpabilité. ❒
   c. Dépenses excessives dans un contexte d'hyperactivité. ❒
   d. Ralentissement psychomoteur avec asthénie importante. ❒
   e. Logorrhée. ❒

2. **Parmi les symptômes suivants, certains sont caractéristiques d'un trouble schizophrénique paranoïde débutant chez le sujet jeune** (cocher la ou les bonnes réponses) :
   a. Délire mystique avec apparitions progressives d'hallucinations auditives; croyance d'être un messie réincarné et intuition d'avoir une mission à accomplir. ❒
   b. Attitude maniérée et discordante avec une gestualité et des mimiques inhabituelles : regard fixe et impressionnant, sourire inadapté, barrages et ruptures incompréhensibles au cours des conversations. ❒
   c. Hyperactivité euphorique avec de multiples contacts sociaux depuis plusieurs semaines. ❒
   d. Tristesse de l'humeur en relation avec un échec scolaire. ❒
   e. Attitude sociale réservée au cours des réunions familiales. ❒

3. **Parmi les symptômes suivants, certains sont caractéristiques de l'anorexie mentale de la jeune fille** (cocher la ou les bonnes réponses) :
   a. Restrictions des comportements alimentaires dans une perspective d'amaigrissement. ❒
   b. Aménorrhée. ❒
   c. Évitement de certains aliments par crainte d'empoisonnement. ❒
   d. Sélection de certains aliments pour des raisons diététiques. ❒
   e. Dissimulation de l'amaigrissement par des vêtements adaptés. ❒

4. **Parmi les symptômes suivants, certains sont caractéristiques d'un trouble obsessionnel compulsif** (cocher la ou les bonnes réponses) :
   a. Rites et vérification concernant la propreté. ❒
   b. Retour fréquent dans le champ de la conscience d'idées angoissantes dont le sujet reconnaît le caractère absurde. ❒
   c. Retour fréquent dans le champ de la conscience de voix qui semblent pour le sujet provenir d'une puissance extérieure (personnes connues, personnes inconnues, entités divines). ❒
   d. Démarches juridiques récurrentes destinées à obtenir satisfaction d'un préjudice. ❒
   e. Crainte récurrente de commettre un acte impulsif et irraisonné. ❒

5. **Parmi les symptômes suivants, certains sont caractéristiques d'un syndrome confusionnel, sans tenir compte de son étiologie** (cocher la ou les bonnes réponses) :
   a. Désorientation temporo-spatiale. ❒
   b. Délire paranoïaque de persécution structuré. ❒
   c. Attention distractive et variable. ❒
   d. Anxiété avec perplexité et questions répétées concernant la situation du sujet. ❒
   e. Hallucinations fugaces et polysensorielles d'allure onirique. ❒

6. **Parmi les éléments cliniques suivants, lesquels sont en faveur d'un syndrome de conversion?** (cocher la ou les bonnes réponses)
   a. Signe de Babinski unilatéral. ❒
   b. Anesthésie en chaussette. ❒
   c. Les symptômes ont une évolution intermittente et sensible à la suggestion. ❒
   d. « Belle indifférence » du patient. ❒
   e. Abolition des réflexes ostéo-tendineux. ❒

© MASSON. La photocopie non autorisée est un délit

7. **Parmi les troubles suivants, quels sont ceux qui peuvent venir compliquer une agoraphobie ?** (cocher la ou les bonnes réponses)
   a. Abus d'alcool. ❐
   b. Bouffée délirante aiguë. ❐
   c. Syndrome dépressif. ❐
   d. Dépendance aux benzodiazépines. ❐
   e. Psychose maniaco-dépressive. ❐

8. **L'état dépressif du sujet âgé est volontiers caractérisé par certains symptômes ou syndromes. Lequel ou lesquels parmi les suivants ?** (cocher la ou les bonnes réponses)
   a. Comportement antisocial, délinquance. ❐
   b. Plaintes hypocondriaques pouvant avoir un caractère délirant. ❐
   c. Gestes suicidaires particulièrement fréquents et graves. ❐
   d. Attitude de régression sur un mode infantile, avec égocentrisme, réduction des intérêts intellectuels, demande excessive auprès des proches. ❐
   e. Délire de persécution. ❐

9. **L'état dépressif de l'adolescent est volontiers caractérisé par certains symptômes ou syndromes. Lequel ou lesquels parmi les suivants ?** (cocher la ou les bonnes réponses)
   a. Automatisme mental. ❐
   b. Tentatives de suicide répétées. ❐
   c. Échec scolaire. ❐
   d. Dysmorphophobie. ❐
   e. Agressivité envers les parents, attitude antisociale. ❐

10. **Le *delirium tremens*** (cocher la ou les bonnes réponses) :
   a. Est un syndrome confusionnel qui survient lors d'un sevrage alcoolique. ❐
   b. Comporte des hallucinations polysensorielles. ❐
   c. Justifie une thérapeutique par des antidépresseurs. ❐
   d. Peut évoluer vers un délire chronique post-onirique. ❐
   e. Peut évoluer vers un syndrome de Korsakoff. ❐

11. **L'une ou plusieurs des manifestations délirantes suivantes s'observent dans les délires paranoïaques chroniques** (cocher la ou les bonnes réponses) :
   a. Érotomanie. ❐
   b. Idéalisme passionné. ❐
   c. Délire de persécution. ❐
   d. Hallucinations polysensorielles. ❐
   e. Syndrome de Cotard. ❐

12. **La psychose puerpérale** (cocher la ou les bonnes réponses) :
   a. Survient chez une jeune maman entre le 5e et le 25e jour après l'accouchement. ❐
   b. Comporte des symptômes confusionnels et des troubles de l'humeur. ❐
   c. Évolue dans la plupart des cas vers un trouble schizophrénique chronique. ❐
   d. Comporte une thématique délirante centrée sur l'enfant. ❐
   e. Justifie une sismothérapie en cas d'échec des neuroleptiques. ❐

13. **Un ou plusieurs des symptômes suivants sont caractéristiques de l'accès maniaque** (cocher la ou les bonnes réponses) :
   a. Souci de la perfection, avec vérifications fréquentes. ❐
   b. Pensée diffluente avec fuite des idées. ❐
   c. Arithmomanie. ❐
   d. Sentiment de toute puissance. ❐
   e. Attitude hyperconformiste. ❐

14. **Le processus de deuil** (cocher la ou les bonnes réponses) :
   a. Est un phénomène psychologique normal, non pathologique. ❐
   b. Comporte plusieurs phases, dont le repli sur soi et l'analyse lucide des souvenirs concernant le disparu. ❐
   c. S'achève normalement par la recherche d'un objet d'investissement identique à la personne disparue. ❐
   d. Peut se bloquer de façon pathologique avec stagnation sur la première étape. ❐
   e. S'achève avec un retour des rêves concernant le disparu. ❐

15. **La personnalité histrionique comporte l'un ou plusieurs des traits suivants** (cocher la ou les bonnes réponses) :
   a. Attitude antisociale. ❐
   b. Mauvais contrôle des affects et des émotions. ❐
   c. Idéalisation du monde de l'enfance. ❐
   d. Attitude de méfiance vis-à-vis des autres. ❐

e. Négligence et désintérêt quant à la présentation vestimentaire. ❒

16. **La personnalité obsessionnelle comporte** (cocher la ou les bonnes réponses) :
   a. Une transgression facile des règles sociales. ❒
   b. Une expression facile des affects et des émotions. ❒
   c. Un attachement particulier aux détails avec une difficulté à dégager les vues d'ensemble. ❒
   d. Une tendance à l'automatisme mental avec des idées d'influence. ❒
   e. L'obsession de l'autonomie et de la responsabilité. ❒

17. **La personnalité psychopathique comporte l'un ou plusieurs des traits suivants** (cocher la ou les bonnes réponses) :
   a. Instabilité psychosociale. ❒
   b. Attitude charmeuse et détendue ; contact volontiers obséquieux et flatteur. ❒
   c. Tendance à faire des projets conformistes. ❒
   d. Attitude de méfiance vis-à-vis des autres. ❒
   e. Attitude rigide et rancunière. ❒

18. **Plusieurs des traits de personnalité suivants sont caractéristiques de la personnalité paranoïaque, sauf un. Lequel ?** (cocher la ou les bonnes réponses)
   a. Hypertrophie du moi. ❒
   b. Méfiance. ❒
   c. Fausseté du jugement. ❒
   d. Timidité sentimentale avec investissements platoniques. ❒
   e. Attitude de séduction avec hyperexpression des affects. ❒

19. **Parmi les symptômes suivants, l'un n'est pas caractéristique de la psychose hallucinatoire chronique** (cocher la ou les bonnes réponses) :
   a. Hallucinations auditives. ❒
   b. Automatisme mental. ❒
   c. Écho de la pensée. ❒
   d. Commentaire des actes. ❒
   e. Délire fantastique. ❒

20. **Le traitement par les neuroleptiques peut entraîner l'un ou plusieurs des phénomènes suivants** (cocher la ou les bonnes réponses) :
   a. Dyskinésies aiguës. ❒
   b. Syndrome parkinsonien. ❒
   c. Virage maniaque. ❒
   d. Dyskinésies tardives. ❒
   e. Polyurie-polydipsie. ❒

CORRIGÉS p. 168-169

Corrigés

1. **Parmi les symptômes suivants, certains sont caractéristiques d'un état dépressif mélancolique :**
   Réponses : a, b, d.
   NB : les items c et e correspondent à l'accès maniaque.
2. **Parmi les symptômes suivants, certains sont caractéristiques d'un trouble schizophrénique paranoïde débutant chez le sujet jeune :**
   Réponses : a, b.
   NB : l'item c correspond à un accès maniaque. Les items d et e sont des troubles légers qui n'ont aucun rapport avec la schizophrénie.
3. **Parmi les symptômes suivants, certains sont caractéristiques de l'anorexie mentale de la jeune fille :**
   Réponses : a, b, d, e.
4. **Parmi les symptômes suivants, certains sont caractéristiques d'un trouble obsessionnel compulsif :**
   Réponses : a, b, e.
   NB : l'item c correspond à des hallucinations auditives ; l'item d correspond à une attitude paranoïaque. Chez l'obsessionnel, l'idée obsédante est vécue par le sujet comme ayant un caractère anormal et absurde, ce qui la différencie d'une idée délirante.
5. **Parmi les symptômes suivants, certains sont caractéristiques d'un syndrome confusionnel, sans tenir compte de son étiologie :**
   Réponses : a, c, d, e.
6. **Parmi les éléments cliniques suivants, lesquels sont en faveur d'un syndrome de conversion ?**
   Réponses : b, c, d.
   NB : les items a et e correspondent à des symptômes neurologiques qui évoquent une atteinte organique, ce qui n'est pas le cas de l'item b : anesthésie en chaussette.
7. **Parmi les troubles suivants, quels sont ceux qui peuvent venir compliquer une agoraphobie ?**
   Réponses : a, c, d.
8. **L'état dépressif du sujet âgé est volontiers caractérisé par certains symptômes ou syndromes. Lequel ou lesquels parmi les suivants ?**
   Réponses : b, c, d.
   NB : l'obsession hypocondriaque est caractéristique de la dépression du sujet âgé ; en revanche, le délire de persécution ne se situe pas habituellement dans ce contexte.
9. **L'état dépressif de l'adolescent est volontiers caractérisé par certains symptômes ou syndromes. Lequel ou lesquels parmi les suivants ?**
   Réponses : b, c, e.
   NB : les items a et d évoquent plutôt une schizophrénie paranoïde débutante.
10. **Le *delirium tremens* :**
    Réponses : a, b, d, e.
11. **L'une ou plusieurs des manifestations délirantes suivantes s'observent dans les délires paranoïaques chroniques :**
    Réponses : a, b, c.
    NB : l'item d ne convient pas : par définition, les délires paranoïaques ne comportent pas d'hallucinations. L'item e ne convient pas : le syndrome de Cotard est un délire hypocondriaque que l'on observe chez les sujets mélancoliques.
12. **La psychose puerpérale :**
    Réponses : a, b, d, e.
13. **Un ou plusieurs des symptômes suivants sont caractéristiques de l'accès maniaque :**
    Réponses : b, d.
    NB : les items a, c et e ne conviennent pas car ils correspondent aux troubles obsessionnels compulsifs.
14. **Le processus de deuil :**
    Réponses : a, b, d, e.
    NB : l'item c ne convient pas car, lors d'un deuil normal, le sujet recherche un objet d'investissement différent de la personne disparue.
15. **La personnalité histrionique comporte l'un ou plusieurs des traits suivants :**
    Réponses : b, c.
    NB : les items a, d et e ne conviennent pas car les sujets présentant une personnalité histrionique ont tendance à investir le domaine social et cherchent à se faire admirer, sans se méfier des autres.

16. **La personnalité obsessionnelle comporte :**
    Réponses : c, e.
    NB : rappelons que le sujet obsessionnel respecte les lois sociales mais retient son affectivité.

17. **La personnalité psychopathique comporte l'un ou plusieurs des traits suivants :**
    Réponses : a, b, c.

18. **Plusieurs des traits de personnalité suivants sont caractéristiques de la personnalité paranoïaque, sauf un. Lequel ?**
    Réponse : e.
    NB : rappelons que le sujet paranoïaque est habituellement rigide, moralisateur et avare de sentiments affectueux.

19. **Parmi les symptômes suivants, l'un n'est pas caractéristique de la psychose hallucinatoire chronique :**
    Réponse : e.

20. **Le traitement par les neuroleptiques peut entraîner l'un ou plusieurs des phénomènes suivants :**
    Réponses : a, b, c, d.
    NB : l'item e ne convient pas. C'est le traitement par les sels de lithium qui entraîne volontiers une polyurie-polydipsie.

Mini-cas concrets

Sujets

Mini-cas concret 1

M. R., 39 ans, consulte pour des malaises de survenue brutale apparus depuis quatre mois. Célibataire, musicien de formation, il est régulièrement amené à faire des déplacements en province.

Il fume environ un paquet de cigarettes par jour. Son état général est satisfaisant, l'examen clinique est normal.

M. R. a présenté il y a quatre mois un malaise d'apparition brutale, sans éléments déclenchants, qui s'est depuis renouvelé à plusieurs reprises dont deux fois au cours de la dernière semaine.

Au cours de ces malaises, il dit avoir ressenti une peur imminente de mourir. Interrogé, il rapporte l'existence de sueurs abondantes accompagnées de bouffées de chaleur, le sentiment que son cœur s'emballe et l'existence d'une douleur diffuse dans la poitrine.

Un de ces épisodes s'est produit alors qu'il faisait la queue dans une grande surface. Il dit depuis ressentir fortement une appréhension à chaque fois qu'il doit faire une course dans un magasin. En repensant à ce malaise, le patient évoque la peur de ne pouvoir être secouru s'il se trouve dans un tel endroit. M. R. se fait désormais livrer ses courses à domicile et a développé plusieurs stratégies pour ne plus avoir besoin de rentrer dans une boutique.

D'autre part, M. R. rapporte une consommation excessive d'alcool depuis l'apparition de ces malaises. Il n'existe par ailleurs aucun antécédent psychiatrique dans sa famille.

Dans la prise en charge de ce patient, un traitement par anxiolytique de type benzodiazépine sera associé à un antidépresseur de type inhibiteur de recapture de la sérotonine (IRS) à des doses adaptées au traitement de sa symptomatologie. De plus, une prise en charge comportementale lui sera proposée.

Questions

1. À partir des données du texte, définir quels sont les problèmes que rencontre le patient.
2. Définir : *agoraphobie*.
3. Parmi les critères suivants, quels sont ceux qui sont spécifiques de la définition d'une attaque de panique ?
   - a. Peur de perdre le contrôle de soi ou de devenir fou. ❐
   - b. L'existence d'idées délirantes au moment du trouble. ❐
   - c. Palpitations, battements de cœur ou accélération du rythme cardiaque. ❐
   - d. Peur de prendre la parole en public. ❐
4. Quel est le rôle probable de la prise récente d'alcool ?
5. Le patient vous interroge sur les thérapies cognitivo-comportementales. En faire une présentation succincte pour la prise en charge de l'agoraphobie.

CORRIGÉS p. 173

Mini-cas concret 2

Mlle C., 23 ans, est étudiante en IUT de gestion et partage un appartement avec deux amies. Elle a été amenée aux urgences par ses camarades qui s'inquiètent de son comportement depuis deux jours. Elle n'a pas d'antécédents psychiatriques. Dans ses antécédents médico-chirurgicaux on retrouve une luxation de l'épaule gauche survenue au cours d'activités sportives et une IVG il y a un an. Le bilan biologique et l'ECG faits aux urgences sont normaux. Les amies de la patiente parlent d'une consommation irrégulière de toxiques. Les recherches urinaires de toxiques sont négatives.

À l'entretien, la patiente alterne entre un mutisme et un discours fleuve. Elle parle d'un « jeu de piste » qui a débuté la veille dans le métro et qui l'a poussée à parcourir Paris à pied. Ses amies disent que Mlle C. a sonné chez plusieurs personnes dans le quartier, répétant des questions incompréhensibles comme « est-ce que deux font quatre ? ». Mlle C. paraît très angoissée par instant puis, très brusquement, affirme que tout va bien, qu'on doit la laisser partir; elle se montre opposante à toute proposition de soin et d'hospitalisation. Elle réclame qu'on la laisse poursuivre ses recherches, que personne ne peut comprendre ce qui lui arrive...

Le diagnostic de bouffée délirante est posé.

Questions

1. Quels sont les problèmes posés par Mlle C. ?
2. Une mesure de placement sous contrainte est nécessaire. Décrire brièvement en quoi consiste une hospitalisation à la demande d'un tiers ? Quel est l'objectif d'une telle mesure ?
3. Un traitement neuroleptique à visée sédative est nécessaire en raison de l'agitation de la patiente. Comment mettez-vous en œuvre un traitement neuroleptique par voie IM ?
4. Après plusieurs jours d'hospitalisation, les parents de la patiente s'inquiètent de l'évolution et du pronostic de la bouffée délirante aiguë (BDA). Que pouvez-vous leur dire ?

CORRIGÉS p. 173-174

Mini-cas concret 3

Mlle A., 20 ans, est étudiante en lettres à Paris. Elle a été amenée aux urgences par les pompiers après s'être ouverte les veines avec un canif à son domicile.

Les pompiers ont été appelés par une amie de la patiente qui lui rendait visite au moment des faits.

On apprend par cette amie que la patiente a vécu une rupture sentimentale récemment qu'elle ne supporte pas.

Depuis plusieurs jours, elle reste chez elle, refusant de retourner en cours, et a déjà évoqué un geste autoagressif devant ses amis si sa situation sentimentale ne changeait pas. Inquiétés par ses menaces, plusieurs de ses camarades se sont relayés auprès d'elle ces derniers jours.

Mlle A. présente des lésions superficielles de l'avant-bras gauche, faites par un canif.

L'examen de ces plaies montre une hémostase spontanée. Pas de lésions nerveuses ni tendineuses. Pouls palpés. Les lésions ne nécessitent pas de points de suture.

Le reste de l'examen clinique est normal, sans altération de l'état général.

À son arrivée aux urgences, Mlle A. était véhémente, revendiquante, refusant l'examen clinique et tous soins.

Son amie, arrivée quelques minutes après les pompiers, l'a rejoint, déclenchant chez la patiente des pleurs incoercibles.

Mlle A. n'avait jamais eu de contact avec la psychiatrie. Elle refuse l'hospitalisation proposée par le psychiatre mais, après un long entretien, accepte la mise en place d'un traitement antidépresseur et un rendez-vous le surlendemain au Centre médico-psychiatrique (CMP).

Questions

1. À partir des données du texte, définir quels sont les problèmes de la patiente.
2. Quel geste à visée préventive faut-il proposer à la patiente ?
3. Quels soins et quelle surveillance faut-il mettre en place pour ses lésions ?
4. Quelques jours plus tard, la patiente revient pour faire son pansement. Elle banalise son geste et se comporte de manière hautaine et détachée. Elle sollicite votre avis sur ses lésions de manière agressive. Quelles hypothèses de diagnostic infirmier posez-vous ?

CORRIGÉS p. 174-175

Mini-cas concret 4

Mme S., 29 ans, est amenée aux urgences par son mari, très inquiet de l'état de son épouse. Celle-ci présente depuis quelques mois des difficultés à la marche et à la station debout. Plusieurs médecins et spécialistes ont été consultés par le couple; plusieurs examens d'imagerie ont été prescrits et parfois répétés sans qu'ait pu être déterminée l'origine des troubles.

M. et Mme S. sont mariés depuis un an. Ils ont fait leurs études d'architecture ensemble et travaillent depuis deux ans ensemble. Il y a six mois, le projet que Mme S. avait déposé pour un concours d'urbanisme à l'étranger a été retenu mais elle n'a malheureusement pas pu accepter l'offre en raison de l'apparition de ses troubles de la marche.

Depuis trois semaines, la patiente a repris son travail et se déplace difficilement avec des béquilles.

Son mari se montre très empressé auprès d'elle et manifeste en sa présence une grande attention à ses troubles. Il se confie à l'infirmière en dehors de la salle d'examen et parle de son exaspération et de sa fatigue actuelle face aux difficultés de sa femme.

Mme S. accepte volontiers de raconter ses consultations des derniers mois et aide volontiers le médecin au cours de l'examen clinique qui ne retrouve pas d'éléments en faveur d'une systématisation anatomoclinique des troubles. Elle exprime une grande résignation face à ses difficultés et se montre pessimiste sur l'évolution des troubles.

La crise aiguë de ce jour est survenue au retour d'un week-end passé chez des amis pendant lequel elle avait réussi à marcher presque normalement.

Très alarmé par l'aggravation soudaine de l'état de sa femme, M. S. l'a amenée aux urgences malgré les réticences de celle-ci.

Mini-cas concrets

© MASSON. La photocopie non autorisée est un délit

L'ensemble du tableau évoque une symptomatologie de conversion hystérique avec une paralysie fonctionnelle de type astasie-abasie.

Questions

1. À partir des éléments du texte, définir quels sont les problèmes de la patiente.
2. Citer les caractéristiques des symptômes hystériques.
3. Quelles sont les complications possibles des troubles ?
4. La patiente s'interroge sur la proposition d'une psychothérapie de soutien qui lui a été faite par un médecin. Décrire brièvement son principe.

CORRIGÉS p. 175-176

Corrigés

Mini-cas concret 1

1. **À partir des données du texte, définir quels sont les problèmes que rencontre le patient.**

   M. R. présente des attaques de panique avec agoraphobie.

   - **1er problème : éliminer toute pathologie ou trouble somatique** associé ou pouvant expliquer les malaises.
   - **2e problème : définir l'attaque de panique.** M. R. a présenté des épisodes de crainte ou de peur survenue sur une période bien délimitée et comprenant les symptômes suivants : palpitations, peur imminente de mourir, sueurs et bouffées de chaleur, précordialgies. Affirmer l'existence d'une attaque de panique nécessite la présence d'au moins quatre symptômes sur une liste de douze qui comprennent les manifestations somatiques de la crise d'angoisse, des sentiments d'irréalité, la peur de mourir ou de commettre un acte dangereux.
   - **3e problème : l'existence d'une agoraphobie.** Chez ce patient amené à voyager pour son métier, l'agoraphobie risque de réduire encore plus son activité. M. R. risque de développer des conduites d'évitement envahissant progressivement toute son existence. Le retentissement social de ses troubles peut être très invalidant, allant à l'extrême jusqu'au confinement chez lui.
   - **4e problème : la prise d'alcool,** d'apparition récente, dont il faudra évaluer le degré de dépendance et l'importance.

2. **Définir : *agoraphobie*.**

   Du grec *agora* qui signifie « lieu de réunion et de rassemblement », l'agoraphobie correspond à la « peur de sortir dans les lieux publics comme les rues, magasins et moyens de transport ».

3. **Parmi les critères suivants, quels sont ceux qui sont spécifiques de la définition d'une attaque de panique ?**

   Réponses : a, c.

   NB : l'existence d'idées délirantes ferait penser que les malaises seraient dus à un autre trouble mental ou organique, ce qui exclurait le diagnostic d'attaque de panique. La peur de prendre la parole en public est en faveur d'une phobie sociale.

4. **Quel est le rôle probable de la prise récente d'alcool ?**

   La prise récente d'alcool est à visée anxiolytique, euphorisante ou désinhibitrice pour tenter de lutter contre le retentissement des attaques de panique. Il ne faut pas négliger ce symptôme qui risque de s'installer en alcoolisme secondaire.

5. **Le patient vous interroge sur les thérapies cognitivo-comportementales. En faire une présentation succincte pour l'agoraphobie.**

   Expliquer au patient que les thérapies cognitivo-comportementales sont centrées directement sur le problème du patient et que la thérapie nécessite la définition la plus précise possible des comportements pour lesquels un changement est demandé. De même, les buts attendus de la thérapie seront définis ainsi que la durée de la prise en charge. Il faut préciser au patient que l'attente d'une amélioration positive est un facteur de réussite.

   Les thérapies cognitivo-comportementales sont adaptées à la prise en charge de l'agoraphobie.

   Plusieurs techniques existent : la désensibilisation systématique ou *in vivo*, l'exposition progressive (le patient est confronté au stimulus de manière progressive), les techniques d'immersion ou « flooding ».

   Le processus thérapeutique passe par une évaluation des évolutions et changements survenus pendant et après la prise en charge.

Mini-cas concret 2

1. **Quels sont les problèmes posés par Mlle C. ?**

   Mlle C. présente une bouffée délirante aiguë (BDA).

   - **1er problème : le refus des soins et la réticence.** Cela est lié au sentiment de la patiente de ne pouvoir être comprise. Une bouffée délirante est une urgence psychiatrique et nécessite la prise en charge en milieu spécialisé. La patiente doit être isolée et au calme. Si la patiente refuse l'hospitalisation, une hospitalisation à la demande d'un tiers peut être nécessaire.

Mini-cas concrets

© MASSON. La photocopie non autorisée est un délit

- 2e problème : **les troubles du comportement en rapport avec la symptomatologie délirante.** C'est ce qui fait toute la gravité de l'épisode. Il existe un risque de passage à l'acte auto- ou hétéroagressif important et imprévisible, de raptus suicidaire, d'agitation psychomotrice liée à l'anxiété ou au contraire de sidération. Le délire de la patiente est variable dans le temps, les thèmes sont multiples, les mécanismes polymorphes et il se déploie sans systématisation.
- 3e problème : **la difficulté à établir un contact avec la patiente.** Cette altération du rapport à la réalité et le vécu délirant entraînent une fascination de la patiente, un sentiment d'absence de contingence et de centralité.

2. **Une mesure de placement sous contrainte est nécessaire. Décrire brièvement en quoi consiste une hospitalisation à la demande d'un tiers ? Quel est l'objectif d'une telle mesure ?**

L'état de Mlle C. nécessite des soins en urgence et dans une unité spécialisée, mais elle refuse l'hospitalisation. Dans ce cas, afin de traiter la patiente et en raison du danger potentiel qu'elle représente pour elle-même et pour autrui et considérant que ses troubles rendent impossible un consentement à l'hospitalisation, une hospitalisation à la demande d'un tiers est effectuée ; une demande d'admission faite par un tiers, membre de la famille le plus souvent, manuscrite et sur papier libre est rédigée et adressée au directeur de l'établissement psychiatrique d'accueil. Deux certificats médicaux sont joints à cette demande ; le premier certificat doit être rédigé par un médecin extérieur à l'établissement d'accueil, le deuxième confirme le premier et peut être fait par un praticien du lieu d'hospitalisation.

Le patient peut alors être pris en charge dans un établissement de soins régi par la loi du 27 juin 1990.

Le contrôle des hospitalisations sous contrainte est strict aussi bien sur le plan administratif que médical.

L'objectif de ce mode d'hospitalisation est de permettre la mise en place de soins adaptés pour la patiente et de la protéger.

3. **Un traitement neuroleptique à visée sédative est nécessaire en raison de l'agitation de la patiente. Comment mettez-vous en œuvre un traitement neuroleptique par voie IM ?**

La prise en charge de la patiente nécessite un local isolé et calme. Une réhydratation orale peut être proposée à la patiente. Il faut éviter d'aborder directement le délire car le risque de réaction violente à toute contradiction de sa pensée est important. Un traitement neuroleptique *per os* en gouttes sera d'abord proposé si possible et en cas de refus persistant ou d'agitation, le recours à la voie IM sera prescrit. L'injection se fait en intramusculaire profonde après désinfection locale et respect des conditions d'asepsie. L'état d'agitation du patient nécessite parfois le recours à un maintien par plusieurs personnes ou l'utilisation transitoire d'une contention physique sous surveillance permanente. Après l'injection, une surveillance régulière de la température, de la tension artérielle et du pouls sera effectuée.

4. **Après plusieurs jours d'hospitalisation les parents de la patiente s'inquiètent de l'évolution et du pronostic de la BDA. Que pouvez-vous leur dire ?**

Le premier rôle de l'équipe soignante est le soutien et l'aide au soulagement de l'anxiété du patient et de ses proches avec, si possible, mise en place de stratégies d'adaptation familiale efficaces.

L'évolution sous traitement bien conduit est favorable à court terme après plusieurs semaines. À plus long terme, dans 50 % des cas l'accès reste unique mais un risque de récidive existe avec possibilité de chronicisation et d'entrée dans la schizophrénie ou la maladie maniaco-dépressive. L'attitude des soignants doit être l'information aux proches du patient qu'aucun élément, anamnestique, symptomatique ou évolutif ne permet de prévoir de manière exacte l'avenir d'une bouffée délirante.

Mini-cas concret 3

1. **À partir des données du texte, définir quels sont les problèmes de la patiente.**
   - 1er problème : **l'existence d'un contexte de rupture affective perçu comme insupportable par la patiente.** Cela ne permet en aucun cas de poser un diagnostic psychiatrique ou d'affirmer une pathologie sous-jacente.
   - 2e problème : **l'acte suicidaire en tant que tel.** Il prend la valeur d'un appel à l'aide dans le cas de cette patiente. Les membres de l'équipe soignante doivent analyser les sentiments que suscite la patiente et ne pas la rejeter ; il est nécessaire de reparler avec l'entourage de la patiente du chan-

tage au suicide qu'ils pourraient lui reprocher, et qui risquerait d'être nuisible pour la patiente.

- **3e problème : les lésions cutanées.** L'examen clinique et les explorations ont permis de conclure à une plaie superficielle et à l'absence de lésions nerveuses et tendineuses, sans nécessité de suture.

2. **Quel geste à visée préventive faut-il proposer à la patiente ?**

L'injection intramusculaire d'un sérum antitétanique.

3. **Quels soins et quelle surveillance faut-il mettre en place pour ses lésions ?**

Après examen et exploration de la plaie, réalisation d'une nouvelle désinfection avec pansement couvrant iodé. Il faut proposer à la patiente un rendez-vous en consultation pour refaire le pansement et examiner les lésions dans les jours suivants ; il est possible de les faire coïncider avec l'entretien médical proposé à la patiente à sa sortie.

4. **Quelques jours plus tard, la patiente revient pour faire refaire son pansement. Elle banalise son geste et se comporte de manière hautaine et détachée ; elle sollicite votre avis sur ses lésions de manière agressive. Quelles hypothèses de diagnostic infirmier posez-vous ?**

– **Déni non constructif :** cela correspond à la tentative consciente ou inconsciente de désavouer la connaissance ou la signification d'un événement afin de réduire l'anxiété ou la peur au détriment de sa santé.

Les facteurs sont la vulnérabilité actuelle de la patiente et l'existence de besoins personnels insatisfaits et d'éléments de la réalité intolérables au niveau conscient.

Les caractéristiques sont la réduction de l'importance des symptômes et la non-reconnaissance du danger qui la menace et des affects inadéquats.

– **Stratégies d'adaptation individuelles inefficaces :** cela correspond aux difficultés de la patiente à adopter des comportements adaptatifs et à utiliser des techniques de résolution de problèmes pour répondre aux exigences de la vie et assumer ses rôles.

Les facteurs sont liés à la vulnérabilité actuelle de la patiente et à sa rupture affective.

Les caractéristiques sont ses difficultés à demander de l'aide et à résoudre ses problèmes.

Elle utilise de manière inadaptée ses systèmes de défense et tient un discours manipulateur.

Mini-cas concret 4

1. **À partir des éléments du texte, définir quels sont les problèmes de la patiente.**

Mme S. présente une conversion hystérique.

- **1er problème : les manifestations aiguës motrices** de la conversion hystérique : bilan clinique et paraclinique le plus restreint possible mais éliminant une atteinte organique. Attitude de persuasion et de suggestion adaptée, calme et ferme par les soignants.
- **2e problème : le contexte de la survenue des troubles** et de leur recrudescence.
- **3e problème : la résistance aux traitements proposés.**
- **4e problème : le retentissement sur son travail et sur sa vie sociale et familiale.**

2. **Citer les caractéristiques des symptômes hystériques.**

– Les troubles ne peuvent être contrôlés volontairement par la patiente ; il ne s'agit pas d'une simulation.
– Il n'existe pas de systématisation anatomoclinique des troubles.
– Il existe des bénéfices primaires, qui permettent une diminution de l'angoisse liée au conflit inconscient.
– Les bénéfices secondaires s'exercent sur l'entourage et dans le domaine social.
– Les symptômes sont sensibles à la suggestion et peuvent se modifier en fonction du contexte ou de l'environnement.
– Les manifestations symptomatiques, même si elles sont chroniques, sont potentiellement réversibles.

3. **Quelles sont les complications possibles des troubles ?**

– Les symptômes de conversion hystériques peuvent s'installer dans la chronicité et s'étendre à d'autres manifestations que les troubles moteurs des membres inférieurs.
– L'apparition d'éléments dépressifs est possible.
– L'installation au long cours des troubles peut entraîner un retentissement important et irréversible dans les domaines professionnels, familiaux et sociaux.

© MASSON. La photocopie non autorisée est un délit

- Des complications peuvent survenir dans les suites de prises en charge médicales ou chirurgicales des symptômes.
- L'évolution peut se faire avec l'accentuation de traits de personnalité psychopathique, de conduites à risque ou suicidaire, de toxicomanie.

4. La patiente s'interroge sur la proposition d'une psychothérapie de soutien qui lui a été faite par un médecin. Décrire brièvement ses principes.

La psychothérapie de soutien est l'attitude que doit adopter tout praticien lorsqu'il est en présence d'une personnalité hystérique.

L'attitude du médecin doit être empathique et chaleureuse. Face à la symptomatologie de la patiente, il a une attitude calme et ferme.

Le but de la prise en charge est de soutenir le narcissisme de la patiente et de lui permettre de mieux gérer et comprendre ses comportements.

Cas concrets types

Sujets

Cas concret 1

M. T., 19 ans, est hospitalisé pour la troisième fois en un an en service de psychiatrie; le diagnostic retenu est celui de schizophrénie débutante.

Histoire de la maladie

Le patient est l'aîné d'une fratrie de quatre garçons. Son père est cadre supérieur, sa mère est fleuriste. Dans les antécédents familiaux la mère a perdu un frère décédé par suicide à l'âge de 23 ans.

Elle décrit l'enfance de son fils comme s'étant déroulée sans souci. On disait souvent de lui que c'était un enfant très sage.

M. T. a eu un parcours scolaire brillant jusqu'en première; au cours du deuxième trimestre est apparu progressivement un fléchissement de son travail et de ses activités. Le patient a coupé tous les ponts avec ses amis.

Depuis deux ans, il a interrompu la pratique du football dans le club où il était inscrit depuis l'âge de 12 ans. Un repli sur lui-même s'est opéré avec apparition de comportements étranges; une situation de groupe, une participation à une activité collective sont perçues par lui comme persécutantes. Depuis un an et demi, M. T. n'a pas d'activité, ni scolaire ni professionnelle; il occupe un studio appartenant à ses parents au dernier étage de leur immeuble et descend prendre chacun de ses repas chez ses parents. Inquiète du comportement de son fils, sa mère l'avait emmené consulter un psychiatre dans le centre médico-psychologique de leur quartier.

Deux entretiens ont alors eu lieu et un traitement neuroleptique a été prescrit que le patient a refusé de prendre.

La première hospitalisation s'est déroulée quelques semaines plus tard dans un contexte de violence familiale; une hospitalisation à la demande d'un tiers a été faite après que M. T. a giflé sa mère. L'examen clinique à l'entrée retrouvait des propos délirants avec des mécanismes interprétatifs et intuitifs avec des thèmes mystiques et sexuels. Malgré la violence familiale à l'origine de l'hospitalisation, les parents du jeune homme n'ont pas souhaité que l'hospitalisation se prolonge et ont demandé la levée de l'hospitalisation à la demande d'un tiers (HDT) avec sortie contre avis médical après quinze jours.

Une deuxième hospitalisation quatre mois après s'est déroulée dans les suites d'une errance pathologique dans le sud de la France.

Depuis sa sortie de l'hôpital, le patient avait interrompu son traitement et ne se rendait plus aux consultations hebdomadaires qui avaient été mises en place. M. T. a été retrouvé par la police, incurique et tenant des propos bizarres. Les parents de M. T. avaient prévenu le service de la disparition de leur fils et de meilleures compréhension et collaboration ont pu se mettre en place entre l'équipe de soins et l'entourage du patient pour la prise en charge.

Examen à l'entrée

Pour la troisième hospitalisation, M. T. est venu consulter aux urgences, accompagné par sa mère.

Il est inquiet, son faciès est figé. Son comportement est maniéré, son langage précieux. Ses réponses sont vagues et floues. Interrogé sur ce qu'il ressent, il affirme ne pas pouvoir trouver le mot exact, qu'à chaque émotion correspond un mot très précis qui ne doit pas être modifié, que chaque mot a un sens et un seul et il enchaîne sans transition, seul Dieu peut donner sens aux mots. Son discours est fluctuant, parfois très vif et accéléré, parfois quasi inaudible.

Sa mère raconte que récemment, après un violent orage, son fils est rentré très content, disant qu'enfin Dieu s'était imposé à lui et lui avait parlé, qu'il avait reçu un message; il disait aussi qu'il se sentait menacé de mort.

Dans les jours précédant l'hospitalisation, le patient s'était retranché dans sa chambre. Il a passé plusieurs heures à dessiner des schémas bizarres, à recopier l'encyclopédie, en expliquant avoir découvert une nouvelle technique pour les moteurs.

Au cours de l'entretien, le patient dit ne pas se reconnaître, que parfois il sent des brûlures dans tout le corps.

Le patient paraît absent et peu préoccupé par le contexte; il ne prête que peu d'attention aux personnes qui l'entourent.

Depuis sa dernière hospitalisation, le traitement a été à nouveau arrêté par le patient. Un nouveau traitement neuroleptique à visée antipsychotique et sédative est mis en place dès son arrivée.

Questions

1. En vous appuyant sur vos connaissances et les éléments contenus dans le texte, dégager les problèmes réels et/ou potentiels de M. T à son entrée.

© MASSON. La photocopie non autorisée est un délit

2. Le lendemain de son arrivée, le patient présente une dyskinésie aiguë bucco-faciale qui a entraîné une recrudescence de l'angoisse. Les proches de M. T. s'alarment de cette complication par ailleurs rapidement résolutive avec un traitement correcteur. Quelles explications donnez-vous sur le traitement neuroleptique ?
3. Un traitement par neuroleptique retard est mis en place avant la sortie du patient. Commenter son intérêt au patient et à sa famille.

CORRIGÉS p. 179-180

Cas concret 2

Vous devez prendre en charge M. D., 62 ans, hospitalisé pour un épisode dépressif majeur.

Histoire de la maladie

M. D., 62 ans, est un haut fonctionnaire à la retraite qui occupe depuis deux ans de grosses responsabilités dans une association; il est chargé en particulier des relations internationales et est très régulièrement amené à voyager.

Il est marié et a un fils de 38 ans dont l'épouse attend actuellement son premier enfant.

Il présente des séquelles au membre inférieur gauche secondaires à une infection par la poliomyélite à l'âge de 15 ans. Une hypertension artérielle découverte il y a deux ans est actuellement bien équilibrée sous IEC. Il ne présente pas d'autres antécédents médico-chirurgicaux.

Sa femme est également très active et est conseillère financier auprès d'un grand groupe industriel.

Depuis plusieurs semaines, M. D. se plaint de difficultés à s'endormir associées à une fatigue croissante.

Des difficultés conjoncturelles ont entraîné un remaniement des effectifs et de la charge de travail dans son association et M. D craint que son poste ne disparaisse; il a redoublé son ardeur au travail et ne supporte pas de rester inactif ou sans programme même pour une demi-journée. Lorsqu'il est exposé à quelques heures vides, il ne se sent pas bien, ressent des brûlures dans la poitrine et a le sentiment que le temps s'est arrêté.

Habitué à fournir très régulièrement des rapports, il ressent une plus grande difficulté à se concentrer; il a passé plusieurs heures à rédiger un document qui lui aurait pris, dit-il, 20 minutes auparavant. Il considère que son travail est mauvais et dit que parfois il ne se sent pas à sa place. De plus, il s'est aperçu que la lecture des quotidiens est désormais devenue une épreuve.

Il se montre volontiers irritable avec son entourage professionnel et s'étonne lui-même de son impulsivité et de son intolérance face aux comportements d'autrui.

Il ne trouve plus de plaisir dans les sorties avec sa femme et craint de plus en plus les invitations, refusant d'infliger à sa femme et à ses proches le spectacle de sa dégradation. Il a d'ailleurs très peu parlé à son épouse de ses difficultés, et se montre agressif lorsqu'elle se préoccupe de son état; il a l'idée que son épouse ne supporterait pas la moindre faiblesse exprimée de sa part et se sent très coupable de sa situation.

Inquiet de son état et après plusieurs jours d'hésitations, M. D. a consulté son médecin généraliste.

Devant l'altération de l'état général du patient avec amaigrissement récent et devant son asthénie, celui-ci a fait pratiquer un bilan biologique qui était dans les limites de la normale.

À la deuxième consultation, son médecin l'interroge sur son pessimisme et M. D. fond en larmes. « Je ne ressens plus le goût des choses, plus rien n'a d'importance ». Il évoque l'idée que si « les choses ne changent pas », il souhaiterait disparaître et se reproche aussitôt de telles pensées.

Son médecin lui propose une hospitalisation, pour prise en charge de son syndrome dépressif, qu'il refuse d'abord et finalement accepte.

Examen à l'entrée

À l'entrée, M. D. présente une asthénie importante. Il se déplace lentement. Il a maigri de 7 kg en deux mois et n'a plus d'appétit.

Sa voix est à peine audible et il parle de manière monocorde et très lentement. Il n'arrête pas de repenser à la peine qu'il cause à son entourage. Il affirme avoir perdu tout espoir et n'imagine aucun futur. Prendre la moindre décision est pour lui une épreuve.

Un traitement antidépresseur par clomipramine (*Anafranil*) débuté par voie intraveineuse est mis en place.

Questions

1. À partir des éléments du texte et de vos connaissances, définir les problèmes réels et/ou potentiels de M. D.
2. Après quelques jours d'hospitalisation, M. D. se plaint d'une baisse de sa libido et se demande quels vont être les effets des traitements prescrits. Que pouvez-vous lui dire ?
3. M. D. se demande si, sous traitement, il pourra reprendre ses activités professionnelles et quotidiennes de manière normale. Que lui répondez-vous ?

CORRIGÉS p. 180-182

Corrigés

Cas concret 1

> 1. **En vous appuyant sur vos connaissances et les éléments contenus dans le texte, dégager les problèmes réels et/ou potentiels de M. T à son entrée.**

Le diagnostic retenu est celui de schizophrénie débutante.

Problèmes réels et potentiels

Le syndrome dissociatif

▶ LA DISCORDANCE SCHIZOPHRÉNIQUE, TÉMOIN DANS LE COMPORTEMENT DE LA DISSOCIATION

- Signes

Ambivalence de son discours, ambivalence affective, bizarrerie dans son comportement, détachement du réel dans ses préoccupations, impénétrabilité et difficulté à comprendre ses propos.

- Conséquences

Fléchissement progressif des activités, modification de son affectivité et de sa personnalité.

▶ TROUBLES DES FONCTIONS ÉLÉMENTAIRES

- Signes

Distractivité extrême, avec une attention variable d'un moment à l'autre. Il paraît envahi par des perceptions intérieures et extérieures. Il n'existe pas de troubles de la vigilance, pas d'obnubilation, pas de désorientation temporo-spatiale.

- Conséquences

Apathie : les données temporelles et spatiales n'ont plus de sens pour le patient.

▶ TROUBLES DE LA PENSÉE ET DU LANGAGE

- Signes

Altération du cours global de sa pensée et du débit idéique, avec accélération et ralentissement. Il existe un relâchement des associations entre les thèmes abordés, des coq-à-l'âne bizarres.

- Conséquences

Augmentation du temps de latence des réponses ; souvent mutisme ou semi-mutisme, alternant avec des crises d'impulsion verbales. Difficultés à répondre à la question de l'interlocuteur ou réponse très stéréotypée.

▶ LA DISSOCIATION DES FONCTIONS AFFECTIVES

- Signes

Retrait, désintérêt et émoussement affectif vis-à-vis de ses amis, de ses loisirs et de toute activité.

- Conséquences

Négativisme, attitude d'opposition parfois agressive, comportement froid et distant.

Le syndrome délirant

- Signes

Le délire se définit selon les critères suivants :

– **Son ancienneté :** M. T. a déjà présenté des épisodes délirants, le délire du patient est chronique.

– **La thématique** : elle est multiple et désorganisée, hermétique ; thématique mystique, syndrome d'influence, idées de persécution, idées de grandeur et de mégalomanie. Sentiment de transformation corporelle.

– **Les mécanismes :** mécanismes interprétatifs et intuitifs associés à des hallucinations cénesthésiques.

– **La structure :** le délire est polymorphe, non structuré ni systématisé. Il se déploie en réseau, sans liens.

– **La participation affective :** existence d'une angoisse majeure.

Hypothèses de diagnostic infirmier

Altération des opérations de la pensée

Liée à : l'existence des idées délirantes et des hallucinations.

Perturbation de l'identité personnelle

Liée à : un trouble de la différenciation du moi.

Le patient présente une incapacité à faire la distinction entre le moi et le monde extérieur.

Altération de la communication verbale et non verbale

Facteurs liés aux obstacles psychologiques créés par la schizophrénie.

© MASSON. La photocopie non autorisée est un délit

Les caractéristiques sont la difficulté à exprimer verbalement ses pensées et à les accompagner d'éléments non verbaux congruents. Le patient a une incapacité à moduler sa parole. Souvent, le message donné ne traduit pas le contenu et les signes non verbaux (mimique, expression du visage, posture corporelle) ne sont pas adaptés à la situation. Ces éléments peuvent déclencher des sentiments de frustration, de colère.

Stratégie d'adaptation familiale inefficace

– **Les facteurs :** attitude défensive de la famille face à l'hospitalisation, face au traitement, renforcée par l'attitude du personnel soignant qui n'a pas su soulager l'anxiété sous-jacente.

Ambivalence dans les relations familiales. Possible désaccord entre le patient et ses proches quant aux stratégies d'adaptation et de soins à adopter.

– **Les objectifs :** participation de la famille de façon constructive aux soins du patient. Information de la famille sur les troubles du patient et soutien de la famille face aux difficultés ressenties.

2. Le lendemain de son arrivée, le patient présente une dyskinésie aiguë bucco-faciale qui a entraîné une recrudescence de l'angoisse. Les proches de M. T. s'alarment de cette complication par ailleurs rapidement résolutive avec un traitement correcteur. Quelles explications donnez-vous sur le traitement neuroleptique ?

La plupart des dyskinésies aiguës apparaissent au début du traitement neuroleptique alors que la posologie est encore faible ou moyenne et agissent fortement sur l'angoisse du patient et de son entourage. Comme dans le cas de M. T., elles peuvent être immédiatement corrigées par l'administration de correcteurs, antiparkinsoniens de synthèse.

Il faut informer le patient et son entourage de l'absence de gravité de ces manifestations symptomatiques et les informer de manière adaptée sur les effets secondaires neurologiques, neurovégétatifs et métaboliques du traitement neuroleptique.

Cela passe par une attitude rassurante, une prise en compte de l'angoisse des proches et du niveau émotionnel dû à l'hospitalisation.

3. Un traitement par neuroleptique retard est mis en place avant la sortie du patient. Commenter son intérêt au patient et à sa famille.

Les traitements neuroleptiques doivent être maintenus pendant plusieurs années lorsque le diagnostic de schizophrénie est retenu et l'utilisation d'un traitement neuroleptique à libération prolongée est justifiée pour ces traitements au long cours.

Les intérêts pharmacologiques sont une forte réduction de la dose mensuelle et la libération en continue d'une faible posologie.

L'utilisation des neuroleptiques retards permet d'améliorer l'observance du traitement et elle limite la polymédication du patient.

Le traitement est mis en place en relais d'un traitement par la même molécule par voie orale ce qui permet d'évaluer la bonne tolérance au traitement.

L'administration du traitement se fait en intramusculaire profonde à un rythme régulier (par exemple toutes les quatre semaines).

Cas concret 2

1. À partir des éléments du texte et de vos connaissances, définir les problèmes réels et/ou potentiels de M. D.

Problèmes réels et potentiels

Trouble de l'humeur dépressif

▶ LE VÉCU PESSIMISTE

- Signes

Le patient se dévalorise, se sent triste et sans espoir d'amélioration. Il présente une anhédonie et une douleur morale.

- Conséquences

Rechercher les idées mélancoliques, d'auto-accusation et de honte qui, dans certains cas, peuvent devenir des convictions délirantes.

▶ L'INDIFFÉRENCE AFFECTIVE

- Signes

Disparition de la sensation de plaisir, le patient ne veut plus sortir avec ses amis et ses proches. Il ressent douloureusement ses troubles. Il ne trouve plus dans ses occupations professionnelles les mêmes satisfactions.

- Conséquences

Cela augmente l'autodévalorisation et peut entraîner un fort sentiment de culpabilité.

▶ LA MODIFICATION DES AFFECTS

- **Signes**

  Le patient a un comportement changeant vis-à-vis de son entourage familial et professionnel. Il se montre instable, parfois effondré, parfois intolérant et même brutal.

- **Conséquences**

  Augmentation de la culpabilité. Attitude de rejet et d'incompréhension par l'entourage.

▶ L'EXISTENCE D'IDÉES SUICIDAIRES

- **Signes**

  M. D. évoque sa disparition si rien ne change.

- **Causes**

  Les idées suicidaires apparaissent comme le seul moyen pour mettre fin à ses souffrances.

- **Conséquences**

  Le suicide est à craindre à tout moment de l'évolution, en particulier en début de traitement (classique levée précoce de l'inhibition).

Ralentissement psychomoteur

- **Signes**

  Le patient a du mal à ordonner ses idées. La lecture lui est difficile et laborieuse. Ses occupations habituelles demandent des efforts. Ses gestes sont lents est rares, son faciès est souvent figé, inexpressif.

- **Conséquences**

  Ce ralentissement est ressenti douloureusement par le patient comme une altération de ses capacités intellectuelles.

Symptomatologie somatique

- **Signes**

  Les troubles du sommeil en sont une manifestation fréquente à type de difficulté d'endormissement comme dans le cas de M. D. Il faut aussi rechercher l'existence de somnolence diurne et de réveils précoces. Les troubles de l'alimentation ont entraîné un amaigrissement important du patient. Il faut aussi interroger M. D. sur d'éventuels troubles de la sexualité et sur d'autres troubles somatiques, tels que céphalée, constipation, algie.

- **Causes**

  Il s'agit d'une symptomatologie très fréquente et indépendante des facteurs culturels.

- **Conséquences**

  Le retentissement sur l'état général du patient est majeur.

Hypothèse de diagnostic infirmier

Incapacité partielle de s'alimenter

Facteurs liés à l'existence d'une dépression grave et de l'anxiété.

Se manifeste par une perte de l'appétit et par un amaigrissement de 7 kg en deux mois avec retentissement sur l'état général du patient.

Perturbation de l'estime de soi

Liée au trouble de l'humeur et à la conscience douloureuse des difficultés.

Se manifeste par une autodépréciation, l'expression de sentiments de honte ou de culpabilité.

Perte d'espoir

Liée à : la difficulté croissante de faire ses activités habituelles. Sensation d'affaiblissement physique et psychique.

Se manifeste par une indifférence, une diminution de l'expression verbale et des affects.

2. Après quelques jours d'hospitalisation, M. D. se plaint d'une baisse de sa libido et se demande quels vont être les effets des traitements prescrits ? Que pouvez-vous lui dire ?

La clomipramine appartient à la classe des tricycliques.

Il faut aborder les troubles de la sexualité du patient, en lui demandant depuis quand ils sont présents, s'ils existaient avant les troubles dépressifs ; il faut rappeler au patient que la diminution de la libido fait partie des symptômes somatiques très fréquents au cours de la dépression et qu'avant d'incriminer le traitement il faut parfois attendre que le traitement antidépresseur soit pleinement efficace.

Néanmoins, l'impuissance sexuelle est un effet secondaire des antidépresseurs tricycliques, dû à leur action sympathicolytique. Il conviendra donc de tenir compte de l'évolution des troubles sexuels du patient sous traitement.

3. M. D. se demande si, sous traitement, il pourra reprendre ses activités professionnelles et quotidiennes de manière normale. Que lui répondez-vous ?

© MASSON. La photocopie non autorisée est un délit

Il n'existe aucun obstacle à la reprise des activités quotidiennes et professionnelles du patient sous traitement antidépresseur lorsque le traitement est stable et bien équilibré. L'équipe de soin doit encourager la reprise progressive des gestes usuels qui redonneront confiance au patient dans ses capacités.

Index

401078-(I)-(12,5)-CSB-G90°-TYP

Préparation, mise en pages
et illustrations numériques :
TyPAO Sarl
Paris 11 e

Imprimé en France
JOUVE
11 bd Sebastopol
75001 PARIS
N° 316433Y

MASSON Éditeur
120, bd St-Germain
75280 Paris cedex 06
Dépôt légal : janvier 2003

Imprimé en France